河南省"十二五"普通高等教育规划教材

经河南省普通高等教育教材建设指导委员会审定

审定人　方家选

内外科

护理 IV

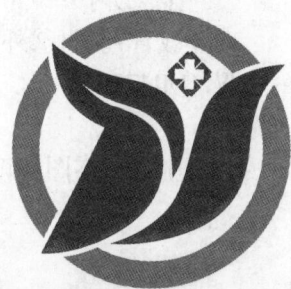

主编　杨金峰

NEIWAIKE
HULI

IV

郑州大学出版社

郑州

图书在版编目(CIP)数据

内外科护理Ⅳ/杨金峰主编. —郑州:郑州大学出版社,
2015.7
　河南省"十二五"普通高等教育规划教材
　ISBN 978-7-5645-2270-4

　Ⅰ.①内…　Ⅱ.①杨…　Ⅲ.①内科学-护理学-高等
职业教育-教材②外科学-护理学-高等职业教育-教材
Ⅳ.①R473

　中国版本图书馆 CIP 数据核字(2015)第 087879 号

郑州大学出版社出版发行
郑州市大学路 40 号　　　　　　　　　　邮政编码:450052
出版人:张功员　　　　　　　　　　　　发行部电话:0371-66966070
全国新华书店经销
郑州市诚丰印刷有限公司印制
开本:787 mm×1 092 mm　1/16
印张:17
字数:416 千字
版次:2015 年 7 月第 1 版　　　　　　　印次:2015 年 7 月第 1 次印刷

书号:ISBN 978-7-5645-2270-4　　　　　定价:37.00 元
本书如有印装质量问题,由本社负责调换

编审委员会名单

主　　任　　倪　居

副主任　　林爱琴

常务委员　　张瑞星　史云菊　王建英
　　　　　　杨金峰　杜国强　余晓齐

委　　员　　（以姓氏笔画为序）
　　　　　　王　琰　王建英　史云菊
　　　　　　冯思洁　阮　红　余晓齐
　　　　　　杜国强　杨金峰　张瑞星
　　　　　　林爱琴　秦　超　耿耀国
　　　　　　夏兴洲　倪　居　高玉香
　　　　　　裴玉萍

作者名单

主　编　杨金峰

副主编　王　虹　于　雁　石　磊

编委名单（按姓氏笔画排序）

　　　　于　雁　王　虹　石　磊

　　　　阮　红　杨金峰　张向军

　　　　冯仁梅　殷晓玲　熊杰林

序

根据《教育部关于"十二五"职业教育教材建设的若干意见》、《国家中长期教育改革和发展规划纲要(2010-2020年)》等文件精神,郑州铁路职业技术学院牵头,按照国家卫生和计划生育委员会优质护理工程的要求,结合医院专业分类与科室融合的现状,在临床护理专家指导下,学校与医院专家共同设计、共同开发了本套高职护理课程改革创新教材,符合职业教育规律和技术技能型人才成长规律,能对接护理职业标准和岗位要求,注重吸收行业发展的新知识、新技术、新工艺、新方法,2013年被评为河南省第一批"十二五"普通高等教育规划教材。同时,我们积极开发相关的精品资源共享课程、虚拟仿真实训平台等多种形式的数字化教学资源,建立动态、共享的课程教材资源库。经过两年的教学实践,进行修订再版。本套教材主要供高职高专护理专业、助产专业的学生使用,也可供其他层次护理教学及临床护理工作者参考。

教材是教学改革的重要载体,教材建设是教育教学改革顺利实施的重要保证,也是深化教育教学改革的重要途径,应以职业标准作为改革专业课程教材的依据,贴近岗位实际工作过程,更新教材的结构和内容,更好的适应学生的认知特色。护理对象包括主体人群(成人),也包括特殊人群(妇儿、心理精神疾患及急重症病人),护理岗位的典型工作任务是执行以病人为中心的各科常见病、多发病的整体护理。我国从2009年开始允许在校护理专业学生参加国家护士执业资格考试,过去的国家护士执业资格考试大纲是按传统的内科、外科等课程中的章节来设置。为适应临床护理发展的需要,2011年开始,国家护士执业资格考试内容归纳为两类,分别为专业实务和实践能力,考试内容编排形式由学科到系统,由原来的内、外、妇、儿、护理学基础五门学科变为基础护理知识和技能、循环系统疾病病人的护理、呼吸系统疾病病人的护理、消化系统疾病病人的护理等,共21章内容。故临床课课程重构中将护理学基础及内、外科护理学以系统为单位整合,课程的优化重构既符合学生的学习规律和国家护士执业资格考试大纲内容,更符合临床护理工作的要求。

本系列教材包括《精神健康护理学》、《护理学导论》、《护理基本技术》、《内外科护理Ⅰ》、《内外科护理Ⅱ》、《内外科护理Ⅲ》、《内外科护理Ⅳ》等,是基于护理专业核心能力分析,结合国家护士执业资格考试大纲内容的最新改革,院校

1

专家共同研讨重构的课程创新教材。突出专业理念和职业理念，淡化学科意识，也符合新的培养模式和教学模式(校企结合、工学交替)需要。本系列教材将《医学心理学》与《精神科护理》融合为《精神健康护理学》，突出心理健康的维护与促进，强化人体整体护理。将护理学基础分为《护理学导论》和《护理基本技术》；《护理基本技术》除传统基础护理操作外，增加内外科护理基本技术如围手术期护理、手术室护理工作、外科无菌技术、手术基本技术、胸腔穿刺的护理等，将基础操作与专科护理有机整合。根据临床内外科特点和内在联系，将传统的内科护理学、外科护理学和老年护理整合为以病种、以系统为单位的课程体系——《内外科护理Ⅰ、Ⅱ、Ⅲ、Ⅳ》，将内科护理、外科护理、老年护理等内容有机融合，改变了过去同一病种部分内容重复讲解，与临床脱节的现象。

在编写和修订过程中，我们得到了较多护理老师和临床护理专家的大力支持与指导，在此表示衷心的感谢！尽管我们已尽了最大努力，但由于时间仓促，水平和能力有限，书中难免有疏漏与不足，敬请专家、同行及读者对本教材提出宝贵意见，使之不断完善。

倪　居

2015 年 6 月

前言

内外科护理是高职高专护理专业、助产专业的主干专业课程,体现医院专业分类与科室融合,把卫生职业教育教学计划、教材内容与职业岗位标准对接起来,既符合学生的学习规律和国家护士执业资格考试大纲内容,更符合临床护理工作岗位的要求。本教材既适合各校采用传统课堂教学方法,也适合各校采用仿真实训教学和模拟教学、项目教学、案例教学等适合职业教育的教学方法。

内外科护理Ⅰ至Ⅳ四个分册,包括呼吸、循环、消化、泌尿、血液、内分泌代谢性疾病、风湿病、神经系统疾病病人的护理等。每个系统或每类疾病的各章第一节均为概述,每个疾病的编写内容大致包括病因及发病机制、临床表现、实验室检查或辅助检查、诊断要点、治疗要点、护理评估、主要护理诊断/问题、护理目标、护理措施和健康教育等。每个系统疾病护理的最后均专题介绍该系统常见现代诊疗技术及护理。根据高职教育特色,每章后有思考与练习,便于学生及时复习,理解运用知识,培养学生分析问题及解决问题的能力。课程的开设次序兼顾了本专业前续课程内容的连续性和后续课程内容的递进性,同时又充分考虑学生的认知规律与接受能力,理论与技能由浅入深,循序渐进式地接触临床护理实境。

本分册共分四章,第一章为泌尿及男性生殖系统疾病病人的护理,第二章为老年护理,第三章为血液系统疾病病人的护理,第四章为传染病病人的护理,重点是这几个系统常见症状与体征的护理,各系统常见病、多发病的病因、临床表现、实验室检查或辅助检查、诊断要点、治疗要点、护理评估、主要护理诊断/问题、护理措施和健康教育等。

本教材体现了整体护理理念,突出"以人为本,以护理程序为框架"的编写模式,侧重于应用性、实用性和发展性,有利于推进讨论式、探究式、协助式和自主学习,强化实践教学方式的工作过程导向,适量恰当的思考与练习以及部分案例资料,增强教学环境和过程的操作性。在编写时充分考虑护士资格证考试大纲的考核内容和章节设置,为学生在校参加护士资格考试奠定了良好的基础。

在本教材的编写过程中,得到护理界同仁和郑州铁路职业技术学院护理学院的大力支持,在此表示诚挚的谢意。由于编者水平有限,书中难免有错误和疏漏之处,恳请使用本教材的师生、同仁和读者谅解并惠正。

杨金峰

目录

第一章
泌尿及男性生殖系统疾病病人的护理

泌尿系统主管机体尿液的生成和排泄功能,其中肾的生理功能主要是排泄代谢产物及调节水、电解质和酸碱平衡,维持机体内环境的稳定。肾脏本身的病变如肾小球肾炎、肾病综合征、肾盂肾炎、肾血管病变、梗阻性肾病等可直接损害肾脏,诸多因素如高血压、糖尿病、结缔组织疾病、遗传性疾病、感染及药物等均可引起肾脏损害。慢性肾脏病不仅可以导致尿毒症,而且可以引起高血压、心血管病等全身多系统病变,严重威胁病人的健康。近年来,我国慢性肾脏病研究和临床诊治水平已经显著提高,特别是在对慢性肾脏病发生机制、危重肾脏病抢救、多器官功能衰竭救治等方面有了很大进展。随着医药卫生体制改革的深入和医疗保障水平的提高,血液透析和肾移植治疗将惠及更多终末期肾衰竭病人,为挽救病人生命,延长生存期,提高生活质量提供了保证。

第一节　概述

泌尿系统由肾脏、输尿管、膀胱、尿道等器官组成,其中肾脏不仅是机体的排泄器官,也是重要的内分泌器官。肾脏的主要功能是生成尿液,以排泄代谢产物及调节水、电解质和酸碱平衡,维持人体内环境的稳定;分泌多种激素,对人体起重要的调节作用。泌尿系统功能异常,常出现水肿、高血压、尿异常等症状。

一、泌尿系统解剖和生理

(一)泌尿系统解剖

肾脏位于腹膜后脊柱两侧的脂肪囊中,肾实质分外层的皮质和深层的髓质两部分。皮质主要由肾小体和肾小管构成,髓质由十余个肾锥体组成,锥体的尖端终止于肾乳头。肾单位和集合管生成的尿液,经集合管在肾乳头的开口处流入肾小盏,再进入肾大盏和肾盂,经输尿管至膀胱,最后经尿道排出体外。

每个肾约有 100 万个肾单位。肾单位是肾脏结构和功能的基本单位,由肾小体和肾小管组成,肾小体是由肾小球和肾小囊构成的球状结构。肾小球包括入球小动脉、毛细血管丛、出球小动脉及系膜组织。肾小球毛细血管滤过膜由肾小球毛细血管的内皮细胞、基膜和肾小囊脏层足突细胞的足突构成,有分子屏障和电荷屏障,任何一种屏障破坏,都会影响肾小球的滤过功能。系膜组织充填于毛细血管间,由系膜细胞及基质组成,起支架、调节毛细血管血流、修补基质及清除异物的作用。

（二）肾脏的生理功能

1. 肾小球的滤过功能　正常成人双侧肾血流量约为 1 L/min,当血液流经肾小球时,除血细胞及大分子蛋白质外,几乎所有血浆成分均可通过肾小球滤过膜进入肾小囊而形成与血浆等渗的原尿。原尿的形成受滤过膜的通透性、滤过面积、有效滤过压及肾血流量的影响。

2. 肾小管功能

（1）重吸收功能　原尿流经肾小管,绝大部分物质被重吸收进入血液循环,如葡萄糖、氨基酸、维生素、多肽类物质和少量蛋白质、钠、钾、钙、水、无机磷等大部分在近曲小管被重吸收,而肌酐、尿素、尿酸及其他代谢废物不被重吸收而随尿排出体外。

（2）分泌和排泄功能　肾小管上皮细胞可将本身产生的或血液内的某些物质排泄到尿中,如 H^+、NH_3、肌酐和某些药物,以调节机体电解质、酸碱平衡和排出废物。

（3）浓缩和稀释功能　反映肾小管对水平衡的调节功能。体内水过多时,肾小管对水的重吸收减少,排水量增加;体内缺水时,肾小管对水的重吸收增加,排水量减少。

3. 肾脏的内分泌功能　可分泌肾素、前列腺素、激肽释放酶、促红细胞生成素和Ⅰα-羟化酶。此外,肾是许多肾外分泌的激素如甲状腺激素、抗利尿激素、降钙素等的重要靶器官,以及一些肾外激素如促胃液素、胰岛素、胰高血糖素等的降解场所。肾功能损害常出现贫血、高血压、肾性骨营养不良等。

二、泌尿系统疾病常见症状和体征的护理

泌尿系统疾病常见的症状和体征有水肿、膀胱刺激征、高血压、尿异常等。

（一）水肿

水肿是指在人体的组织间隙有过多的液体积聚使组织肿胀,是肾小球疾病最常见的临床表现,由肾脏疾病引起的水肿称肾性水肿。引起肾性水肿的原因主要有 2 类:①肾炎性水肿为肾小球滤过率下降,而肾小管重吸收功能相对正常造成"球-管失衡",导致水钠潴留而产生水肿;②肾病性水肿主要为长期大量蛋白尿造成低蛋白血症,血浆胶体渗透压降低,液体从血管内进入组织间隙,产生水肿。此外,继发性有效血容量减少可激活肾素-血管紧张素-醛固酮系统,使抗利尿激素分泌增多,进一步加重水肿。

【临床表现】

肾炎性水肿多从颜面部开始，重者可波及全身，指压凹陷不明显。由于水钠潴留，血容量扩张，血压常可增高。肾病性水肿一般较严重，多从下肢部位开始，常为全身性、体位性及凹陷性，可无高血压及循环瘀血的表现。

【常见护理诊断/问题】

1. 体液过多　与水钠潴留、血清白蛋白下降等有关。
2. 有感染的危险　与营养不良、应用激素或免疫抑制剂导致机体抵抗力下降等有关。

【护理目标】

病人水肿减轻或完全消退；无感染发生。

【护理措施】

1. 体液过多

（1）休息　严重水肿者应卧床休息，以增加肾血流量及尿量，缓解水钠潴留。下肢明显水肿者，卧床休息时宜抬高下肢，以增加静脉回流，减轻水肿。阴囊水肿者，可用吊带托起。水肿减轻后可起床活动，但应避免劳累。

（2）饮食护理　①钠盐：限制钠的摄入，应低盐（<3 g/d）饮食。②液体：液体入量视水肿程度及尿量而定。若每日尿量达 1 000 mL 以上，一般无须严格限水，但不可过多饮水。若每日尿量少于 500 mL 或有严重水肿者应限制水的摄入，须量出为入，入水量不应超过前 1 d 的 24 h 尿量加上不显性失水量（约 500 mL）。③蛋白质：如水肿主要因低蛋白血症引起，在无氮质血症时，可按体重给予 1.0 g/（kg·d）的优质蛋白质（优质蛋白质是指富含必需氨基酸的动物蛋白如牛奶、鸡蛋、鱼肉等）。有氮质血症的水肿病人，应限制食物中蛋白质的摄入，一般按体重给予 0.6～0.8 g/（kg·d）的优质蛋白质。慢性肾衰竭的病人，须根据肾小球滤过率（glomerular filtration rate，GFR）来调节蛋白质的摄入量。④其他：低蛋白饮食的病人须注意提供足够的热量，注意补充各种维生素。

（3）病情观察　①严格观察并记录病人 24 h 出入液量，入量包括饮水量、输液量、食物所含水量等，出量包括尿量、呕吐物、粪便、透析的超滤液量等。②定期测量病人的体重，并注意水肿的消长情况，观察有无胸腔、腹腔和心包积液。③密切观察生命体征，尤其是血压的变化，对于高血压的病人，更应严密观察体液的变化，如出现尿量减少、水肿程度加重、心率加快、呼吸困难、肺底湿性啰音、颈静脉怒张、肝大等即为心力衰竭的征象，应及时通知医师处理。④密切监测实验室检查结果，包括尿常规、肾功能、血浆蛋白及血清电解质等。

（4）用药护理　遵医嘱使用药物，注意观察药物的疗效及不良反应。①长期使用利尿剂观察有无电解质紊乱的情况，如低钾血症、低钠血症、低氯性碱中毒等；利尿过快过猛还可导致有效血容量不足；此外，呋塞米等强效利尿剂具有耳毒性，应避免与链霉素等具有相同不良反应的氨基苷类抗生素同时使用。②长期使用糖皮质激素的病人可出现水钠潴留、高血压、动脉粥样硬化、血糖升高、精神兴奋性增高、消化道出血、骨质疏松、继发感染、类肾上腺皮质功能亢进症(如满月脸、向心性肥胖等)等。③使用环磷酰胺等免疫抑制剂的病人,易引起骨髓抑制、肝损害、脱发等。

2.有感染的危险

(1)环境　保持清洁的病区环境,定期做好病室空气的消毒。病室注意保持合适的温度和湿度。减少病区的探访人数及次数,对有上呼吸道感染的探视者应限制探视。指导病人避免去公共场所及人群聚集的地方,以防止交叉感染。

(2)饮食　根据病情,指导病人摄入营养丰富的食物,以改善人体营养状态,增加人体的抵抗力。

(3)病情观察　定期监测病人的生命体征,尤其注意体温有无增高。注意观察有无呼吸道、泌尿道、皮肤等部位感染的发生。

(4)皮肤护理　水肿较重的病人应注意衣着柔软、宽松。长期卧床者,嘱其经常变换体位,防止发生褥疮;年老体弱者可协助其翻身,用软垫支撑受压部位。水肿皮肤易破损及感染,应保持皮肤清洁。对各项护理操作都应严格无菌,防止医源性感染。行肌内注射及静脉注射时,使穿刺点在各层组织不同位置,对严重水肿病人应避免肌内注射,可经静脉途径保证药物的输入,静脉穿刺拔针后,用无菌干棉球按压穿刺部位,避免拔针后药液及组织液外渗。

(二)膀胱刺激征

膀胱刺激征又称尿路刺激征,即尿频、尿急、尿痛,可伴有排尿不尽感及下腹坠痛。尿频是指排尿次数增多,而每次尿量不多;尿急指一有尿意即出现尿急难忍的感觉,常伴有尿失禁;尿痛指排尿时伴有会阴或下腹部疼痛。膀胱刺激征是膀胱受到炎症或机械刺激所致,常见于尿路感染、泌尿系统结石、结核、前列腺疾病等。

【常见护理诊断/问题】

1.排尿障碍　尿频、尿急、尿痛与尿路感染所致的膀胱激惹状态有关。
2.体温过高　与尿路感染有关。

【护理目标】

病人的尿频、尿急、尿痛有所减轻或消失;体温恢复正常。

【护理措施】

1.排尿障碍

(1)休息　急性发作期应卧床休息,宜取屈曲位,尽量勿站立或坐直。各项护理操作最好能集中进行,以提供充足的休息和睡眠时间。指导病人多做一些自己感兴趣的事情,如听音乐、看电视、看小说等,以分散病人的注意力,减轻焦虑,缓解膀胱刺激征。

(2)饮食护理　鼓励病人多饮水、勤排尿,饮水量每日应在2 000 mL以上,保证每日尿量在1 500 mL以上,以达到机械冲洗尿路,减少细菌在尿路停留的目的,从而减轻膀胱刺激征。

（3）病情观察　①观察并记录病人24 h出入液量；②监测病人的体温变化；③监测实验室检查包括血常规、尿常规、尿细菌学检查及泌尿系统影像学检查结果等。

（4）用药护理　遵医嘱使用抗生素和口服碳酸氢钠，注意观察药物的疗效及不良反应。碳酸氢钠可碱化尿液，减轻膀胱刺激征。

（5）对症护理　指导病人进行膀胱区热敷或按摩以缓解疼痛。

2.体温过高　保持舒适、清洁的病室环境，室温保持在18 ～ 22 ℃，湿度为50% ～ 70%，注意室内的空气流通。给予清淡、易消化、营养丰富的饮食，鼓励病人多饮水。定期监测病人的生命体征，尤其注意体温的变化。高热时给予物理降温，必要时遵医嘱给予降温药，并注意观察及记录降温效果。协助病人做好口腔护理。

（三）高血压

肾脏疾病常伴高血压，慢性肾衰竭病人90%出现高血压。持续存在的高血压会加速肾功能恶化。肾小球疾病高血压的发生机制如下。①水钠潴留：引起容量依赖性高血压；②肾素分泌增多：肾实质缺血刺激肾素-血管紧张素分泌增加，小动脉收缩，外周阻力增加，引起肾素依赖性高血压；③肾实质损害后肾内降压物质分泌减少，如肾内激肽释放酶-激肽生成减少、前列腺素生成减少，也是肾性高血压的原因之一。肾小球疾病所致的高血压多数为容量依赖型，少数为肾素依赖型。但两型高血压常混合存在，有时很难截然分开。

【常见护理诊断/问题】

1.疼痛：头痛　与血压升高及颅内压升高有关。
2.潜在并发症　急性心力衰竭、高血压脑病、慢性肾衰竭。
3.知识缺乏　缺乏肾性高血压防治知识。

【护理目标】

头痛减轻或消失；不发生急性心力衰竭或高血压脑病，一旦发生及时采取抢救措施，延缓慢性肾衰竭的进展。

【护理措施】

1.休息　可不限制一般的体力活动，避免重体力活动，保证足够的睡眠。血压较高、症状明显或有并发症的病人应卧床休息，避免体力或脑力的过度兴奋。

2.饮食　指导病人低盐饮食(<3 g/d)，伴水肿时限制液体的入量，戒除烟酒。

3.并发症的护理

（1）高血压脑血管意外的处理　半卧位、避免活动、安定情绪、遵医嘱给予镇静剂、开放静脉通路(血压高时首选硝普钠静脉滴注治疗)。

（2）发生心力衰竭时的处理　吸氧，4 ～ 6 L/min；急性肺水肿时乙醇湿化吸氧，6 ～ 8 L/min。

4.用药护理　遵医嘱使用利尿剂、血管紧张素转化酶抑制药(angiotensin converting enzyme inhibitors,ACEI)、血管紧张素Ⅱ受体阻滞剂(angiotensin receptor blocker,ARB)、β受体阻滞剂、钙通道阻滞剂和血管扩张剂等降压治疗。药物一般从小剂量开始,可联合数种药物,以增强疗效,减少不良反应。应遵医嘱调整剂量,不得自行增减和撤换药物,一般病人须长期服药;降压不宜过快过低;某些降压药物可造成体位性低血压,应指导病人在改变体位时动作要缓慢;当出现头晕、眼花、恶心、眩晕时,应立即平卧,以增加回心血量,改善脑部血液供应。

(四)尿异常

【概念】

1.尿量异常　正常人每日平均尿量为 1 500 mL,尿量的多少取决于肾小球滤过率及肾小管重吸收量。每日尿量少于 400 mL 称少尿;每日尿量少于 100 mL 称无尿;每日尿量超过 2 500 mL 称多尿;夜尿量超过白天尿量或夜尿量超过 750 mL 称夜尿增多。

2.蛋白尿　正常人经肾小球滤过的原尿中的蛋白质95%以上被近曲小管重吸收,故正常人终末尿中蛋白含量极低(<150 mg/d),尿蛋白定性试验为阴性。当尿蛋白排出量超过 150 mg/d,尿蛋白定性试验为阳性,称为蛋白尿。若尿蛋白大于 3.5 g/d,称为大量蛋白尿。

3.血尿　离心后尿沉渣镜检每高倍视野红细胞超过 3 个,称为镜下血尿;尿外观呈血样或洗肉水样,称为肉眼血尿(1 L 尿含 1 mL 血即可呈现肉眼血尿)。临床上将血尿按病因分为肾小球源性和非肾小球源性。肾小球源性血尿系肾小球基底膜断裂,红细胞通过该裂缝时受血管内压力挤出时受损,受损的红细胞在通过肾小管各段又受不同 pH 和渗透压作用,呈现变形红细胞,可伴有较大量蛋白尿和(或)多种管型尿,尤其是红细胞管型。非肾小球源性血尿为肾小球外病变如尿路感染、结石及肿瘤等所致,尿中呈现均一红细胞。

4.白细胞尿、脓尿和菌尿　新鲜离心尿液每高倍视野白细胞超过 5 个,称为白细胞尿或脓尿。尿中白细胞明显增多常见于泌尿系统感染,肾小球肾炎等疾病也可出现轻度白细胞尿。菌尿是指中段尿涂片镜检,每高倍视野均可见细菌,或尿细菌培养菌落计数超过 10^5/ mL,仅见于泌尿系统感染。

5.管型尿　管型是尿中的蛋白质、细胞及其破碎产物在肾小管、集合管内凝固而成的圆柱状体。正常尿液中无管型或偶见少许透明管型及颗粒管型,持续性多量存在及出现其他类型管型时,称为管型尿。白细胞管型见于肾盂肾炎、间质性肾炎;红细胞管型见于急性肾小球肾炎;上皮细胞管型见于急性肾小管坏死;蜡样管型见于慢性肾衰竭。

【常见护理诊断/问题】

1.排尿异常　与尿路感染、尿道损伤或功能障碍等有关。
2.焦虑　与病情迁延、担心预后有关。
3.体液过多　与尿量减少、水钠潴留、低蛋白血症有关。

4.潜在并发症　肾功能不全、心力衰竭等。

【护理措施】

详见相关疾病的护理。

（杨金峰）

第二节　肾小球肾炎病人的护理

一、概述

肾小球疾病是一组以血尿、蛋白尿、水肿、高血压等为主要临床表现,但病因、发病机制、病理改变、病程及预后不尽相同,而病变主要侵犯肾小球的疾病。本病分为原发性、继发性和遗传性三大类。原发性肾小球疾病占肾小球疾病的绝大多数,是引起慢性肾衰竭的主要疾病;继发性肾小球疾病是指继发于全身性疾病的肾脏损害,如系统性红斑狼疮肾炎、糖尿病肾病等;遗传性肾小球疾病是指遗传基因突变所致的肾小球疾病,如奥尔波特综合征等。本节主要介绍原发性肾小球疾病,临床须排除继发性及遗传性肾小球疾病后才能诊断为原发性肾小球疾病。

【病因及发病机制】

原发性肾小球疾病多数原因不明,属于免疫介导性炎症性疾病,但在疾病进程中也可有非免疫非炎症因素的参与。

1.免疫介导性炎症反应　多数肾小球疾病的发病起始于免疫反应,按发病机制可分为 2 类:①循环免疫复合物(circulating immune complex,CIC)沉积为肾脏免疫损伤中最常见的免疫复合物形成机制。系某些外源性或内源性抗原刺激人体产生的相应抗体,在血液循环中形成免疫复合物,沉积于肾小球系膜区和基底膜的内皮细胞下而导致的肾脏损伤。②原位免疫复合物形成:肾小球自身抗原(如肾小球基膜)或外源性种植抗原(如系统性红斑狼疮病人体内的 DNA)刺激人体产生相应的抗体,抗原与抗体在肾脏局部结合成原位免疫复合物导致的肾脏损伤。

始发的免疫反应须经炎症介导系统引起炎症反应而致肾小球损伤,产生临床症状。炎症介导系统有炎症细胞(如中性粒细胞、单核细胞、血小板、肾小球系膜细胞、内皮细胞、上皮细胞等)和炎症介质(如补体、凝血及纤溶因子、生物活性酯、活性氧等),两者共同参与及相互作用,最终导致肾小球的损伤。

2.非免疫非炎症损伤　免疫炎症损伤在肾小球疾病的发病机制中占主要地位,但研究发现在肾小球疾病的慢性进行性发展过程中非免疫非炎症因素起着重要作用,如肾小球毛细血管内高压、高灌注及高滤过,可促使肾小球硬化;高脂血症具有"肾毒性",加重肾小球损伤;大量蛋白尿作为一个独立的致病因素参与肾脏的病变过程,促进肾小球的硬化。

【分型】

1.临床分型　依据起病方式及临床表现可分为以下类型。

(1)急性肾小球肾炎。

(2)急进性肾小球肾炎。

(3)慢性肾小球肾炎。

(4)隐匿性肾小球肾炎,无症状性蛋白尿和(或)血尿。

(5)肾病综合征。

2.病理分型　依据世界卫生组织1995年制定的肾小球疾病病理学分类标准,可分为以下类型。

(1)轻微性肾小球病变。

(2)局灶性节段性病变。

(3)弥漫性肾小球肾炎。

1)膜性肾病。

2)增生性肾炎:①系膜增生性肾小球肾炎;②毛细血管内增生性肾小球肾炎;③系膜毛细血管性肾小球肾炎;④新月体和坏死性肾小球肾炎。

3)硬化性肾小球肾炎。

(4)未分类的肾小球肾炎。

肾小球疾病的临床分型与病理类型之间有一定的联系,但并无肯定的对应关系。同一病理类型可呈现多种不同的临床表现,而相同的临床表现可来自多种不同的病理类型。肾活组织检查是确定肾小球疾病病理类型和病变程度的必要手段,而正确的病理诊断又必须与临床紧密结合。

二、急性肾小球肾炎

急性肾小球肾炎(acute glomerulonephritis, AGN),简称急性肾炎,是以急性肾炎综合征为主要临床表现的一组肾小球疾病。其急性起病,以血尿、蛋白尿、水肿和高血压为表现特征,并可伴一过性氮质血症。其病理类型为毛细血管内增生性肾小球肾炎。本病好发于儿童,男性多于女性,预后大多良好,常可在数月内临床自愈。

【病因及发病机制】

急性肾炎多见于链球菌感染后,亦可见于其他细菌、病毒或寄生虫感染,本节主要介绍链球菌感染后急性肾炎。链球菌感染后急性肾炎常因 β-溶血性链球菌"致肾炎菌株"

感染所致,常见于上呼吸道感染(多为扁桃体炎)、猩红热、皮肤感染(多为脓疱疮)等链球菌感染后。主要是通过感染诱发免疫反应而致病,现多认为是链球菌的胞浆成分或某些分泌蛋白作为抗原,刺激人体产生抗体,形成循环免疫复合物沉积于肾小球而致病;或通过种植于肾小球的抗原与循环中的特异抗体相结合形成原位免疫复合物而致病;自身免疫反应也可能参与发病。肾小球内的免疫复合物激活补体,导致肾小球内皮及系膜细胞增生,并可吸引中性粒细胞及单核细胞浸润,导致肾脏病变。

【临床表现】

1. 症状、体征　通常于前驱感染后 1～3 周(平均 10 d 左右)起病,起病较急,病情轻重不一,轻者呈亚临床型(仅有尿常规及血清补体 C_3 异常),重者可发生急性肾衰竭,典型者呈急性肾炎综合征表现。

(1)尿异常　几乎全部病人均有肾小球源性血尿,约 30% 病人有肉眼血尿,常为首发症状和病人就诊原因。可伴有轻、中度蛋白尿,少数病人(<20% 病人)可呈大量蛋白尿。尿沉渣除红细胞外,早期尚可见白细胞和上皮细胞稍增多,并可有颗粒管型和红细胞管型等。

(2)水肿　80% 以上病人有水肿,常为起病的初发表现,典型表现为晨起眼睑水肿或伴有下肢轻度可凹性水肿,少数严重者可波及全身,甚至出现胸水、腹水等。主要为肾小球滤过率下降导致水钠潴留所致。

(3)高血压　约 80% 病人因水钠潴留出现一过性轻、中度高血压,利尿后血压可逐渐恢复正常。少数病人可出现严重高血压,甚至高血压脑病。

(4)肾功能异常　病人起病早期可因肾小球滤过率下降、水钠潴留而尿量减少,少数病人甚至少尿,部分病人可出现一过性氮质血症。多于 1～2 周后尿量渐增,肾功能于利尿后数日可逐渐恢复正常。极少数病人可表现为急性肾衰竭。

2. 并发症

(1)充血性心力衰竭　诱发因素为水钠严重潴留和高血压,常发生在急性肾炎综合征期,病人可出现颈静脉怒张、奔马律和肺水肿症状,须紧急处理。老年病人发生率较高(可达 40%),儿童病人少见(不足 5%)。

(2)高血压脑病　以儿童多见,多见于病程早期。

(3)急性肾衰竭　极少见,为急性肾炎死亡的主要原因。

【实验室及其他检查】

1. 尿液检查　均有镜下血尿,为多形性红细胞。尿蛋白多为 +～++,少数病人(<20% 病人)可有大量蛋白尿。尿沉渣中可有白细胞、上皮细胞、管型(如红细胞管型、颗粒管型)等。

2. 免疫学检查　血清补体 C_3 及总补体发病初期下降,8 周内逐渐恢复正常,对本病诊断意义大。血清抗链球菌溶血素"O"可增高,提示近期内曾有链球菌感染。部分病人免疫复合物阳性。

3. 肾功能检查　血尿素氮、血肌酐可一过性升高。

4. B 超检查　双肾体积正常或增大。

【诊断要点】

1. 于链球菌感染后 1 ~ 3 周发生血尿、蛋白尿、水肿和高血压,甚至少尿及氮质血症等。

2. 血清补体 C_3 下降,8 周内恢复正常者,即可临床诊断为急性肾炎。

3. 若肾小球滤过率进行性下降或病情于 2 个月尚未见全面好转者应及时做肾活检,以明确诊断。

【治疗要点】

以休息和对症治疗为主,急性肾衰竭病人应及时透析,不宜用激素及细胞毒药物。

1. 一般治疗　急性期应卧床休息、低盐饮食,有氮质血症时应优质低蛋白饮食,明显少尿者应限制液体入量。

2. 对症治疗　①利尿剂:利尿剂能利尿消肿、降低血压,常用噻嗪类利尿剂,如氢氯噻嗪 12.5 ~ 25 mg,2 ~ 3 次/d,口服,必要时给予袢利尿剂,如呋塞米 20 ~ 100 mg/d,分次口服或静脉注射,少尿时慎用保钾利尿剂。②降压药:利尿后高血压控制仍不满意者,可加用降压药物,常用钙通道阻滞剂,如硝苯地平、氨氯地平或非洛地平等,少尿时慎用血管紧张素转化酶抑制药,以防诱发高血钾。

3. 感染灶治疗　有上呼吸道或皮肤感染者,选用无肾毒性的抗生素治疗,如青霉素、头孢菌素。对于反复发作的慢性扁桃体炎,待病情稳定后可行扁桃体摘除术,手术前后 2 周注射青霉素。

4. 透析治疗　少数发生急性肾衰竭的病人有透析指征时应予透析治疗。

【护理评估】

1. 健康史　询问病人性别、年龄,起病急缓,就诊原因,尿量及外观的变化,有无水肿及高血压,发病前 1 ~ 3 周有无上呼吸道或皮肤感染史,有无其他细菌、病毒或寄生虫感染病史。

2. 身体评估　监测生命体征,尤其注意血压增高的程度。评估病人水肿的部位、程度、特点,监测体重的变化。注意有无局部感染灶存在。

3. 实验室及其他检查　了解尿液检查结果、血清补体 C_3 是否下降、血清抗链球菌溶血素"O"有无增高、肾功能状况、双肾 B 超检查结果、肾病理活检情况如何。

4. 心理及社会评估　本病病人多为儿童,对疾病的预后常不能理解,因而不重视疾病、不遵守医嘱,家属则往往较着急,容易过分约束病人。年龄较大的病人因休学、长期休息而产生焦虑、悲观情绪,尤其当水肿加重、血尿明显时,焦虑、恐惧心理更加明显。

【常见护理诊断/问题】

1. 体液过多　与肾小球滤过率下降导致水钠潴留有关。

2. 有皮肤完整性受损的危险　与皮肤水肿、营养不良有关。

3.活动无耐力　与疾病所致水肿、血压升高有关。

4.潜在并发症　充血性心力衰竭、高血压脑病、急性肾衰竭等。

【护理目标】

病人能自觉控制水、盐的摄入,水肿消退,尿量正常;病人能逐步达到正常活动量;不发生高血压脑病、充血性心力衰竭、急性肾衰竭,一旦发生能及时发现并配合医师处理。

【护理措施】

1.休息　卧床休息有助于增加肾血流量,减轻血尿或蛋白尿。急性期病人应绝对卧床休息,症状比较明显者须卧床休息 4~6 周,待肉眼血尿消失、水肿消退及血压恢复正常后,方可下床逐渐增加活动量,病情稳定后可从事一些轻体力活动,但 1~2 年内应避免剧烈活动和劳累。

2.饮食护理　急性期应给予高糖、高维生素、适量蛋白质和脂肪的低盐饮食。急性期 1~2 周内应控制钠的摄入(<3 g/d),当病情好转、血压下降、水肿消退、尿蛋白减少后,可由低盐饮食逐步转为正常饮食。肾功能正常时,应给予正常量的蛋白质摄入 [1 g/(kg·d)];出现氮质血症时,则应限制蛋白质的摄入 [0.6~0.8 g/(kg·d)],并以优质动物蛋白质(如牛奶、鸡蛋)为主,以防止血中尿素氮(BUN)等含氮代谢产物潴留增加。明显少尿时限制水和钾的摄入。

3.病情观察　密切观察生命体征,一般每日测血压 2 次,持续 2 周;观察尿液的颜色、性质和量,准确记录 24 h 出入液量;密切观察水肿的部位、范围、程度及其消长情况,观察皮肤有无红肿、破损和化脓等情况发生。定期测量腹围,注意体重变化,每日至少测体重1 次;动态监测尿常规、肾功能、电解质检查;观察病人有无心力衰竭、高血压脑病等并发症表现,若血压突然升高、呕吐、头痛、复视及躁动等,则提示有高血压脑病;如出现尿量减少、水肿程度加重、心率加快、呼吸困难、肺底湿性啰音、颈静脉怒张、肝大等即为心力衰竭的征象,应及时报告医师,同时给予半卧位和吸氧,遵医嘱给予利尿剂,静脉滴注硝普钠或酚妥拉明,降低循环血量,以减轻心脏负荷,必要时给予洋地黄制剂。

4.用药护理　注意观察药物的疗效及不良反应:①遵医嘱使用利尿剂,长期使用利尿剂观察有无电解质紊乱的情况,如低钾血症、低钠血症、低氯性碱中毒等;利尿过快过猛还可导致有效血容量不足;此外,呋塞米等强效利尿剂具有耳毒性,应避免与链霉素等具有相同不良反应的氨基苷类抗生素同时使用。②遵医嘱使用降压药,少尿时慎用血管紧张素转化酶抑制药,以防诱发高血钾。使用降压药时严密监测血压变化,根据血压调整剂量。

5.对症护理　下肢水肿病人抬高肢体,胸腔积液病人取半卧位,阴囊水肿病人用托带托起阴囊;保持皮肤清洁干燥,经常更换体位,避免皮肤长时间受压,勿用力摩擦或搓洗水肿皮肤,以防损伤;尽量避免肌内或皮下注射,因水肿常致药物滞留而吸收不良,如行注射后则须按压较长时间,以免药液自针孔处向外溢出;皮肤有破损或渗出时,局部用无菌棉垫或纱布覆盖,防止继发感染。

6.心理护理　病人多为儿童及青少年,过分限制其活动可使病人产生焦虑、烦躁等心理,不利于疾病的恢复。护士应与病人建立良好的关系,向病人和家属解释疾病的病因、治疗、预后,告知病人及家属卧床休息的重要性,使病人能充分休息,积极配合治疗。

【健康教育】

1.疾病预防指导 嘱病人加强营养,积极锻炼身体,增加人体抵抗力;防止受凉或过劳,积极预防感染;及时治疗上呼吸道感染、咽炎、扁桃体炎、皮肤感染;注意个人卫生,防止皮肤化脓性感染;及时清除体内的慢性感染灶;在幼儿园、小学等儿童集中的场所,更应积极采取措施预防感染。

2.生活指导 告知病人及其家属休息的重要性,指导病人急性期卧床休息,恢复期适当休息,逐步增加活动量,避免劳累。急性期应予低盐饮食,有氮质血症时应优质低蛋白饮食,明显少尿者应限制液体入量。

3.复查指导 教会病人及其家属准确记录尿量、体重等,嘱病人出院后定期随访,出现不适随时就诊。

三、急进性肾小球肾炎

急进性肾小球肾炎(rapidly progressive glomerulonephritis,RPGN),是一组以少尿、血尿、蛋白尿、水肿、高血压等急性肾炎综合征、肾功能急剧恶化、多在早期出现少尿性急性肾衰竭为临床特征的疾病。其病理类型为新月体性肾小球肾炎。

【病因及发病机制】

本病由多种原因所致,包括原发性急进性肾小球肾炎、继发性急进性肾小球肾炎和在原发性肾小球肾炎的基础上形成的新月体性肾小球肾炎。这里重点讨论原发性急进性肾小球肾炎,简称急进性肾炎。

急进性肾炎的基本发病机制为免疫反应,根据免疫病理不同分为3型:①Ⅰ型为抗肾小球基膜型肾小球肾炎,由于抗肾小球基底膜抗体与肾小球基底膜抗原相结合激活补体而致病。②Ⅱ型为免疫复合物型,因肾小球内循环免疫复合物的沉积或原位免疫复合物形成,激活补体而致病。③Ⅲ型为少免疫复合物型,其发生与肾微血管炎有关,病人血清抗中性粒细胞胞浆抗体常呈阳性。

RPGN病人约半数以上有上呼吸道感染的前驱病史,其中少数为典型的链球菌感染,其他多为病毒感染,但感染与RPGN发病的关系尚未明确。RPGN的诱发因素包括吸烟、吸毒、接触碳氢化合物等。此外,遗传的易感性在RPGN发病中的作用也已引起重视。

【临床表现】

我国以Ⅱ型多见,Ⅰ型好发于青、中年,Ⅱ型及Ⅲ型常见于中、老年,男性居多。起病急,常有呼吸道前驱感染,病情进展急骤,表现为急性肾炎综合征(起病急、血尿、蛋白尿、水肿、高血压),早期出现少尿或无尿,进行性肾功能恶化并发展成尿毒症,病人还常伴有中度贫血,Ⅱ型病人约半数可伴肾病综合征。

【实验室及其他检查】

1.尿液检查　尿蛋白常呈阳性,尿蛋白定量的变化范围较大,从微量到大量蛋白尿。几乎全部病人均有血尿,肉眼血尿常见,可见红细胞管型,尿白细胞可增多。

2.血液检查　可见中、重度贫血。

3.肾功能检查　血尿素氮、肌酐进行性升高,内生肌酐清除率(Ccr)进行性下降。

4.免疫学检查　Ⅱ型可有血循环免疫复合物阳性,血清补体 C_3 降低;Ⅰ型有血清抗肾小球基膜抗体阳性;Ⅲ型可有血清抗中性粒细胞胞浆抗体阳性。

5.B超检查　常显示双肾增大。

【诊断要点】

1.凡急性起病,以血尿、蛋白尿、高血压表现为主,且迅速出现少尿、无尿,肾功能急剧恶化应考虑本病,并及时进行肾活检。

2.组织活检证实病理类型为新月体性肾炎,排除继发因素,即可确诊本病。

【治疗要点】

本病应明确病理类型后尽快强化治疗。

1.强化疗法

(1)强化血浆置换疗法　应用血浆置换机分离病人的血浆和血细胞,弃去血浆以等量正常人的血浆和病人的血细胞重新输入体内。一般每日或隔日 1 次,每次置换血浆2 ~ 4 L,直至血清抗体或免疫复合物转阴。病情好转,一般须置换 6 ~ 10 次。该法须配合糖皮质激素及细胞毒药物,以防止人体在大量丢失免疫球蛋白后大量合成而致反跳。适用于各型急进性肾炎,主要适用于Ⅰ型。

(2)甲泼尼龙加环磷酰胺冲击疗法　为强化治疗之一。甲泼尼龙 0.5 ~ 1.0 g 溶于0.05 g/mL 葡萄糖中静脉滴注,每日或隔日 1 次,3 次为 1 个疗程。必要时间隔 3 ~ 5 d 可进行下一疗程,一般不超过 3 个疗程。甲泼尼龙冲击疗法也须辅以泼尼松及环磷酰胺常规口服治疗,方法:口服泼尼松 1 mg/(kg·d),2 ~ 3 个月后渐减;环磷酰胺 2 ~ 3 mg/(kg·d),口服,累积量一般不超过 8 g。近年有人用环磷酰胺冲击疗法(0.8 ~ 1 g 溶于 0.05 g/mL葡萄糖静脉滴注,每月 1 次),替代常规口服,可减少环磷酰胺的毒副作用。该疗法主要适用于Ⅱ、Ⅲ型,对Ⅰ型无效。

2.替代疗法　凡急性肾衰竭病人已达透析指征,应及时透析。上述强化治疗无效的慢性肾衰竭病人,应长期维持透析或在病情稳定半年(Ⅰ型、Ⅲ型病人血中抗肾小球基底膜抗体、中性粒细胞胞浆抗体须转阴)后进行肾移植。

3.对症治疗　包括利尿、降压、抗感染,纠正水、电解质及酸碱平衡紊乱等。

【护理评估】

1.健康史　询问病人起病急缓,有无呼吸道前驱感染,病情进展是否迅速,尿量及外观的变化,有无水肿及高血压等。

2. **身体评估** 监测生命体征,尤其注意血压增高的程度。评估病人水肿的部位、程度、特点,监测体重的变化。

3. **实验室及其他检查** 了解尿液检查结果,包括有无蛋白尿及尿蛋白定量结果、血尿、肉眼血尿,显微镜下有无红细胞管型;血液检查有无中、重度贫血;血尿素氮、肌酐是否进行性升高;有无血循环免疫复合物阳性、血清补体 C_3 持续降低;B 超检查双肾大小;肾病理活检结果等。

4. **心理及社会评估** 因发病急,病情迅速恶化,因此病人常有焦虑、恐惧等不良心理反应。应评估病人和家属对疾病的认识及其家属对病人的支持情况。

【常见护理诊断/问题】

1. **潜在并发症** 急性肾衰竭。
2. **体液过多** 与肾小球滤过率下降、大量激素治疗导致水钠潴留有关。
3. **有感染的危险** 与激素、细胞毒药物的应用、血浆置换、人体抵抗力下降有关。
4. **恐惧** 与疾病进展快、预后差有关。

【护理目标】

无严重并发症发生,如果发生,能及时配合医师抢救;水肿减轻;病人无感染发生;情绪稳定,积极配合治疗。

【护理措施】

1. **休息** 指导病人注意休息。急性期绝对卧床休息,时间较急性肾炎更长,不宜进行较重的体力活动。

2. **饮食** 给予低盐、优质低蛋白饮食。对于因急性肾衰竭而进行透析的病人,蛋白质则不宜限制过严,一般 $1 \sim 1.2 \ g/(kg \cdot d)$,以增加人体营养和抵抗力。少尿时限制液体摄入量。

3. **病情观察** 密切监测病情,及时识别急性肾衰竭的发生。①监测尿量、血尿素氮、肌酐、血清电解质。②若尿量突然减少或无尿,血尿素氮、肌酐进行性升高,内生肌酐清除率进行性下降,提示发生了急性肾衰竭。③急性肾衰竭常出现高钾血症,可诱发各种心律失常,甚至心搏骤停。④凡急性肾衰竭病人已达透析指征,应及时透析,配合医生抢救。

4. **用药护理** 严格按医嘱用药,密切观察激素、免疫抑制剂的疗效及不良反应。糖皮质激素可导致水钠潴留、血压升高、血糖上升、精神兴奋、消化道出血、骨质疏松、继发感染、伤口不愈合以及类肾上腺皮质功能亢进症的表现(如满月脸、水牛背、多毛、向心性肥胖等)等。环磷酰胺可致脱发、出血性膀胱炎、骨髓抑制、肝功能损害、消化道症状等。甲泼尼龙加环磷酰胺冲击疗法可明显抑制人体的防御能力,必要时对病人实施保护性隔离,防止继发感染。

5. **对症护理** 加强全身皮肤和口腔黏膜的清洁卫生,注意保护好水肿部位的皮肤,避免发生二重感染及交叉感染,因激素、免疫抑制剂的应用使得人体的免疫功能降低。进行血浆置换、透析时应注意严格无菌操作。

6. 心理护理　向病人介绍该病的过程及治疗方案,帮助病人减轻思想负担,解除焦虑情绪,提高治疗信心,积极配合治疗。

【健康教育】

1. 疾病预防指导　防止受凉,积极预防感染特别是上呼吸道感染,注意个人卫生。

2. 生活指导　告知病人及其家属休息的重要性,指导病人急性期绝对卧床休息,避免劳累。

3. 用药指导　向病人及家属强调严格遵循诊疗计划的重要性,不可擅自更改用药或停止治疗;告知药物的不良反应及注意事项,鼓励病人配合治疗。

4. 自我病情监测及随访指导　教会病人如何监测病情变化及进行较长时间的随访。

四、慢性肾小球肾炎

慢性肾小球肾炎(chronic glomerulonephritis,CGN),简称慢性肾炎,是一组以蛋白尿、血尿、水肿、高血压为基本临床表现,起病方式各有不同,病情迁延,病变进展缓慢,可有不同程度的肾功能减退,最终将发展为慢性肾衰竭的肾小球疾病。由于本组疾病的病理类型及病期不同,主要临床表现可各不相同,疾病表现呈多样化。本病可发生于任何年龄,但以中青年多见,男性多于女性。

【病因及发病机制】

绝大多数慢性肾炎病人病因不明,起病为慢性,仅有少数慢性肾炎由急性肾炎发展所致(直接迁延或临床痊愈若干年后再现)。尽管慢性肾炎的病因、发病机制和病理类型不尽相同,但起始因素多为免疫介导的炎症。随着疾病的进展,非免疫非炎症因素的参与也起着重要作用,如肾小球内的高灌注、高滤过、高压力状态进一步促进肾小球硬化。同时疾病过程中出现的高血压、蛋白尿、高脂血症等也进一步加重肾脏损害,导致病情迁延,病程慢性化。

【临床表现】

多数起病缓慢、隐袭。早期可有乏力、疲倦、腰痛、食欲缺乏等不典型表现。蛋白尿、血尿、高血压、水肿为其基本临床表现。

1. 蛋白尿　是本病必有的表现,尿蛋白定量常在 1 ~ 3 g/d。

2. 血尿　多为镜下血尿,也可见肉眼血尿。

3. 水肿　多为眼睑水肿和(或)下肢轻、中度凹陷性水肿,一般无体腔积液。

4. 高血压　部分病人为首发或突出表现,一般为轻、中度升高,尤以舒张压升高为主,严重者可致高血压危象、高血压脑病。高血压如控制不良,则肾功能恶化较快,预后较差。血压的升高与水钠潴留及血中肾素、血管紧张素增加有关。

5. 肾功能损害　呈慢性进行性损害,进展速度主要与相应的病理类型有关,如遇感染、劳累、血压升高、高蛋白饮食、应用肾毒性药物等可使肾功能急剧恶化,如能及时祛除这些诱因和适当治疗,肾功能仍可得到一定程度的恢复,但也可能由此而进入不可逆慢性肾衰竭。

6. 其他 慢性肾衰竭病人常出现贫血。长期高血压病人可引起心、脑血管并发症。

【实验室及其他检查】

1. 尿液检查 尿蛋白+~+++,尿蛋白定量 1~3 g/24 h。可出现多形性红细胞(+~++)、颗粒管型等。

2. 血液检查 并发肾功能损害时可有肾小球滤过率下降、内生肌酐清除率下降、血肌酐、尿素氮升高、贫血;部分病人有血脂升高、低蛋白血症。

3. B 超检查 早期可正常,晚期出现双肾体积缩小。

4. 肾活组织检查 可以确定慢性肾炎的病理类型。

【诊断要点】

凡尿化验异常(蛋白尿、血尿、管型尿)、水肿及高血压病史达 1 年以上,无论有无肾功能损害均应考虑此病,在排除继发性肾小球肾炎及遗传性肾小球肾炎后,临床上可诊断为慢性肾炎。

【治疗要点】

以防止或延缓肾功能进行性衰退、改善或缓解临床症状及防治严重并发症为主要目的,而不以消除红细胞和轻微尿蛋白为目标,可采取下列综合措施。

1. 饮食治疗 限制食物中蛋白及磷的摄入,给予优质低蛋白质、低磷饮食,以减轻肾小球毛细血管高灌注、高压力、高滤过状态,延缓肾小球硬化和肾功能减退。有明显水肿及高血压时需低盐饮食(<3 g/d)。

2. 积极控制高血压和减少尿蛋白 ①限制水钠摄入。②利尿剂:有明显水钠潴留的容量依赖型高血压首选噻嗪类利尿剂,如氢氯噻嗪 12.5~25 mg/d;Ccr<30 mL/min 时,噻嗪类无效应改用袢利尿剂(如呋塞米)。③降压药:肾素依赖型高血压首选血管紧张素转化酶抑制药(ACEI)和血管紧张素 Ⅱ 受体阻滞剂(ARB),二者除具有降低血压作用外,还能减少尿蛋白和延缓肾功能恶化,常用的 ACEI 有卡托普利(25 mg,3 次/d)、贝那普利或福辛普利,常用的 ARB 有缬沙坦(80~160 mg/d)。其他降压药有 β 受体阻滞剂(美托洛尔)、钙通道阻滞剂和血管扩张剂等。

3. 抗血小板聚集药 大剂量双嘧达莫(300~400 mg/d)或小剂量阿司匹林(40~300 mg/d)有抗血小板聚集作用,目前认为对系膜毛细血管性肾小球肾炎有一定降低尿蛋白作用。

4. 糖皮质激素和细胞毒药物 一般不主张积极应用,但病人肾功能正常或仅轻度受损、肾脏体积正常、病理类型较轻、尿蛋白较多,如无禁忌者可试用,无效者逐步撤去。

5. 避免加重肾脏损害的因素 避免劳累、感染、妊娠及肾毒性药物(如氨基糖苷类抗生素、含马兜铃酸的中药等)。

【护理评估】

1.健康史　询问病人有无劳累、感染或使用肾毒性药物等诱因;病前有无上呼吸道感染和皮肤感染等病史;既往有无急性肾炎病史;本次发病时间、主要症状及治疗用药情况等。

2.身体评估　评估病人的皮肤、眼睑有无苍白;有无水肿,水肿的部位、程度及特点;有无高血压、程度如何。

3.实验室及其他检查　了解尿常规、血常规、肾功能检查结果。了解 B 超检查双肾有无缩小及肾活检结果。

4.心理及社会评估　慢性肾炎病程长,长期服药,治疗效果欠佳,晚期病人丧失工作和劳动能力,因而给家庭带来沉重的生活及经济负担,病人及家属常感到焦虑、悲观。后期病情进展恶化,出现慢性肾衰竭等严重并发症时,病人常出现绝望、恐惧心理。

【常见护理诊断/问题】

1.体液过多　与低蛋白血症、肾小球滤过率下降致水钠潴留有关。

2.有营养失调的危险　低于人体需要量与限制蛋白质摄入、长期蛋白尿致蛋白丢失过多有关。

3.焦虑　与病程冗长、反复发作、预后不良有关。

4.潜在并发症　慢性肾衰竭。

【护理目标】

病人能自觉控制水、盐的摄入,水肿明显减轻或消退;能正确执行饮食计划,合理选择饮食,维持体液平衡及营养;情绪稳定,积极配合治疗;无严重并发症发生,一旦发生能及时发现并配合医师处理。

【护理措施】

1.休息　可减轻肾脏负担,减少蛋白尿及水肿。

2.饮食护理　肾功能减退病人给予优质低蛋白、低磷饮食,蛋白质摄入量为 0.6～0.8 g/(kg·d),其中50%～60%为优质蛋白(含必需氨基酸较多的动物蛋白如鸡蛋、牛奶、瘦肉等),以减轻肾小球毛细血管高灌注、高压力、高滤过状态,延缓肾小球硬化和肾功能减退;采用优质低蛋白饮食时可加用必需氨基酸或 α-酮酸(α-KA)以改善营养状况。低蛋白饮食时适当增加糖类的摄入,以供给足够的热量满足人体需要,防止热量不足加重负氮平衡。饱和脂肪酸和非饱和脂肪酸比为 1:1,明显水肿、高血压病人限制盐的摄入(<3 g/d);同时控制磷的摄入,补充多种维生素。

3.病情观察

(1)观察水肿、高血压及贫血的程度。

(2)观察尿液改变和肾功能减退程度,遵医嘱记录 24 h 尿量。

(3)观察各种征象。①注意有无尿毒症早期征象:如头痛、嗜睡、食欲减退、恶心、呕吐、尿少或出血倾向等。②注意有无心脏损害的征象:如心悸、脉率增快、交替脉、心律失常,严重时可出现呼吸困难、夜间不能平卧、烦躁不安等心力衰竭表现。③注意有无高血压脑病征象:如剧烈头痛、呕吐、黑矇和抽搐等,须定时测血压。

4. 用药护理 ①指导病人遵照医嘱坚持长期用药,以延缓或阻止肾功能恶化。②利尿剂注意观察利尿效果,监测电解质特别是血钾变化,观察有无血电解质紊乱(低钾血症等)表现,观察有无血液高凝状态和高脂血症加重情况。使用降压药时不宜降压过快、过低,以免影响肾灌注;肾功能不全病人应用 ACEI、ARB 时注意监测血钾、肌酐变化,以防止高血钾,血肌酐大于 264 μmol/L 更应在严密观察下谨慎使用;少数病人应用 ACEI 有持续性干咳,应向病人进行解释。使用抗凝药注意监测出、凝血时间,观察有无出血倾向。③避免伤肾药物的使用:如链霉素、庆大霉素、卡那霉素等。

5. 对症护理 ①水肿护理:参见"急性肾炎"。②防止感染:由于低蛋白血症致人体抵抗力降低,病人易发生感染,而一旦感染容易诱发加重肾功能损害,故应采取积极措施预防。室内定期通风与消毒,保持空气新鲜;注意防寒保暖,防止病人受凉;减少探访人数和次数,不去公共场所和人群聚集的地方,避免交叉感染;加强个人卫生,进食后用漱口液漱口或进行口腔护理,勤洗澡、勤换衣,保持皮肤清洁;各项治疗和护理操作严格遵循无菌原则,避免医源性感染;密切观察生命体征,尤其是体温的变化,注意有无感染征象,如出现感染表现及时报告医生,进行相应的处理。

6. 心理护理 多数病人病程较长,肾功能逐渐恶化,预后差,因此心理护理尤为重要。应指导病人身心放松,避免长期精神紧张、焦虑、抑郁等不良情绪;向病人解释各项检查与治疗的必要性、方法和注意事项;介绍最新的治疗进展和成功病例,以消除病人的心理疑虑,使病人对治疗充满信心,积极配合治疗。

【健康教育】

1. 预防肾损害指导 指导病人情绪乐观,劳逸结合,避免劳累;注意保暖,防止受凉、预防呼吸道感染;不使用肾毒性药物(如氨基苷类抗生素、含马兜铃酸的中药等)。

2. 饮食指导 向病人解释饮食治疗的重要性,指导病人选择优质低蛋白、低磷、高热量食物,出现水肿限制水钠摄入。

3. 用药指导 向病人解释药物治疗的目的、不良反应和注意事项,指导病人遵医嘱服药,不可随意增加或停药,教会病人观察疗效和不良反应。

4. 自我病情监测及应对 慢性肾炎病情迁延进展,定期医院复查能观察治疗效果和病情进展情况。因此,应告知病人定期复查的必要性,指导病人到医院检测血、尿常规及肝肾功能,教会病人自我监测血压、水肿、尿量变化,出现水肿明显、尿液改变、血压升高或急性感染等随时就诊。

(杨金峰)

第三节　肾病综合征病人的护理

肾病综合征(nephrotic syndrome,NS)是由多种不同原因所致的大量蛋白尿(尿蛋白>3.5 g/d)、低蛋白血症(血清白蛋白<30 g/L)、水肿和(或)高脂血症的临床综合征。肾病综合征可分为原发性与继发性两大类,引起原发性肾病综合征的主要病理类型有微小病变型肾病、系膜增生性肾小球肾炎、系膜毛细血管性肾小球肾炎、膜性肾病及局灶节段性肾小球硬化。不同病理类型的预后不同。病理类型是决定预后的主要因素,长期大量蛋白尿、高血压和高血脂均可促使肾小球硬化,影响肾功能。反复发生感染、存在血栓栓塞并发症者影响预后。

【病因及发病机制】

肾病综合征分原发性与继发性,原发性肾病综合征是指原发于肾脏本身疾病,如急性肾小球肾炎、急进性肾小球肾炎、慢性肾小球肾炎等疾病过程中发生的肾病综合征。继发性肾病综合征是继发于全身系统性疾病,如糖尿病肾病、系统性红斑狼疮肾炎、过敏性紫癜肾炎、乙型肝炎病毒相关性肾炎、肾淀粉样变性、骨髓瘤性肾病等。

原发性肾病综合征因病理类型不同其发病机制亦不尽相同,但起始因素都属于免疫介导炎症性损害,引起肾小球滤过膜的分子屏障及电荷屏障作用受损,致使原尿中蛋白含量增多,当其增多明显超过近曲小管重吸收量时,形成大量蛋白尿。在此基础上,凡能增加肾小球内压力及导致高灌注、高滤过的因素(如高血压、高蛋白饮食或大量输注血浆蛋白)均可加重尿蛋白的排出。NS时大量白蛋白从尿中丢失,促进肝脏代偿性合成白蛋白增加,同时由于近端肾小管摄取滤过蛋白增多,也使肾小管分解蛋白增加。当肝脏白蛋白合成增加不足以克服丢失和分解时,则出现低白蛋白血症。NS时低白蛋白血症、血浆胶体渗透压下降,水分从血管腔内进入组织间隙,另外,部分水肿病人循环血容量不足,激活肾素-血管紧张素-醛固酮系统,水钠潴留加重,产生水肿。NS时肝脏合成脂蛋白增加和脂蛋白分解减弱引起高胆固醇和(或)高三酰甘油血症。

【临床表现】

1.症状、体征　常因上呼吸道感染、受凉及劳累起病,发病急缓不一,一般起病较急,也可缓慢或隐袭发病。

(1)水肿　水肿是最常见症状,也是突出体征。常为全身凹陷性水肿,轻者眼睑、面部或下肢水肿;重者合并胸腔、腹腔积液,并出现呼吸困难、胸闷、腹胀等相关症状。

(2)大量蛋白尿和低蛋白血症　大量蛋白尿(尿蛋白>3.5 g/d);肾病综合征病人每日从尿中丢失大量蛋白质,导致低蛋白血症(血浆白蛋白<30 g/L)。此外,NS病人因胃

肠道黏膜水肿导致食欲减退,蛋白质摄入不足、吸收不良或丢失,也是加重低白蛋白血症的原因。除血浆白蛋白减少外,血浆的某些免疫球蛋白(如 IgG)和补体成分、抗凝及纤溶因子、金属结合蛋白及内分泌素结合蛋白也可减少。病人易产生感染、高凝、微量元素缺乏、内分泌紊乱和免疫功能低下等并发症。

(3)高脂血症　低蛋白血症使肝脏合成脂蛋白代偿性增加,同时脂蛋白的分解减少,使血液中胆固醇、三酰甘油等含量升高。长期高脂血症易引起血管血栓、栓塞并发症;高脂血症也促进肾小球硬化。

(4)其他　面色苍白,疲乏无力,头晕,站立时或体位由卧位变为立位时,常易晕厥,与低蛋白血症致血容量不足、低血压有关。

2.并发症

(1)感染　感染是 NS 的常见并发症,与蛋白质营养不良、免疫功能紊乱及应用糖皮质激素及免疫抑制剂治疗有关。常见感染部位为呼吸道、泌尿道、皮肤黏膜。由于应用糖皮质激素,其感染的临床征象可不典型,若治疗不及时或不彻底,是导致疗效不佳和 NS 复发的主要原因之一。

(2)血栓栓塞并发症　由于有效血容量减少致血液浓缩及高脂血症造成血液黏稠度增加。此外,某些蛋白质从尿中丢失,肝代偿性合成蛋白增加,引起人体凝血、抗凝和纤溶系统失衡;加之 NS 时血小板功能亢进、应用利尿剂或糖皮质激素等均进一步加重高凝状态。因此,NS 容易发生血栓、栓塞并发症,以肾静脉血栓最为常见;其次,也可出现肺血管栓塞,下肢静脉、下腔静脉、冠状血管血栓或脑血管血栓。血栓、栓塞并发症直接影响 NS 的治疗效果和预后。

(3)急性肾衰竭　NS 病人因低蛋白血症使血浆胶体渗透压下降,血浆外渗,引起有效血容量不足而致肾血流量下降,诱发肾前性氮质血症。经扩容、利尿后可得到恢复。少数病例可出现急性肾衰竭,表现为少尿或无尿,扩容利尿无效。机制不明,可能是由于肾间质高度水肿压迫肾小管或大量管型堵塞肾小管引起管腔内高压,肾小球滤过率骤然减少,诱发肾小管上皮细胞损伤、坏死,从而导致急性肾衰竭。

(4)蛋白质及脂肪代谢紊乱　长期低蛋白血症可导致营养不良、小儿生长发育迟缓;免疫球蛋白减少造成人体免疫力低下,易致感染;金属结合蛋白丢失可使微量元素缺乏;内分泌素结合蛋白不足可诱发内分泌紊乱;药物结合蛋白减少可能影响某些药物疗效。高脂血症增加血液黏度,促进血栓、栓塞并发症的发生,增加心血管系统并发症,并促进肾小球硬化和肾小管-间质病变的发生,使肾脏病变呈慢性进展。

【实验室及其他检查】

1.血液检查　血清白蛋白<30 g/L,血浆总蛋白降低,白/球比值下降或倒置。血清胆固醇及三酰甘油增高。

2.尿液检查　24 h 尿蛋白定量>3.5 g,尿蛋白定性一般为+++或++++。尿沉渣常见颗粒管型及红细胞。

3.肾功能检查　肾衰竭时血尿素氮(BUN)及血清肌酐(Scr)升高。内生肌酐清除率(Ccr)下降。

4.肾活组织检查　可确定病理类型,对指导治疗、判定预后具有非常重要的意义。

5.B超检查　了解双肾大小及形态是否正常。

【诊断要点】

根据大量蛋白尿、低蛋白血症、水肿、高脂血症等临床表现,排除继发肾病综合征即可诊断为原发性肾病综合征,其中蛋白尿>3.5 g/d、血清白蛋白<30 g/L 为诊断的必备条件。最好行肾活检以确定病理类型。

【治疗要点】

1.一般治疗

(1)休息　凡有严重水肿、低蛋白血症者须卧床休息,待水肿消失、一般情况好转后,可下床活动。

(2)饮食　采用正常量0.8~1.0 g/(kg·d)的优质蛋白(富含必需氨基酸的动物蛋白)饮食。当肾功能不全时,应减少蛋白质的摄入。保证热量要充分,每日每千克体重不应少于126~147 kJ(30~35 kcal);水肿时应低盐(<3 g/d)饮食;水的摄入量应根据病情而定,高度水肿而尿量少者应严格控制入量;及时补充各种维生素及微量元素。

2.对症治疗

(1)利尿消肿　常用药物为噻嗪类利尿剂(氢氯噻嗪25 mg,3 次/d)、保钾利尿剂(氨苯蝶啶50 mg,3 次/d;螺内酯20 mg,3 次/d)、袢利尿剂(呋塞米20~120 mg/d 或布美他尼)、渗透性利尿剂(低分子右旋糖酐或羟乙基淀粉)。对严重低蛋白血症、高度水肿而尿量<400 mL/d 的 NS 病人慎用渗透性利尿剂,在必须利尿的情况下可考虑静脉输注血浆或白蛋白,以提高血浆胶体渗透压,但也要避免过多过频。心力衰竭病人应慎用。

(2)减少尿蛋白　持续性大量蛋白尿本身可导致肾小球高滤过,加重肾小管-间质的损伤,促进肾小球硬化,已证实减少尿蛋白能延缓肾功能的恶化。血管紧张素转化酶抑制药(如贝那普利)或血管紧张素Ⅱ受体拮抗剂(如氯沙坦),除能有效控制高血压外,均可通过降低肾小球内压和直接影响肾小球基底膜对大分子的通透性而减少尿蛋白。

3.抑制免疫与炎症反应

(1)糖皮质激素　通过抑制炎症反应、抑制免疫反应、抑制醛固酮和抗利尿激素分泌,影响肾小球基底膜通透性等综合作用而发挥其利尿、消除尿蛋白作用。其使用原则为起始足量、缓慢减药、长期维持。常用药物为泼尼松1 mg/(kg·d)口服8 周,必要时延长至12 周;然后每2~3 周减少原用量的10%,当减至20 mg/d 左右时症状易反复,应更加缓慢减量;最后以最小有效剂量(10 mg/d)维持半年左右。水肿严重、有肝功能损害或泼尼松疗效不佳时,可用甲泼尼龙(等剂量)口服或静脉滴注。

(2)细胞毒药物　用于"激素依赖型"或"激素抵抗型"病人,协同激素治疗。若无激素禁忌,一般不作为首选或单独治疗用药。常用药物有环磷酰胺、苯丁酸氮芥、硫唑嘌呤等。

(3)环孢素　作为二线药物用于激素及细胞毒药物治疗无效的难治性 NS 病人。

(4)霉酚酸酯(MMF)　近年报道称该药对部分难治性 NS 病例有效,已受到临床重视。

4. 中医药治疗　单纯中医、中药治疗 NS 疗效出现较缓慢,一般主张与激素及细胞毒药物联合应用。雷公藤总苷口服有降低蛋白作用,可配合激素治疗。

5. 并发症防治

(1)感染　一旦发现感染,及时选用对致病菌敏感、强效且无肾毒性的抗生素积极治疗。

(2)血栓栓塞　当血液出现高凝状态即给予抗凝治疗,常用肝素钠、低分子肝素或华法林,同时辅以抗血小板药如双嘧达莫或阿司匹林。出现血栓、栓塞尽早给予尿激酶或链激酶全身或局部溶栓治疗,同时配合抗凝治疗。

(3)急性肾衰竭　利尿、血液透析治疗、碱化尿液。

(4)蛋白质及脂肪代谢紊乱　调整饮食结构,合理安排蛋白质和脂肪的摄入量,可加用他汀类降脂药物(如洛伐他汀)、贝特类降脂药物(如非诺贝特)、中药(如黄芪)等。

【护理评估】

1. 健康史　了解发病前有无上呼吸道感染、受凉、过度劳累等发病的诱因。询问病人既往有无肾病史和过敏史、家族史,有无其他重要疾病史。既往的检查及用药情况,有无用激素及细胞毒药物,药名、剂量、用法、疗程、治疗效果,有无停药后复发等。

2. 身体评估　评估病人的生命体征,血压升高或降低,体重的变化,水肿部位、范围、性质、特点,有无出现胸腔、心包腔的积液,有无腹水征等。

3. 实验室及其他检查　了解病人尿蛋白定量结果,判断是否出现大量蛋白尿;了解血清白蛋白、血脂检查结果,判断有无低蛋白血症及高脂血症;分析肾功能(血 BUN、Scr 等)情况;了解肾活检的病理检查结果,判定病理类型;了解双肾 B 超检查结果,了解双肾大小及形态。

4. 心理及社会评估　本病病程长,易反复发作,病人可能会出现悲观、焦虑、失望等不良情绪。应询问病人的感受及顾虑,自我应对方式,疾病对学习、生活的影响,家人的态度及支持情况,家庭经济状况及参加医疗保险情况。

【常见护理诊断/问题】

1. 体液过多　与血清白蛋白降低引起血浆胶体渗透压下降有关。
2. 营养失调:低于人体需要量　与大量蛋白丢失,食欲减退有关。
3. 有感染的危险　与抵抗力下降及使用激素及免疫抑制剂有关。
4. 有皮肤完整性受损的危险　与皮肤高度水肿有关。
5. 活动无耐力　与低蛋白血症有关。
6. 焦虑　与担心疾病预后有关。
7. 潜在并发症　血栓、栓塞、急性肾衰竭。

【护理目标】

病人水肿程度减轻或消失;能正常进食,营养状况有明显改善;住院期间无感染发生;

活动耐力增强;焦虑症状减轻;不发生并发症或并发症得到及时处理。

【护理措施】

1.休息与活动　凡有严重水肿、低蛋白血症者须卧床休息,以增加肾血流量,增加尿量,有利于水肿消退,保持适当的床上及床边活动有利于防止下肢血栓形成。对下肢水肿病人应抬高下肢,减轻水肿,大量胸腔积液而致呼吸困难者,采取半卧位。水肿消失、一般情况好转后,可下床活动。

2.饮食护理　采用正常量 $0.8 \sim 1.0$ g/(kg·d)的优质蛋白(富含必需氨基酸的动物蛋白)饮食。当肾功能不全时,应减少蛋白质的摄入。热量要保证充分,每日每千克体重不应少于 $126 \sim 147$ kJ($30 \sim 35$ kcal);水肿时应低盐(<3 g/d);水的摄入量应根据病情而定,高度水肿而尿量少者应严格控制入量。及时补充各种维生素及微量元素。

3.用药护理

(1)激素和细胞毒药物　使用激素时应嘱病人勿自行减量或停药,以免引起不良后果。长期应用激素可出现感染、药物性糖尿病、骨质疏松、股骨头无菌性缺血性坏死等不良反应,须加强监测,及时处理。环磷酰胺的主要不良反应为骨髓抑制及中毒性肝损害,并可出现性腺抑制(尤其男性)、脱发、胃肠道反应及出血性膀胱炎。应用环孢素A的病人,服药期间应注意监测血药浓度,观察有无肝肾毒性、高血压、高尿酸血症、多毛及牙龈增生等。雷公藤总苷有性腺抑制、肝功能损害及外周血白细胞减少、急性肾衰竭等作用,用时要小心监护。

(2)利尿剂　利尿治疗不宜过快过猛,以免造成血容量不足、加重血液高黏倾向,诱发血栓、栓塞并发症。利尿剂的不良反应有低钾、低钠、低氯血症性碱中毒等。

(3)输注血浆制品　不可过多过频,因加重肾小球的高滤过及肾小管的高重吸收,从而损坏肾功能,也影响激素的疗效,对伴有心脏病的病人慎用此法利尿。

4.预防感染　①使用激素期间应限制探视,房间每日紫外线消毒 1 h,病人应戴口罩。②严格无菌操作技术。③病室定时通风,$20 \sim 30$ min/次,2 次/d。

5.皮肤护理　①保持皮肤干燥、清洁。②经常更换体位,避免皮肤长时间受压、摩擦或损伤。③避免医源性皮肤损伤,注射时用 $5 \sim 6$ 号针头,拔针后压迫一段时间。

6.心理护理　向病人介绍肾脏疾病的有关知识,使其了解治疗及护理的目的,积极配合治疗。主动关心和体贴病人,给病人以精神上的支持,鼓励病人增强治疗疾病的信心。向病人解释糖皮质激素引起库欣综合征的体型,停药后可恢复正常,以消除其顾虑。

7.病情观察　观察水肿部位、分布、程度、特点、消长情况,注意体重的变化,准确记录24 h 出入水量,一旦出现少尿或无尿时,应警惕急性肾衰竭,应尽快报告医生,配合医生用较大剂量的袢利尿剂治疗,若利尿无效,并已达到透析指征者,应给予血液透析以维持生命,应做好血液透析准备。如 NS 病人突然发生血尿、急性腰痛、肾区压痛和叩痛、发热等应考虑可能发生肾静脉血栓形成;如出现咯血、胸痛应考虑肺梗死;如出现一侧肢体肿胀明显时,应考虑该侧肢体静脉血栓形成,应尽早配合医生给予尿激酶全身或局部溶栓,同时配合抗凝治疗。

【健康教育】

1.疾病知识指导　向病人及其家属介绍本病的有关知识,指导病人与家属参与治疗及护理。

2.生活指导　注意休息,避免受凉、感冒;适度的活动,避免产生血栓等并发症;避免劳累及剧烈的体育运动;有水肿时注意限盐。

3.用药指导　严格遵医嘱用药,勿自行减量或停用激素,了解激素及细胞毒药物的常见不良反应。

4.随访指导　定期门诊随访,密切监测肾功能的变化。

（杨金峰）

第四节　尿路感染病人的护理

尿路感染(urinary tract infection,UTI),简称尿感,是指各种病原微生物在尿路中生长、繁殖而引起的尿路感染性疾病。多见于育龄期妇女、老年人、免疫力低下及尿路畸形者。根据感染发生部位可分为上尿路感染和下尿路感染,上尿路感染主要是肾盂肾炎,下尿路感染主要是膀胱炎。肾盂肾炎、膀胱炎又分为急性和慢性。

【病因及发病机制】

1.致病菌　主要为细菌感染,以革兰氏阴性杆菌为主,其中大肠埃希菌最为常见(占全部尿路感染的80%～90%),其次为副大肠杆菌、变形杆菌、克雷白杆菌、产气杆菌、产碱杆菌、粪链球菌、铜绿假单胞菌和葡萄球菌,偶尔见真菌、原虫、衣原体以及病毒感染。

2.发病机制

(1)感染途径

1)上行感染:病原菌经由尿道上行至膀胱,甚至输尿管、肾盂引起的感染称为上行感染,是最常见的感染途径,约占尿路感染的95%。当人体抵抗力降低或尿道黏膜有损伤,或细菌毒力大,细菌可沿尿路上行引起感染。

2)血行感染:较少见,多为体内感染灶的细菌侵入血液循环到达肾脏引起肾盂肾炎。

3)淋巴道感染:更少见,多因盆腔和肠道炎症时,细菌可从淋巴道感染泌尿系统。

4)直接感染:偶见外伤或肾周围器官发生感染时,该处细菌直接侵入肾脏导致感染。

(2)人体防御功能　正常情况下,进入膀胱的细菌很快被清除,是否发生尿路感染除与细菌的数量、毒力有关外,还取决于人体的防御功能。人体的防御机制包括:①排尿的冲刷作用;②尿道和膀胱黏膜的抗菌能力;③尿液中高浓度尿素、高渗透压和低 pH 值等;④前列腺分泌物中含有的抗菌成分;⑤感染出现后,白细胞很快进入膀胱上皮组织和尿液中,起清除细菌的作用;⑥输尿管膀胱连接处的活瓣,具有防止尿液、细菌进入输尿管的功能。

（3）易感因素

1）尿路梗阻:如结石、前列腺增生、狭窄、肿瘤等均可导致尿液积聚,细菌不易被冲洗清除,在局部停留、生长、繁殖引起感染。

2）人体免疫力降低:如长期使用免疫抑制剂、糖尿病、长期卧床、艾滋病等。

3）女性:女性尿道较短而宽,距离肛门较近,易被细菌污染;性生活时可将尿道口周围的细菌挤压入膀胱;妊娠期输尿管蠕动减弱、妊娠后期子宫增大可致尿液引流不畅。

4）医源性因素:导尿或留置导尿管、膀胱镜和输尿管镜检查、尿道扩张术、逆行性尿路造影等可致尿路黏膜损伤或将细菌直接带入。

5）尿道口周围或盆腔有炎症。

【临床表现】

1.膀胱炎　约占尿路感染的 60%,主要表现为尿频、尿急、尿痛、排尿不适、下腹部疼痛等,一般无全身感染的表现。

2.急性肾盂肾炎

（1）全身表现　多数病人起病急骤,常有寒战、发热、头痛、乏力、全身酸痛、恶心、呕吐等症状,体温 38 ℃以上,多为弛张热,也可为稽留热或间歇热。

（2）泌尿系统表现　常有尿频、尿急、尿痛、排尿困难等膀胱刺激征表现,并伴下腹部疼痛和腰痛,肋脊角或输尿管点有压痛,肾区有叩击痛。腰痛程度不一,多为钝痛或酸痛。部分病人下尿路症状不典型或缺如。

（3）并发症　伴有糖尿病和(或)存在复杂因素的肾盂肾炎未及时治疗或治疗不当可出现下列并发症。

1）肾乳头坏死:主要表现为寒战、高热、剧烈腰痛或腹痛、血尿等。

2）肾周围脓肿:除原有症状加剧外,并出现明显的单侧腰痛,且在向健侧弯腰时疼痛加剧。超声、X 射线腹部平片、CT 等检查有助于诊断。

3.慢性肾盂肾炎　临床表现复杂,全身及泌尿系统局部表现均可不典型。一半以上病人先有急性肾盂肾炎病史,后出现低热、排尿不适、间歇性尿频、腰部酸痛,病情持续发展可出现肾小管功能受损表现,如夜尿增多、低比重尿等,最终可致慢性肾衰竭。急性发作时病人症状明显,类似急性肾盂肾炎。

4.无症状细菌尿　是指病人有真性细菌尿,而无尿路感染的症状,可由症状性尿路感染演变而来或无急性尿路感染病史。病人可长期无症状,也可在病程中出现急性尿路感染症状。

【实验室及其他检查】

1. 尿液检查　尿液外观浑浊,可有异味。

(1)常规检查　可有白细胞尿、血尿、蛋白尿。尿沉渣镜检白细胞>5 个/HP 称为白细胞尿,对尿路感染诊断意义较大,出现白细胞管型则为肾盂肾炎的有力证据;红细胞增多,尿沉渣镜检红细胞数多为 3 ~ 10 个/HP;尿蛋白稍增加,多为阴性或微量。

(2)白细胞排泄率　准确留取 3 h 尿液,立即进行尿白细胞计数,所得白细胞数按每小时折算,正常人白细胞计数 $< 2 \times 10^5/h$、白细胞计数 $> 3 \times 10^5/h$ 为阳性,介于 $(2 \sim 3) \times 10^5/h$ 为可疑。

(3)细菌学检查　①涂片细菌检查:清洁中段尿沉渣涂片,革兰氏染色用油镜或不染色用高倍镜检查,若平均每个视野下可见 1 个或更多细菌,有诊断价值。②细菌培养:用清洁中段尿或导尿及膀胱穿刺尿做细菌培养。中段尿细菌定量培养 $\geq 10^5/mL$,称为真性菌尿,可确诊尿路感染;尿细菌定量培养 $10^4 \sim 10^5/mL$,为可疑阳性,须复查;如 $< 10^4/mL$,可能为污染。耻骨上膀胱穿刺尿细菌定性培养有细菌生长,即为真性菌尿。

2. 血常规　急性肾盂肾炎时血白细胞常升高,中性粒细胞增多,核左移。血沉可增快。

3. 肾功能　慢性肾盂肾炎肾功能受损时可出现肾小球滤过率下降、血肌酐升高等。

4. 影像学检查　为了解尿路情况,及时发现有无尿路结石、梗阻、反流、畸形等导致肾盂肾炎反复发作的因素,可行 B 超、X 射线腹部平片、静脉肾盂造影(IVP)、排尿期膀胱输尿管反流造影、逆行性肾盂造影等检查。急性期不宜做静脉肾盂造影,可做 B 超检查。

【诊断要点】

典型的尿路感染可根据尿路刺激征、尿液改变和尿液细菌学检查有真性菌尿来确诊。无症状性细菌尿的诊断主要依靠尿细菌学检查,要求 2 次细菌培养均为同一菌种的真性菌尿。对于有明显的全身感染症状、腰痛、肋脊角压痛与叩击痛、血白细胞计数升高的病人,多考虑急性肾盂肾炎。慢性肾盂肾炎除反复发作尿路感染病史之外,须结合影像学(须有双肾大小不等,肾外形凹凸不平或静脉肾盂造影可见肾盂肾盏变形、缩窄)及肾脏功能检查(持续性肾小管功能损害)进行诊断。

【治疗要点】

1. 一般治疗　急性期注意休息,多饮水,勤排尿。发热者给予易消化、高热量、富含维生素饮食。

膀胱刺激征和血尿明显者,可口服碳酸氢钠片 1 g,3 次/d,以碱化尿液、缓解症状、抑制细菌生长。尿路感染反复发作者应积极寻找病因,及时祛除诱发因素。

2. 抗感染治疗　选择对致病菌敏感、肾毒性小、不良反应少,在尿和肾内浓度高的抗生素。

(1)急性膀胱炎　多选用磺胺类,如复方磺胺甲基异噁唑 2 片,2 次/d;喹诺酮类,如氧氟沙星 0.2 g,2 次/d;或半合成青霉素及头孢类等抗生素,任选一种药物,连用 3 d,约

90%的病人可治愈。停服抗生素7 d后,须进行尿细菌定量培养。如结果阴性,表示急性细菌性膀胱炎已治愈;如仍有真性细菌尿,应继续给予2周抗生素治疗。

(2)急性肾盂肾炎　在留取尿细菌检查标本后立即给予抗生素治疗,首选对革兰氏阴性杆菌有效的药物,如治疗72 h无效则根据药敏试验选择药物。①轻症病人:常用药物有喹诺酮类(如氧氟沙星或左氧氟沙星0.2 g,2次/d)、半合成青霉素类(如阿莫西林0.5 g,3次/d)、头孢菌素类(如头孢呋辛0.25 g,2次/d)、磺胺类及氨基糖苷类,门诊口服给药即可,疗程10~14 d。如14 d后尿菌仍为阳性,应参考药敏试验继续抗生素治疗4~6周。②重症病人:常用氨苄西林、头孢噻肟钠、头孢哌酮、头孢曲松钠等静脉给药,经治疗好转、热退后继续用药3 d再改为口服抗生素,完成2周疗程。

(3)慢性肾盂肾炎　慢性肾盂肾炎治疗的关键是积极寻找并祛除易感因素,急性发作时治疗同急性肾盂肾炎,但常需联合用药,且疗程更长。

(4)无症状性菌尿　是否应当治疗目前有争议,一般认为有下述情况者应予以治疗:①妊娠期无症状性菌尿者;②学龄前儿童;③曾出现有症状感染者;④肾移植、尿路梗阻及其他尿路有复杂情况者。根据药敏试验结果选择有效抗生素,主张短疗程用药,如治疗后复发,可选长程低剂量抑菌疗法。

【护理评估】

1.健康史　询问病人近期有无泌尿系统感染,生活中的卫生习惯如何,有无憋尿习惯。发病前有无尿路器械检查史、有无过度劳累、妊娠等诱因。有无全身性疾病和传染病,如糖尿病、慢性肝病等。有无尿频、尿急、尿痛、寒战、高热、全身不适、疲乏无力、食欲减退、恶心呕吐,甚至腹痛、腹胀或腹泻等全身表现和其他系统的表现。尿液外观有无浑浊、脓尿或血尿等异常。

2.身体评估　评估病人的精神状况、生命体征,尤其是体温的变化等。评估上输尿管点和肋腰点有无压痛,肾区叩击痛是否阳性。

3.实验室及其他检查　了解尿常规检查中白细胞、红细胞是否增多,有无白细胞管型;尿液细菌学检查是否阳性,尿细菌定量培养是否为真性菌尿及药敏试验结果如何;血液检查中白细胞及中性粒细胞计数是否增多;肾功能检查有无肾功能损害;影像学检查肾外形是否有改变。

4.心理及社会评估　急性期症状明显,影响生活、工作及休息,容易出现烦躁、焦虑心理。慢性期疾病反复发作、迁延不愈,病人易产生抑郁、悲观消极情绪。

【常见护理诊断/问题】

1.排尿障碍:尿频、尿急、尿痛　与膀胱炎症刺激有关。
2.体温过高　与细菌感染有关。
3.潜在并发症　肾乳头坏死、肾周脓肿等。
4.知识缺乏　缺乏有关尿路感染防治知识。

【护理目标】

病人排尿异常症状消失;体温恢复正常;无并发症发生或得到及时处理;了解有关尿路感染防治知识。

【护理措施】

1. 环境与休息　急性发作期的第 1 周应卧床休息,为病人提供安静、舒适的休息环境,各项护理操作尽可能集中进行,以免过多地打扰病人,加重病人的不适。慢性肾盂肾炎病人适当休息,充足睡眠,避免劳累,不从事重体力劳动。

2. 饮食护理　给予清淡、营养丰富、富含维生素的饮食。鼓励病人多饮水,勤排尿,每天饮水量保持在 2 500 mL 以上,督促病人 2 h 排尿 1 次以冲洗膀胱、尿道,促进细菌和炎性分泌物排出,减少炎症对膀胱和尿道的刺激。

3. 病情观察　密切监测体温的变化,注意观察热型,体温突然升高或骤然降低时,则随时记录。观察尿量、尿液颜色、尿液性状、排尿次数、排尿疼痛部位与持续时间,观察腰痛的部位、程度、性质,观察有无其他伴随症状。如急性肾盂肾炎病人高热等全身症状加重或持续不缓解,并且腰痛加重,则提示可能出现肾周脓肿、肾乳头坏死等严重并发症,应及时通知医师。

4. 用药护理　在留取尿细菌检查标本后立即遵医嘱给予抗生素治疗,注意药物的用法、剂量、疗程及不良反应。如应用青霉素类及头孢类药应询问有无过敏史,用药后观察有无皮疹;氨基糖苷类药物有耳毒性及肾毒性,可出现耳鸣、听力减退、耳聋等表现,应注意观察和询问,肾功能损害者忌用;喹诺酮类药应注意有无血管炎、消化道反应等;磺胺类药物可引起消化道反应且易形成尿路结晶,宜饭后服用,多饮水。

5. 对症护理　①发热:高热病人给予物理降温,可采用冰敷、乙醇擦浴、冰水灌肠等,必要时按医嘱给予降温药物,并观察和记录降温的效果。②肾区疼痛:肾区疼痛明显的病人,嘱其卧床休息,采用屈曲位,尽量避免弯腰、站立或坐位,以减少对肾包膜的牵拉,减轻疼痛;指导病人对疼痛部位进行按摩、热敷;让病人从事自己感兴趣或轻松愉快的活动,以分散病人的注意力。③尿路刺激征:多饮水是减轻尿路刺激征最重要措施之一,在无禁忌证的情形下,嘱病人每日饮水在 2 500 mL 以上;可用 1∶5 000 高锰酸钾液坐浴,或用解痉药物等方法缓解排尿不适,减轻尿路刺激症状;可口服碳酸氢钠片碱化尿液,以增强抗生素疗效,缓解症状;分散病人注意力,如听音乐、看报纸杂志、与人谈话等,避免紧张情绪,可以明显减少排尿次数。

6. 心理护理　急性期病人常有烦躁、紧张心理,应耐心向病人解释疾病原因、治疗与预后,以消除病人的心理顾虑,使其安心治疗。慢性肾盂肾炎病程长、疗效差,应向病人耐心解释,告知病人正规用药的重要性,鼓励病人寻找诱因,积极地进行治疗。

7. 清洁中段尿培养标本采集　尿细菌培养标本采集不规范,将可能污染标本,影响检查结果,因此正确采集标本具有重要意义。包括:①向病人解释检查的意义和方法,采集前嘱病人勿饮水过多,以防尿液稀释。②用抗菌药物之前或停用抗菌药 5 d 之后留取尿标本。③最好用清晨第 1 次(尿液应停留膀胱 6~8 h 以上)清洁、新鲜尿液。④留取标本前先充分清洁外阴、包皮、尿道口,注意不宜使用消毒剂。⑤留取尿标本时,严格无菌操作,留取中段尿液于无菌容器内。⑥留取标本后 1 h 内送检并做细菌培养,以防杂菌生长,或冷藏保存。

【健康教育】

1. 卫生指导　教育病人注意个人卫生,勤洗澡、勤换衣,尤其注意会阴部和肛周卫生,每天清洁会阴部,特别是月经期应随时清洗;妊娠期、产褥期禁止盆浴;女婴应勤换尿布,大便后及时清洗,以免粪便污染尿路。尽量避免尿路器械的使用,必须应用时,严格无菌操作。

2. 生活指导　多饮水、勤排尿(每 2 h 排尿 1 次)、少憋尿,此为简便而有效的预防措施;不穿紧身裤;与性生活有关的尿路感染,可在性生活后排尿,并口服抗菌药物;生活规律,避免劳累、感染;积极进行体育锻炼,提高人体抵抗力;急性肾盂肾炎病人在愈后 1 年内应避免妊娠。

3. 用药指导　向病人解释正规、彻底治疗的重要性与必要性,嘱病人遵医嘱坚持治疗并定期复查,勿擅自换药、减量或过早停药,以防止复发或转变为慢性。

4. 自我病情监测　急性期彻底治疗是防止炎症迁延成为慢性的关键,故治疗期间和停药后的复查很重要。停药后嘱病人每周复查尿常规和尿细菌培养 1 次,共 2~3 周,若均为阴性,方为临床治愈。

（杨金峰）

第五节　慢性肾衰竭病人的护理

慢性肾衰竭(chronic renal failure,CRF)是各种慢性肾脏疾病发展到后期,肾实质广泛性损害,肾功能进行性减退,导致肾小球滤过率下降及与此相关的氮质代谢产物潴留,水、电解质及酸碱平衡失调为主要表现的临床综合征,是各种原发性和继发性肾脏疾病持续进展的共同转归。近 20 年来,慢性肾衰竭在人类主要死亡原因中占第 5~9 位,是人类生存的主要威胁之一。

【病因及发病机制】

慢性肾衰竭的发病原因有:①原发性肾脏疾病,如肾小球肾炎、慢性肾盂肾炎、双侧肾动脉狭窄或闭塞。②继发于全身疾病的肾脏病变,如糖尿病肾病、高血压肾小动脉硬化、系统性红斑狼疮肾病及过敏性紫癜性肾炎。③慢性尿路梗阻性肾病,如结石、前列腺肥大等。④先天性疾病,如多囊肾、遗传性肾炎等。

在我国,原发性肾小球肾炎仍为慢性肾衰竭的主要病因,其次为糖尿病肾病、高血压肾小动脉硬化;双侧肾动脉狭窄或闭塞所引起的"缺血性肾病"是老年慢性肾衰竭的病因之一。

慢性肾衰竭的发病机制如下。①肾小球高滤过:CRF 时残余肾单位肾小球出现高灌注和高滤过状态,高滤过可促进系膜细胞增殖和基质增加,导致微动脉瘤形成、内皮细胞损伤和血小板集聚增强、炎性细胞浸润、系膜细胞凋亡等,从而导致肾小球硬化不断发展、残余肾单位进一步丧失。②肾小管高代谢:CRF 时残余肾单位的肾小管耗能增加,氧自由基增多,细胞脂质过氧化,导致肾小管萎缩、间质纤维化和肾单位进行性损害。③其他因素:近年研究表明,某些生长因子或炎症因子在肾间质纤维化、局灶节段性或球形肾小球硬化中起重要作用;某些细胞因子、生长因子参与肾小球和小管间质的损伤过程,并促进细胞外基质增多。

【临床表现】

CRF 在不同的阶段,其临床表现各不相同。在 CRF 代偿期和失代偿早期,病人可以无任何症状,或仅有乏力、腰酸、夜尿增多等轻度不适,少数病人可有食欲减退、代谢性酸中毒及轻度贫血。在 CRF 中期以后,上述症状更加明显。在晚期尿毒症时,可出现急性心力衰竭、严重高钾血症、消化道出血、中枢神经系统障碍等,甚至有生命危险。

1. 消化系统　是最早出现和最常见的症状,主要表现有食欲缺乏、恶心、呕吐、口腔尿味。消化道出血也较常见,多由于胃黏膜糜烂或消化性溃疡所致。消化道症状的产生与本病体内毒素潴留和产生的毒性代谢产物刺激胃肠黏膜及水、电解质、酸碱平衡紊乱有关。

2. 心血管系统

(1)高血压和左心室肥厚　大部分病人有不同程度的高血压,多是由于水钠潴留、肾素-血管紧张素增高和(或)某些舒张血管的因子不足所致。高血压可引起动脉硬化、左心室肥厚和心力衰竭。

(2)心力衰竭　是尿毒症病人最常见死亡原因,与水钠潴留、高血压、贫血及尿毒症心肌病变有关。

(3)尿毒症性心包炎　表现为胸痛、心前区可听到心包摩擦音,多与尿毒症毒素沉着有关。

(4)动脉粥样硬化　病人常有高三酰甘油血症及轻度胆固醇升高。

3. 呼吸系统　体液过多或酸中毒时均可出现气短、气促,严重酸中毒可致呼吸深长;代谢产物潴留可引起支气管炎、肺炎、胸膜炎;体液过多、心功能不全可引起肺水肿或胸腔积液。

4. 血液系统　贫血是必有的表现,贫血程度与肾衰竭的严重程度呈正比例,其原因主要是红细胞生成素缺乏,故称为肾性贫血;如同时伴有缺铁、营养不良、出血等因素,可加重贫血程度。晚期 CRF 病人有出血倾向,与血小板破坏增多、血小板功能减弱、凝血因子减少有关,轻度出血倾向者可出现皮下或黏膜出血点、瘀斑,重者则可发生胃肠道出血、脑出血等。

5. **神经肌肉系统** 中枢神经系统病变早期可有疲乏、失眠、注意力不集中等症状;后期出现性格改变、抑郁、记忆力减退、判断力降低;尿毒症时常有反应淡漠、谵妄、惊厥、幻觉、昏迷、精神异常等。周围神经病变亦很常见,其最常见表现为肢端袜套样分布的感觉丧失,可有肢体麻木、烧灼感或疼痛感,深反射迟钝或消失。可有神经肌肉兴奋性增加表现,如肌肉震颤、痉挛、不宁腿综合征,严重者肌肉无力、肌肉萎缩等。

6. **骨骼系统** 慢性肾脏疾病引起的骨骼病变称为肾性骨营养不良,简称肾性骨病,其在慢性肾衰竭病人中相当常见,包括纤维囊性骨炎、骨生成不良、骨软化症及骨质疏松症。骨活体组织检查异常者约为90%,但出现行走不便、骨痛、自发性骨折等症状者不足10%。肾性骨病与继发性甲状旁腺功能亢进、活性维生素D合成障碍、慢性酸中毒有关。

7. **皮肤表现** 皮肤干燥、脱屑、无光泽。部分病人皮肤较黑而萎黄,轻度浮肿,呈"尿毒症"面容。可因尿素霜刺激皮肤引起尿毒症性皮炎和皮肤瘙痒。

8. **内分泌功能紊乱** 慢性肾衰竭时可有多种内分泌功能紊乱,如$1,25(OH)_2D_3$、红细胞生成素不足,继发性甲状旁腺功能亢进(血PTH升高),甲状腺、性腺功能减退,空腹血胰岛素、肾素、泌乳素等水平升高。

9. **水、电解质及酸碱平衡紊乱**

(1)**代谢性酸中毒** 尿毒症病人多有不同程度的代谢性酸中毒。与酸性代谢产物潴留、肾小管生成氨和排泄氢离子功能减退、肾小管重吸收重碳酸盐能力降低、腹泻致碱性肠液丢失等因素相关。重症酸中毒时,病人有疲乏、恶心、呕吐、感觉迟钝、酸中毒性大呼吸,甚至有嗜睡、昏迷表现。

(2)**钠代谢紊乱** 肾衰竭病人对钠的调节功能差,易出现钠代谢紊乱,表现为低钠血症或高钠血症。低钠血症与肾小管重吸收钠的功能减退及长期低盐饮食、呕吐、腹泻、利尿剂作用有关,或由于水过多引起稀释性低钠血症(假性低钠血症)。低钠血症病人表现为疲乏无力、表情淡漠、厌食,重者恶心、呕吐、血压下降、抽搐。若钠摄入过多,肾脏不能排出过多的钠,则易致高钠血症,可加重水肿、高血压及心功能不全。

(3)**水代谢紊乱** 因肾脏浓缩、稀释功能减退,病人易出现水代谢紊乱,表现为水肿或脱水。若进水量少,加之厌食、呕吐、腹泻等,则易引起脱水;若肾排水能力差加上饮水或补液过多则引起水潴留,导致水肿、高血压甚至心力衰竭。

(4)**钾代谢紊乱** 当GFR降至$20 \sim 25$ mL/min或更低时,肾脏排钾能力逐渐下降,此时易出现高钾血症,尤其在钾摄入过多、酸中毒、感染、创伤、输血、消化道出血等情况下更易发生。低钾血症少见,主要与钾摄入不足、胃肠道钾丢失过多、应用排钾利尿剂等有关。

(5)**钙磷代谢紊乱** 主要表现为低钙血症和高磷血症。当肾功能损害时,尿排磷减少,因而血磷升高,出现高磷血症。低钙血症主要与钙摄入不足、活性维生素D缺乏、高磷血症、代谢性酸中毒等多种因素有关。

【临床分期】

1. **肾功能代偿期** 内生肌酐清除率(Ccr)$50 \sim 80$ mL/min,血肌酐(Scr)$133 \sim 177$ μmol/L,临床上仅有原发疾病表现,无其他症状。

2. **肾功能失代偿期** 内生肌酐清除率(Ccr)$20 \sim 50$ mL/min,血肌酐(Scr)186 ~

422 μmol/L,临床有夜尿多、乏力、食欲减退和不同程度贫血。

3. 肾功能衰竭期(尿毒症前期) 内生肌酐清除率(Ccr)10～20 mL/min,血肌酐(Scr)451～707 μmol/L,临床有少尿、酸中毒及电解质紊乱。

4. 尿毒症期 内生肌酐清除率(Ccr)<10 mL/min,血肌酐(Scr)>707 μmol/L,临床有明显尿毒症临床症状。

【实验室及其他检查】

1. 血常规 血红蛋白降低,一般低于 80 g/L,尿毒症期可降至 30～40 g/L,白细胞与血小板正常或偏低。

2. 尿常规 尿蛋白+～+++,晚期可阴性。尿沉渣检查可见管型、蜡样管型,对诊断有意义。可有红细胞、白细胞,若数量增多表示病情活动或有感染。夜尿增多,尿比重降低,多在 1.018 以下,尿毒症时尿比重固定在 1.010～1.012 之间。

3. 肾功能检查 内生肌酐清除率降低,血尿素氮(BUN)、血肌酐(Scr)升高。

4. 血液生化检测 血钙偏低、血磷升高。血清钠、钾浓度可正常、降低或增高,有代谢性酸中毒等。

5. 其他检查 泌尿系统 B 超、X 射线平片、CT 显示双肾体积缩小,并可帮助寻找病因。

【诊断要点】

根据慢性肾衰竭的临床表现,内生肌酐清除率下降,血尿素氮、血肌酐升高,B 超显示双肾体积缩小,即可做出诊断,并应进行临床分期诊断。

【治疗要点】

1. 积极治疗原发病和纠正加重肾衰竭的可逆性因素 在积极治疗引起慢性肾衰竭原发病的同时,努力寻找并纠正加重肾衰竭的可逆性因素,如感染、尿路梗阻、肾毒性药物、高蛋白饮食、心力衰竭,以及水、电解质和酸碱平衡紊乱,以防止肾功能进一步恶化,促进肾功能不同程度的恢复。

2. 饮食治疗 饮食控制能缓解尿毒症症状,延缓病情进展。饮食治疗的原则是优质低蛋白、低磷、低钠、高热量、高维生素。无水肿和尿少、无高血压和心力衰竭且尿量超过1 000 mL 的病人,不必限制水的摄入;有水肿、高血压的病人宜控制液体摄入量,每日液体入量为前 1 d 出液量(尿量)加不显性失水(呼吸、皮肤蒸发等)500 mL。

3. 纠正水、电解质及酸碱平衡失调

(1)脱水和低钠血症 适量补充水、钠,不宜过量,以免引起高钠血症和水中毒。

(2)高钾血症 避免使用含钾药物和食物,纠正酸中毒,给予袢利尿剂(如呋塞米)。血钾>6.5 mmol/L 时采用以下措施紧急处理:0.1 g/mL 葡萄糖酸钙 20 mL 静脉缓慢注射;0.05 g/mL 碳酸氢钠 100 mL 静脉滴注;0.5 g/mL 葡萄糖液 50 mL 加 10 U 胰岛素缓慢静脉滴注;血液或腹膜透析治疗,此为最有效方法。

(3)高磷血症和低钙血症 高磷血症口服磷结合剂(碳酸钙 0.5～2 g,每日 3 次),必要时口服氢氧化铝凝胶;低钙血症口服葡萄糖酸钙、骨化三醇,低钙搐搦时静脉注射0.1 g/mL葡萄糖酸钙。

（4）代谢性酸中毒　一般口服碳酸氢钠,重者静脉补碱,补碱不能纠正时透析治疗。

4.对症治疗　高血压病人限钠盐摄入,并予利尿、降压药物(血管紧张素转化酶抑制药、血管紧张素Ⅱ受体阻滞剂、钙离子拮抗剂、袢利尿剂、β受体阻滞剂、血管扩张剂等)。贫血病人补充铁剂,并皮下注射促红细胞生成素,必要时小剂量多次输血。积极控制感染,避免使用肾毒性药物。重者如出现心力衰竭等行血液透析治疗。

5.血液净化疗法　主要方法有血液透析和腹膜透析。能部分替代肾脏功能,从而减轻症状,延缓并发症发生,提高生命质量。

6.肾移植　肾移植是目前治疗尿毒症最有效的方法。成功的肾移植能使肾功能(包括内分泌和代谢功能)得以完全恢复。

【护理评估】

1.健康史　询问有无引起慢性肾衰竭的慢性肾脏疾病,包括病程、诊断、治疗及具体用药情况;询问有无加重肾功能损害的诱发因素,如感染、劳累、高蛋白饮食、肾毒性药物使用等;此次发病的时间,主要症状及特点,诊疗经过及效果等。

2.身体评估　评估病人的生命体征、意识状态、有无贫血貌及尿毒症面容;皮肤黏膜是否有出血点、瘀斑、尿素霜的沉积等;皮肤水肿的部位、程度、特点,有无出现胸腔、心包积液、腹水征;神经反射有无异常;病人有无心率增快、呼吸困难、颈静脉怒张、肝大等心力衰竭的征象。

3.实验室及其他检查　查看血常规、尿常规、肾功能及血电解质结果,了解双肾缩小程度。

4.心理及社会评估　慢性肾衰竭病程长、预后差,病人躯体痛苦,易出现情绪低落、抑郁、悲观、绝望等心理反应;同时,反复的透析、住院,昂贵的治疗费用,给病人和家属带来巨大的经济压力,病人容易产生自责、愧疚心理。

【常见护理诊断/问题】

1.营养失调:低于人体需要量　与氮质血症有关。
2.活动无耐力　与心脏病变、贫血有关。
3.潜在并发症　高钾血症。
4.体液过多　与肾小球滤过率降低导致水钠潴留或补液不当等因素有关。
5.有感染的危险　与营养不良、贫血、抵抗力下降有关。

【护理目标】

病人认识引起营养不良的原因及加强营养的重要性,能保持足够的营养物质的摄入,身体营养状况有所改善;活动耐力增强;保持体内水、电解质、酸碱平衡;水肿减轻或消退;病人掌握预防感染的方法,住院期间不发生感染。

【护理措施】

1. **休息** 慢性肾衰竭病人避免劳累、充分休息,有助于增加肾脏血流量,减轻症状和不适。贫血严重及心力衰竭病人应卧床休息,卧床期间可在床上进行主动或被动活动,以防肌肉萎缩及静脉血栓。

2. **饮食护理** 合理饮食既能保证人体营养物质的供给,又能减少体内含氮代谢产物的潴留及体内蛋白质的分解,有助于减缓病情进展,改善病人预后,提高生活质量。

(1) **低蛋白饮食** 低蛋白饮食有助于减轻肾小球的滤过负担,延缓肾小球硬化和肾功能减退。蛋白摄入量一般为 $0.6 \sim 0.8$ g/(kg·d),要求优质蛋白(鱼、蛋、奶、肉类)在60%以上,尽量少食花生、豆类、豆制品等含非必需氨基酸多的植物蛋白,设法去除米、面中所含的植物蛋白,最好以纯淀粉类食品(如麦淀粉、玉米淀粉)代替米、面等谷物食品作为主食。必要时须严格限制蛋白入量为 $0.4 \sim 0.6$ g/(kg·d),同时遵医嘱补充适量的必需氨基酸和(或)α-酮酸(α-KA),以防止低蛋白饮食带来的营养不良。

(2) **高钙低磷饮食** 每日磷摄入量一般应<600 mg,因蛋白质的摄入常伴磷的摄入,故低蛋白饮食既可达到低磷饮食的要求,同时注意避免摄入含磷高的食物,如全麦面包、动物内脏、干豆类、奶粉、乳酪、巧克力等。鼓励病人多食含钙丰富的食物,以补充钙的摄入。

(3) **足够的热量** 每天必须供给病人充足的热量,才能保证低蛋白饮食的氮得到充分利用,防止体内蛋白分解和蛋白质消耗。一般每天每千克体重供给热量126~147 kJ(30~35 kcal),糖类和脂肪为热能的主要来源,可食用植物油和糖类,另外,土豆、白薯、山药、芋头、藕、藕粉、菱角粉、粉丝、南瓜等均为含蛋白质低而含热能高的食物,可适当补充。

(4) **钠、钾摄入** 钠、钾摄入量据病人情况决定。明显水肿、高血压病人,应低盐饮食;尿少、高钾血症病人限制白菜、白萝卜、香蕉、橘子、葡萄等含钾高食物摄入,反之,低钾血症病人多食含钾丰富食物。

(5) **水的摄入** 无水肿和尿少、无高血压和心力衰竭且尿量超过1 000 mL的病人,不必限制水的摄入;有水肿、高血压的病人宜控制液体摄入量,每日入量为500 mL加上前1 d的尿量。

(6) **其他** 多食新鲜蔬菜水果,以补充多种维生素,多食含铁和叶酸丰富的食物,以补充造血原料,防治贫血。

3. **病情观察** ①有无意识改变如嗜睡、谵妄、昏迷。②有无恶心、呕吐、顽固性呃逆与消化道出血。③注意血压、心率与心律,有无心力衰竭及心包摩擦音。④了解贫血的进展及有无出血倾向。⑤有无电解质紊乱表现,如高血钾、心律失常。⑥观察体重、尿量变化,以及液体出入量情况,并正确进行记录。

4. **用药护理** 遵医嘱补充铁剂,并皮下注射促红细胞生成素纠正贫血,铁剂(硫酸亚铁、琥珀酸亚铁等)宜饭后服用,以免引起胃肠不适。促红细胞生成素可皮下或静脉注射,以皮下注射更为理想。用药时应观察有无头痛、高血压、癫痫发作等不良反应,并定期检查红细胞和血红蛋白。

5. 对症护理

(1)胃肠道症状　注意口腔护理和饮食调节,对顽固性呃逆者可用耳针、针灸或肌内注射哌甲酯(利他林)。

(2)神经系统症状　应安置病人于光线较暗的病室,注意安全,适量使用镇静剂。

(3)心血管系统症状　①高血压脑病病人须迅速按医嘱快速降压、控制抽搐和降低颅内压。并观察降压药物的不良反应,及时记录。②出现急性肺水肿或严重心律失常时,应积极配合抢救。

(4)造血系统症状　有出血倾向应避免应用抑制凝血药物如解热镇痛剂、右旋糖酐及纤溶药物,以免诱发出血,出血严重者除局部止血外,应防止局部黏膜受刺激,必要时可输鲜血。

(5)少尿、高钾血症　①观察血钾检验报告和心电图情况,及时与医师取得联系。②采集血钾标本时针筒要干燥,采血部位结扎勿过紧,血取出后沿试管壁注入,以防溶血,影响检查结果。③忌食含钾高的食物和药物。④忌输库血,因库存血含钾量较高(储存 5~8 d,每 1 000 mL 血液的血浆中含有 22 mmol 的钾)。

6. 心理护理　应坦诚地、实事求是地帮助病人分析现实健康状况,建立对医护人员的信任和亲切感,激发其求生欲望,提高对疾病的认识,树立与疾病做斗争的信心,指导家庭成员参与护理,给予病人经济上的支持和精神鼓励。

【健康教育】

1. 疾病防治知识指导　指导病人积极治疗原发病,注意防寒保暖,避免受凉、感染;劳逸结合,避免劳累和重体力活动;严格遵循饮食原则,补充足够热量,不摄入高蛋白食物;勿使用肾毒性药物;女性病人尽可能避免妊娠。

2. 用药指导　指导病人坚持遵医嘱治疗,不自行用药,教会病人观察药物不良反应;有计划的使用血管,尽可能保护前臂、肘部静脉,以备血液透析时应用;已行血液透析治疗的病人,嘱定期医院透析,并保护动-静脉瘘管;已行腹膜透析病人嘱其保护腹膜透析管道。

3. 自我病情监测指导　指导病人及家属监测尿量、血压、体重变化,嘱病人定期医院随访,复查尿液、肾功能、电解质,提醒病人和家属一旦出现异常情况立即到医院就诊。

(杨金峰)

第六节　泌尿系统损伤病人的护理

泌尿系统包括双侧肾脏、双侧输尿管、膀胱及尿道。肾脏位于腰部脊柱两侧。上腹部后腹膜的后方,紧贴于后腹壁,左肾约平第 11 胸椎至第 2 腰椎,右肾比左肾低 1~2 cm,肾脏的位置可以因体形、性别、年龄而异。泌尿系统脏器由于解剖位置深,其损伤发生时大多是胸部、腹部、腰部或骨盆严重损伤的合并伤。因此,当有上述部位损伤时,应注意有无泌尿系统损伤;对于已确定有泌尿系统损伤诊断的病人,同时也要警惕有无其他系统脏器损伤。泌尿系统损伤以男性尿道损伤最多见,肾、膀胱损伤次之,输尿管损伤最少见。泌尿系统损伤根据损伤部位是否与外界相通可分为开放性损伤和闭合性损伤。

一、肾损伤

肾脏深藏于肾窝,在肾的后面有肋骨、脊椎和背部的长肌肉,前面有腹壁和腹腔内容物,而其上面则被膈肌所罩住,故肾脏不易受损。肾损伤多见于成年男性。根据致伤因子的不同,可以单独发生,也可以是严重多发性损伤的一部分。直接暴力时由上腹部或腰背部受到外力撞击或挤压是肾损伤最常见的原因。

【病因及发病机制】

开放性肾脏损伤多由刀刃、枪弹等锐器直接贯穿所致,常伴有颅脑、胸腹内脏器、骨折等严重损伤,常使人忽视了肾损伤的表现。闭合性肾脏损伤多由直接暴力(如撞击、跌打、挤压或肋骨、椎骨横突骨折等)或间接暴力(如对冲伤、突然暴力扭转等)引起。肾脏本身存在病变如肾积水、肾肿瘤、肾结核或肾囊肿时,易受损伤。

临床上以闭合性肾损伤为多见,根据损伤的程度可分为4种病理类型(图1-1)。①肾挫伤,肾实质轻微受损,形成肾瘀斑、包膜下血肿,肾包膜及肾盂黏膜完整,若损伤涉及肾集合系统,可有少量血尿,大多数病人属此类损伤;②肾部分裂伤,肾实质部分裂伤伴有肾包膜或肾盂肾盏黏膜破裂,可形成肾周血肿或明显的血尿;③肾全层裂伤,肾实质深度裂伤,肾包膜、肾盂、肾盏黏膜均破裂,常引起严重的肾周血肿、血尿和尿外渗,肾横断或碎裂时,可引起部分肾组织缺血;④肾蒂损伤,肾蒂血管部分或全部撕裂,可发生大出血,往往来不及诊治而当场毙命。

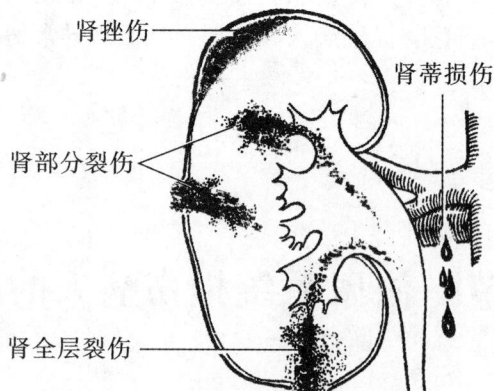

图1-1 肾损伤的病理类型

【临床表现】

1.血尿 肾挫伤时血尿轻微,严重肾裂伤则呈大量肉眼血尿。血尿与损伤程度可不一致,血块堵塞输尿管、肾盂或输尿管断裂、肾蒂血管断裂、肾动脉血栓形成时,血尿可不明显或无血尿。血尿停止后,可因感染或过早下床活动而出现继发性血尿。

2.疼痛、腰腹部肿块 肾包膜张力增加、肾周围软组织损伤、出血或尿外渗等,可引起腰腹部疼痛;血块通过输尿管时可发生肾绞痛。血液、尿液外渗至肾周围组织,可在上腹部及腰部扪及肿块,伴明显触痛和肌强直。

3.发热 血液、尿液渗入腹腔或合并腹腔内脏器损伤时,可出现全腹疼痛和腹膜刺激征,并伴发热;若继发感染,则形成肾周围脓肿,引起发热等全身中毒症状。

4.休克 严重肾裂伤、肾蒂损伤或合并其他脏器损伤时,因创伤和失血,常发生休克。

【实验室及其他检查】

1.尿常规检查 尿中含有多量红细胞。

2.血常规检查 血红蛋白、血红细胞计数与血细胞比容降低,合并感染时白细胞计数和中性粒细胞比例可增高。

3.影像学检查 B超、CT检查可明确肾内、肾包膜下和肾周血肿,并对肾损伤的范围、程度及尿外渗情况做出判断,排泄性尿路造影不但有助于肾损伤的诊断,而且可了解对侧肾功能。

【诊断要点】

凡腰背部受到外力撞击或挤压等外伤史;并出现血尿、上腹部及腰部疼痛和肿块,伴明显触痛和肌强直;尿常规检查尿中含有多量红细胞;结合B超、CT等影像学检查可确诊。

【治疗要点】

肾损伤的治疗是依照伤员的一般情况,肾损伤的范围和程度,以及其他器官有无严重损伤而确定。多数肾损伤可经非手术治疗而治愈,仅少数需要手术治疗。严重肾损伤者,应抢救生命,积极对抗休克,尽可能保留肾。

1.非手术治疗 单纯的肾损伤,如无严重的出血或休克,一般采用支持治疗。①绝对卧床至少2周,待尿液变清后可允许起床活动,但小裂伤创口的愈合需4~6周,因此剧烈活动至少应在症状完全消失后1个月才能进行;②镇静止痛和解痉剂;③适量抗生素预防和抗感染;④止血药物;⑤定时观察血压、脉搏、血常规、腰腹部体征和血尿进展情况,局部可冷敷,必要时输血补充血容量;⑥3~5周复查排泄性尿路造影并注意有无高血压。

2.手术治疗 非手术治疗期间发生以下情况者,应进行手术治疗:①经积极抗休克后生命体征未见改善;②血尿逐渐加重,血红蛋白和血细胞比容继续降低;③腰、腹部肿块明显增大;④怀疑腹腔脏器损伤。手术方式包括肾修补、肾部分切除或肾切除术;若出现肾周脓肿,则行脓肿引流术。

【护理评估】

1. 健康史　了解病人的年龄、性别、职业及运动爱好等；了解受伤史，包括受伤的时间、地点、暴力性质、强度和作用部位，了解有无腰腹部疼痛、肉眼血尿、发热等。

2. 身体评估　评估生命体征，注意有无休克；检查腰、腹部有无肿块、触痛及肌紧张；有无开放性伤口或尿液外漏等。

3. 实验室及其他检查　了解血常规、尿常规、B超、CT、X射线等检查的结果。

4. 心理及社会评估　了解病人和家属对伤情、合并伤或并发症的知晓程度，有无恐惧、焦虑等心理反应，家庭对治疗费用的承受能力及有无可利用的社会资源等。

【常见护理诊断/问题】

1. 组织灌注量改变　与创伤、大出血、腹膜炎、尿外渗感染等有关。

2. 疼痛　与损伤后局部肿胀、尿外渗有关。

3. 焦虑、恐惧　与突发意外事件、大量血尿、担心预后等有关。

4. 潜在并发症　感染、肾积水、肾血管性高血压等。

【护理目标】

病人有效循环血量得以维持；疼痛缓解；焦虑与恐惧程度减轻，情绪稳定；未发生并发症，或并发症得到及时发现及处理。

【护理措施】

1. 非手术治疗病人的护理

(1) 休息　绝对卧床休息2~4周，即使血尿消失，仍须继续卧床休息至预定时间；过早过多离床活动，有可能再度发生出血；危重者尽量少搬动，以免加重损伤和休克。

(2) 生活护理　指导病人摄取高营养饮食、多饮水、深呼吸和有效咳嗽，进行关节和肌肉锻炼；定时帮助病人翻身，定期进行床上擦浴，及时提供便器。

(3) 病情观察　密切观察生命体征、面色、尿量、尿色、腹痛、腹膜刺激征、尿外渗和肿块的变化；定时采集血液、尿液标本送实验室检查。一旦发现上述症状加重，有休克或感染征象、实验室检查显示血尿和贫血加重，应及时做好手术治疗准备。

(4) 防治休克　迅速建立两条静脉通路，遵医嘱快速输液、输血等，防治休克，给予吸氧、保暖和止痛、止血药物等。

(5) 预防感染　①保持伤口清洁、干燥、敷料渗湿时及时更换；②遵医嘱给予抗菌药物，并鼓励病人多饮水，开放性肾损伤者注射TAT；③若病人体温升高，伤口处疼痛伴有白细胞及中性粒细胞升高，尿常规有白细胞尿，多提示有感染，应及时通知医师并协助处理。

(6) 心理护理　向病人说明尿液为红色不一定有大量出血，绝大多数经过非手术治疗可以治愈，不要过于紧张，以使病人能减轻焦虑，安心接受治疗和护理。

2. 手术治疗病人的护理

(1) 手术前护理　有手术指征者，在抗休克治疗的同时，紧急做好各项术前准备。完善术前常规检查及凝血功能检查。备皮、输血,条件允许时,术前行肠道清洁。

(2)手术后护理 应重点注意以下几点。

1)卧床休息:肾部分切除术后病人须绝对卧床休息1~2周;合并骨盆骨折者卧床休息时间延长至6~8周。卧床期间注意定时变换体位,以防发生褥疮。

2)观察病情:观察生命体征是否平稳,尤其注意有无发热、切口红肿或热痛等感染征象。观察尿量,注意肾功能情况。

3)预防感染:遵医嘱继续使用抗菌药物。

4)引流管护理:肾周引流管应妥善固定,观察引流液的性质和量,保持引流通畅,及时更换引流管口处敷料,当引流液明显减少,无发热及血白细胞计数增高等感染征象时,即可拔管。

【健康教育】

1.预防并发症 告知病人长期卧床可引起褥疮、泌尿系统感染、肺部感染、深静脉血栓形成等并发症,应定时翻身、多饮水、锻炼深呼吸和有效咳嗽、进行关节锻炼和肌肉舒缩活动等。

2.康复指导 告知非手术治疗病人,出院后3个月内避免从事体力劳动或竞技运动;肾切除术后,病人应注意保护对侧肾脏,防止外伤,避免使用对肾脏有损害的药物。

二、膀胱损伤

膀胱充盈时,膀胱壁紧张变薄,且膨胀至下腹部耻骨联合以上,在外力作用下可发生膀胱损伤(injury of bladder)。膀胱排空时位于骨盆深处,受到周围筋膜、肌肉、骨盆及其他软组织的保护,故除贯通伤或骨盆骨折外,很少为外界暴力所损伤。根据致伤的病因,膀胱损伤可分成3类:开放性膀胱损伤、闭合性膀胱损伤、医源性膀胱损伤。

【病因及发病机制】

开放性损伤多由锐器或子弹贯通所致,常合并其他脏器损伤(如直肠损伤和骨盆损伤),易形成腹壁尿瘘、膀胱直肠瘘或膀胱阴道瘘。闭合性损伤可由撞击、挤压等直接暴力引起,膀胱充盈时容易受伤;骨盆骨折时,骨折碎片亦可刺破膀胱。医源性损伤可由尿道膀胱器械检查或治疗、下腹部手术等引起,主要原因是操作不当,而膀胱本身病变更增加了这类损伤的机会。

根据损伤的程度可分为2种病理类型。①膀胱挫伤,仅伤及黏膜或肌层,膀胱壁未穿破,无尿外渗,并不引起严重后果。局部可发生出血或形成血肿,可出现血尿。②膀胱破裂(图1-2),依照破裂的位置与腹膜的关系,可分为腹膜内破裂和腹膜外破裂两型。腹膜内膀胱破裂:膀胱壁与覆盖的腹膜一并破裂,尿液流入腹腔,可引起腹膜炎,多见于膀胱顶部和后壁损伤;腹膜外膀胱破裂:其损伤部位多见于膀胱前壁,腹膜完整,尿液外渗到膀胱周围组织,可引起腹膜外盆腔炎或脓肿。

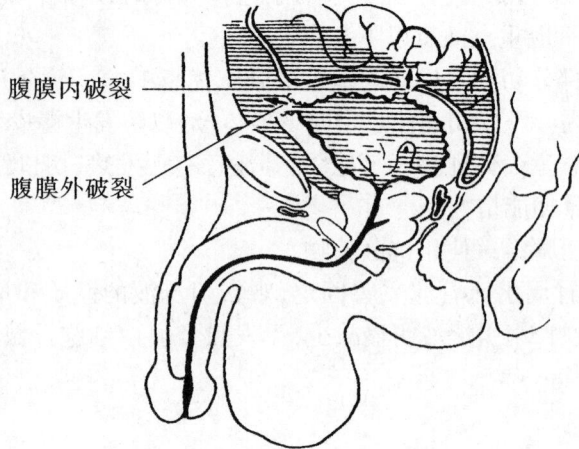

图1-2 膀胱破裂的病理类型

【临床表现】

1. 休克 剧烈的创伤、疼痛和大量失血是休克的主要原因。骨盆骨折,骨折碎片刺破下腹部和盆腔血管可致严重失血和休克。

2. 腹痛和腹膜刺激症状 腹膜内破裂时,尿液流入腹腔引起全腹压痛、反跳痛及肌紧张,并有移动性浊音。腹膜外破裂时,可有下腹部疼痛、压痛及肌紧张,直肠指检可有直肠前壁饱满感和触痛。伴有骨盆骨折的病人在挤压骨盆时下腹疼痛尤为明显。

3. 血尿和排尿障碍 有尿意,但不能排尿或仅排出少量血尿。其原因是尿液流入腹腔或膀胱周围。

4. 尿瘘 开放性损伤时,因体表伤口与膀胱相通而漏尿;若与直肠、阴道相通,可见肛门、阴道漏尿。闭合性损伤时,尿外渗继后发感染后可破溃而形成尿瘘。

【实验室及其他检查】

1. 导尿试验 是诊断膀胱破裂的可靠方法。将导尿管插入膀胱,可仅流出少量血尿,注入生理盐水200 mL,5 min后抽吸,若液体进出量差异很大,提示膀胱破裂。

2. X射线检查 腹部平片可发现骨盆或其他骨折;经导尿管将造影剂注入膀胱后摄片,可发现造影剂漏到膀胱外。

3. 腹腔穿刺 如有腹水征可行腹腔穿刺。如抽得多量血性液体,可测定其尿素氮及肌酐含量,若高于血肌酐和尿素氮,则可能是外渗的尿液。

【诊断要点】

外伤后出现全腹或下腹部疼痛及压痛、反跳痛、肌紧张;血尿和排尿障碍,甚至出现休克、尿瘘;结合导尿试验液体进出量差异很大、腹部平片发现骨盆或其他骨折、腹腔穿刺抽得多量血性液体等可确诊。

【治疗要点】

治疗原则:尿流改道,避免尿液进一步外流;充分引流外渗的尿液;尽早闭合膀胱壁的缺损。

1.非手术治疗　①伴休克者,应给予输血、输液、镇静、止痛等抗休克治疗;②膀胱挫伤或造影时仅有少量尿外渗而症状轻微者,可插导尿管持续引流尿液1~2周,多可自愈;③尽早应用抗生素,开放性损伤者注射TAT,以预防感染。

2.手术治疗　较重的膀胱破裂,须尽早手术治疗。包括清除外渗尿液、修补膀胱裂口、耻骨上膀胱造瘘(图1-3)、安放膀胱周围引流管等。

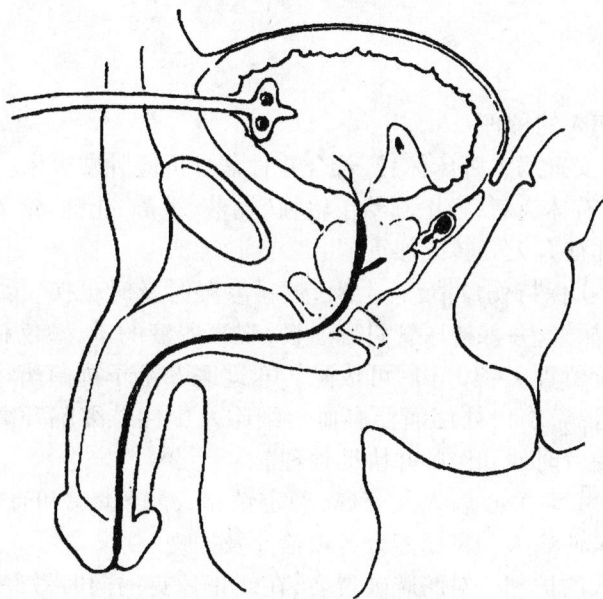

图1-3　耻骨上膀胱造瘘

【护理评估】

1.健康史　评估受伤史,包括受伤的时间、地点、暴力性质、强度和作用部位。了解有无全腹或下腹部疼痛、血尿、排尿障碍及尿瘘等。

2.身体评估　评估生命体征、注意有无休克;评估有无开放性伤口或尿液外漏;检查腹部有无肌紧张、压痛及反跳痛。

3.实验室及其他检查　评估尿常规有无血尿、评估导尿试验结果、腹部平片有无骨盆或其他骨折、腹腔穿刺结果等。

4.心理及社会评估　了解病人和家属对伤情、合并伤或并发症、治疗方法、康复知识等的知晓程度,有无恐惧、焦虑等心理反应,家庭对治疗费用的承受能力及有无可利用的社会资源等。

【常见护理诊断/问题】

1. 组织灌注量改变　与创伤、大出血、腹膜炎、尿外渗感染等有关。
2. 疼痛　与损伤后局部肿胀、尿外渗有关。
3. 焦虑、恐惧　与突发意外事件、大量血尿、担心预后等有关。
4. 排尿异常　与膀胱破裂不能储存尿液有关。

【护理目标】

病人生命体征稳定,组织灌注量充足;疼痛不适减轻;焦虑、恐惧减轻或消失;排尿或引流通畅。

【护理措施】

1. 非手术治疗病人的护理
(1)卧床休息　安置病人卧床休息,若合并骨盆骨折应卧硬板床。
(2)纠正休克　有休克者,遵医嘱给予输血、输液、镇静、止痛、给氧等抗休克措施,并观察休克的症状和体征有无好转或加重。
(3)预防感染　①保持伤口清洁、干燥、敷料渗湿时及时更换。②导尿管护理:膀胱挫伤者,遵医嘱插导尿管,并保持尿管引流通畅,观察尿液的量、颜色和性状,保持尿道口周围清洁、干燥;尿管留置 7 ~ 10 d 后可拔除。③遵医嘱给予抗菌药物,并鼓励病人多饮水。④若病人体温升高,伤口处疼痛伴有血白细胞及中性粒细胞升高;尿常规有白细胞尿,多提示有感染,应及时通知医师并协助处理。
(4)心理护理　主动关心病人及家属,稳定情绪,减轻焦虑和恐惧。解释该病的病情、预后及护理措施,使病人和家属配合各项治疗及护理。

2. 手术治疗病人的护理　对膀胱破裂者,在纠正休克的同时做好手术前准备。手术后按腹部手术护理,还应注意以下几点。
(1)膀胱造瘘管护理　应定时观察,保持引流通畅,定时更换造瘘口处敷料,遵医嘱送尿常规检查和尿培养。造瘘管一般留置 10 d 左右即可拔除,拔管前先夹闭管道,观察病人排尿情况,若无异常再拔管。拔管后用凡士林纱条填塞腹壁瘘口,并观察有无尿液外渗,一般 2 ~ 3 d 即可愈合。
(2)膀胱周围引流管护理　膀胱损伤尿液渗入膀胱周围,手术后留置引流管进行引流。应观察引流液的性质和量,保持引流通畅,及时更换引流管口处敷料,当引流液明显减少,无发热及血白细胞计数增高等感染征象时,即可拔管。
(3)观察病情　观察有无发冷、发热、切口红肿或疼痛、血白细胞升高等感染征象。
(4)预防感染　遵医嘱继续使用抗菌药物。

三、尿道损伤

尿道损伤(injury of urethra)是泌尿系统常见损伤,多见于男性。在解剖上男性尿道以尿生殖膈为界,分为前、后两段。前尿道包括球部和阴茎部,后尿道包括前列腺部和膜部。前尿道损伤多发生在球部,而后尿道损伤多在膜部。早期处理不当,常产生尿道狭窄、尿瘘等并发症。女性尿道短而直,发生损伤的机会较少,但由于血运相当丰富,因此女性尿道损伤,特别是完全性尿道断裂伤,往往出血严重,可以出现出血性休克。

【病因及发病机制】

因弹片、锐器伤所致的开放性损伤,常伴有阴茎、阴囊、会阴部贯通伤。闭合性损伤常因外来暴力引起,多为挫伤或撕裂伤;会阴部骑跨伤,将尿道挤向耻骨联合下方,可引起尿道球部损伤;骨盆骨折引起尿生殖膈移位,产生剪力,可引起膜部尿道撕裂或撕断;男性尿道有两个生理性弯曲,而后尿道管腔较细小且固定,进行尿道探子、金属导尿管、膀胱镜、碎石镜操作时用力过猛或操作不当均可引起医源性尿道损伤。

根据损伤的程度可分为:①尿道挫伤,尿道内层损伤,阴茎筋膜完整,仅有水肿和出血,可以自愈;②尿道裂伤,尿道壁部分全层断裂,引起尿道周围血肿和尿外渗,愈合后可引起瘢痕性尿道狭窄;③尿道断裂,尿道完全离断,断端退缩、分离,血肿和尿外渗明显,可发生尿潴留。

按损伤的部位可分为:①前尿道损伤,血液及尿液渗入会阴浅筋膜包绕的会阴浅袋,使会阴、阴茎、阴囊和下腹壁肿胀、瘀血(图1-4A);②后尿道损伤,可因骨盆骨折及盆腔血管丛损伤而发生大出血,在前列腺和膀胱周围形成大血肿,尿液外渗至耻骨后间隙和膀胱周围(图1-4B)。

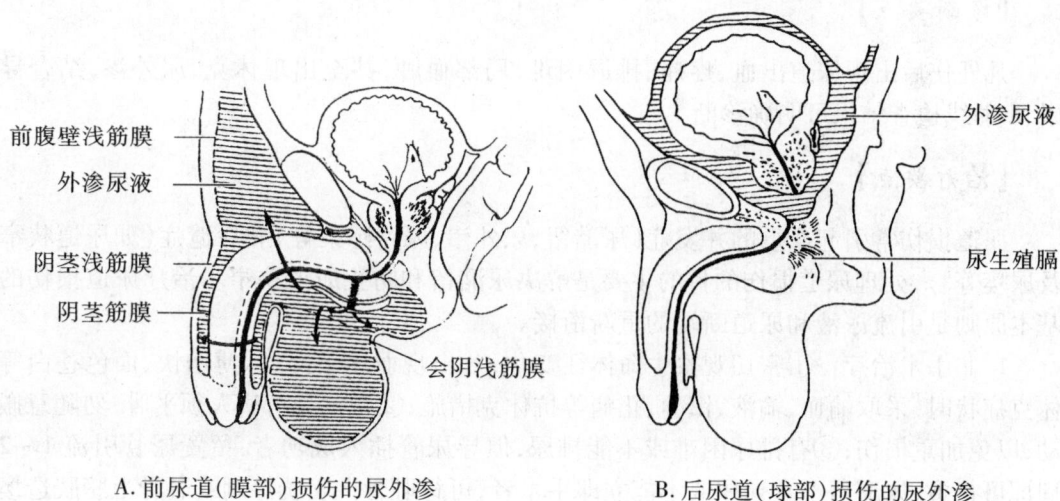

A.前尿道(膜部)损伤的尿外渗　　　　B.后尿道(球部)损伤的尿外渗

图1-4　尿道损伤的尿外渗

【临床表现】

1.休克　骨盆骨折致后尿道损伤者,常合并严重的创伤和出血,休克发生率高,约40%。

2. 尿道出血　前尿道损伤有鲜血自尿道口滴出或溢出,或导尿检查时发生;后尿道破裂者可无流血或仅有少量血液流出。

3. 疼痛　前尿道损伤可有伤处疼痛和尿道口放射痛,排尿时加重;后尿道损伤可出现下腹部疼痛,局部肌紧张、压痛,伴骨盆骨折者,移动时疼痛加剧。

4. 排尿困难　尿道挫裂伤时因局部水肿或疼痛性括约肌痉挛,出现排尿困难;尿道断裂时因不能排尿而发生急性尿潴留。

5. 血肿及瘀斑　尿道骑跨伤常引起会阴部、阴囊处肿胀、瘀斑及蝶形血肿。

6. 尿外渗　尿道断裂后,用力排尿时,尿液可从裂口处渗入周围组织,形成尿外渗。尿外渗、血肿并发感染,则出现脓毒症。若为开放性损伤,则尿液可从皮肤、肠道或阴道创口流出,最终形成尿瘘。

【实验室及其他检查】

1. 导尿检查　导尿可以检查尿道是否连续、完整。在严格无菌操作下,若能顺利将导尿管插入膀胱并有尿液流出,说明尿道连续而完整,一旦插入导尿管,应留置导尿以引流尿液并支撑尿道。若一次插入困难,不应勉强反复试插,以免加重局部损伤,导致感染。后尿道损伤伴骨盆骨折时,一般不宜导尿。

2. X射线检查　骨盆前后位X射线摄片可显示骨盆骨折。尿道造影可显示尿道损伤部位及程度,尿道断裂可有造影剂外渗,尿道挫伤无外渗现象。

【诊断要点】

凡外伤后出现尿道出血、疼痛、排尿困难、局部血肿,甚至出现休克、尿外渗,结合导尿、X射线检查结果可明确诊断

【治疗要点】

尿道损伤常引起严重的并发症(尿潴留、尿外渗、尿路感染等)和后遗症(如尿道狭窄及尿瘘等)。处理尿道损伤的目的主要是解决尿潴留和防止尿道狭窄。治疗尿道损伤的基本原则是引流尿液和尿道断端的重新衔接。

1. 非手术治疗　①密切观察生命体征变化,若出现血压下降、脉搏增快、面色苍白等休克症状时,采取输血、输液、镇静、止痛等抗休克措施;②骨盆骨折病人须平卧,勿随意搬动,以免加重损伤;③有排尿困难或不能排尿,但导尿管插入成功者,留置尿管引流1~2周即可自愈,尿潴留不宜导尿或不能立即手术者,可行耻骨上膀胱穿刺或耻骨上膀胱造瘘术,引流膀胱内尿液,待时机成熟再手术治疗;④应用抗生素,开放性损伤者尚须注射TAT,以预防感染。

2. 手术治疗　对尿道断裂者,应采用手术治疗。前尿道断裂者行经会阴尿道修补或断端吻合术,同时在尿外渗区做多个皮肤切口引流外渗尿液,术后留置导尿管2~3周。后尿道断裂者可先做耻骨上膀胱造瘘术,3个月后施行尿道瘢痕切除和尿道断端吻合术。也可施行尿道会师复位术(图1-5),其方法是:自膀胱和尿道内分别插入尿道探子,当二

者相碰后,尿道内探子可被引入膀胱。在其前端套上一条普通导尿管,再后退尿道内探子,将导尿管引出尿道口。将引出的普通导尿管与一条多孔导尿管的头端用细线连接在一起,牵拉普通导尿管将多孔导尿管引入膀胱。用粗线穿过前列腺尖缝合一针,缝线的两端穿出会阴部,用胶布固定于大腿内侧做牵引。同时放置耻骨后引流管,引流膀胱周围尿外渗。术后尿道内导尿管留置3~4周。

【护理评估】

1. 健康史　询问受伤史,包括受伤的时间、地点、暴力性质、强度、作用部位及受伤时的姿势;询问有无疼痛、血尿、排尿困难及其严重程度。

2. 身体评估　评估生命体征,注意有无休克;检查有无开放性伤口,有无血肿及尿外渗等。

3. 实验室及其他检查　了解尿常规有无血尿;导尿是否顺畅;骨盆前后位 X 射线摄片有无骨盆骨折、尿道造影有无造影剂外渗现象等。

4. 心理及社会评估　了解病人和家属对伤情、合并伤或并发症、治疗方法、康复知识等的知晓程度,有无恐惧、焦虑等心理反应,家庭对治疗费用的承受能力及有无可利用的社会资源等。

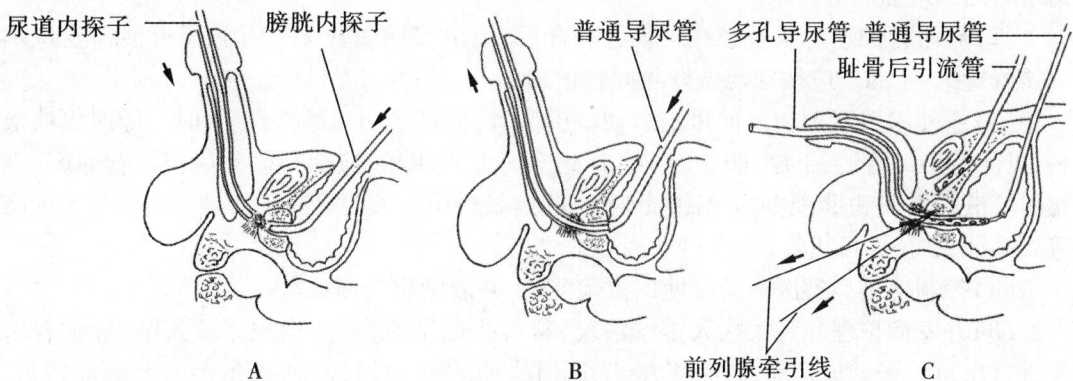

图 1-5　尿道会师复位术

【常见护理诊断/问题】

1. 组织灌注量改变　与创伤、大出血、腹膜炎、尿外渗感染等有关。
2. 疼痛　与损伤后局部肿胀、尿外渗有关。
3. 焦虑、恐惧　与突发意外事件、大量血尿、担心预后等有关。
4. 排尿异常　与尿道断裂、尿瘘、尿道狭窄等有关。
5. 潜在并发症　尿道狭窄、感染。

【护理目标】

病人生命体征稳定,组织灌注量充足;疼痛不适减轻;焦虑或恐惧减轻;尿管引流通畅;未发生尿道狭窄、感染等并发症或并发症得到及时发现及处理。

【护理措施】

1. 非手术治疗病人的护理

(1)紧急处理 对尿潴留不宜导尿或不能立即手术者,应准备耻骨上膀胱穿刺包、无菌手套、消毒用品、局麻药物等,配合医生做耻骨上膀胱穿刺造瘘。穿刺期间应陪同病人,并给予安慰和鼓励。

(2)导尿管护理 对尿道挫伤者,须留置导尿管1~2周,应做好导尿管、尿道口和会阴部护理。

(3)心理护理 尿道损伤病人由于血尿、尿道口滴血、排尿困难会感到紧张,护士应多与病人交谈,安慰和鼓励病人,使之能积极配合治疗及护理工作。

(4)其他 纠正休克、卧床休息、预防感染、膀胱造瘘管护理等,同"膀胱损伤"。

2. 手术治疗病人的护理 对尿道裂伤或断裂者,应在纠正休克的同时做好手术前准备。手术后护理重点注意以下几点。

(1)饮食护理 尿道会师手术后,病人肠蠕动恢复后应给予低渣、半流质饮食4~5 d,如无禁食,鼓励病人多饮水,每日2 000~3 000 mL。便秘者给予高纤维饮食,必要时给予缓泻剂或灌肠。

(2)导尿管护理 尿道修补或尿道吻合后,须留置导尿管2~3周,尿道会师复位术后须留置3~4周。应按常规做好导尿管护理。

(3)尿外渗引流护理 前尿道多切口引流者,应观察切口渗液性质和量,随时更换敷料,以保持切口清洁、干燥、防止感染。尿道会师复位术后,应保持耻骨后引流管通畅,观察引流液的性质和量,定时更换引流管口处敷料;当引流液明显减少,无发热、白细胞增高等感染征象时,即可拔管。

(4)控制感染 遵医嘱继续使用抗菌药物,并鼓励病人多饮水。

(5)并发症护理 观察病人排尿情况,若有排尿困难,可能出现尿道狭窄,应配合医生进行尿道扩张。扩张前,应向病人说明尿道扩张的重要性,遵医嘱给予镇静、镇痛药物,准备尿道扩张器、消毒用品、无菌手套、无菌液状石蜡、黏膜麻醉药物(如利多卡因)等。扩张期间,应陪同病人,与病人聊天,以分散其注意力,减轻痛苦。扩张后,应指导病人多饮水,并告知下次扩张的时间。

【健康教育】

1. 指导自我护理 告知长期带引流管是为了保证受伤部位有足够恢复时间,应妥善保护,防止拽出,引流袋要置于低位,不要超过引流管出口水平,以防引流管内液体倒流引起感染,还应按照医嘱定期更换引流袋。

2. 康复指导 尿道狭窄者应定期接受尿道扩张,开始每周1次,1个月后逐渐延长间隔时间。晚期尿道狭窄、膀胱或尿道直肠瘘者,应在3~6个月后施行手术治疗。骨盆骨折出现阴茎勃起障碍者,应接受专科指导和治疗。

(石 磊)

第七节　尿石症病人的护理

　　尿石症(urolithiasis)又称尿路结石,是泌尿外科最常见疾病之一,包括肾结石、输尿管结石、膀胱结石和尿道结石。按尿路结石所在的部位分为上尿路结石和下尿路结石。上尿路结石是指肾和输尿管结石;下尿路结石是指膀胱结石和尿道结石。在我国,上尿路结石较下尿路结石发病率明显增高(其中,肾结石约占40%,输尿管结石约占40%,膀胱结石占17%,尿道结石占3%)。尿路结石成分复杂,混合性结石常多见,临床上依据结石主要成分可分为草酸钙结石、磷酸钙结石、碳酸钙结石、磷酸镁铵结石、尿酸结石、胱氨酸结石等。结石的外观多种多样,草酸钙或草酸钙磷酸钙混合结石表面呈桑葚状,或为星状突起,多被血染成褐色,质较硬;磷酸镁铵磷酸钙混合结石呈白色,表面粗糙,常为鹿角形;尿酸结石表面光滑,呈黄色或褐色;胱氨酸结石表面光滑为蜂蜡样。上尿路结石以草酸钙结石多见,下尿路结石以磷酸镁铵结石多见。

【病因及发病机制】

　　尿石症的病因复杂,与年龄、性别、职业、社会环境、自然环境、遗传、生活习惯、疾病等众多因素均有密切关联,至今形成机制尚未完全清楚。目前认为尿中形成结石结晶的盐类呈过饱和状态、抑制结晶形成物质不足和核基质的存在是形成结石的主要因素。

　　1. 流行病学因素　尿石症的人群发病率为2%～3%,好发年龄为25～40岁。在我国上尿路结石男女比例相近,下尿路结石男女之比为(3.7～5.3)∶1。我国受地域、自然环境影响,结石的发病南北差异亦较大,南方地区较北方地区多见。南方诸省结石发病率很高,结石病人占泌尿外科住院病人的30%以上;有些地方例如广东,甚至可以达到半数;北方诸省则发病率相对较低,结石病人占泌尿外科住院病人11%以下。高温作业者、飞行员、驾驶员、医务工作者、室内工作人员等发病率相对较高。饮食中动物蛋白过多、精制糖多、纤维少者上尿路结石发病多。蔬菜中菠菜、扁豆、番茄、芹菜和豆腐、巧克力及浓茶中的草酸含量较高;豆制品、糖、肉类中钙含量较高;动物内脏、肉类中尿酸成分较多,过多地食入上述食物,结石的危险性都可以增加。山区、沙漠和热带地域,易引起脱水、尿量减少,尿量减少可导致尿中形成结石的盐类和酸的浓度增加,使尿液过饱和,结石盐容易结晶、析出、沉淀而形成结石。原发性膀胱结石多见于男孩,与营养不良和低蛋白血症有关。

　　2. 代谢因素　①形成结石的物质增加,高钙尿症是钙性尿石症病人最常见的代谢异常,占含钙石病人的30%～60%,如长期卧床、甲状旁腺功能亢进、糖皮质激素过多和高维生素D症者尿钙增加;短时间内大量细胞破坏和分解(如挤伤、烧伤等)、遗传性酶失常、痛风病人、使用抗结核和抗肿瘤药物,使尿酸增加;服用维生素过多、肠源性高草酸尿

症和维生素 B_6 缺乏,可有草酸增加。②尿液 pH 值改变,在碱性尿中易形成磷酸钙及磷酸镁铵结石,在酸性尿中易形成尿酸和胱氨酸结石,如溃疡病时大量饮用牛奶及服用碱性药,引起碱性尿和高血钙,钙盐沉积在肾集合管内,可继发肾结石;服用磺胺类药物产生的代谢物由肾脏排泄,在酸性尿中溶解度低,可析出结晶形成结石;治疗青光眼的药物乙酰唑胺,能干扰尿液在近曲小管内的酸化,使尿呈过分碱化,易形成磷酸钙结石;③尿液浓缩可使盐类和有机物质的浓度相对增高。④抑制晶体形成聚集的物质减少,如尿中枸橼酸、焦磷酸盐、酸性黏多糖、镁等减少。

3. 尿路局部因素 梗阻、感染、异物是泌尿系统疾病相互促进的因素。梗阻可导致感染,可造成结石形成。结石本身是尿路中的异物,因此又加重梗阻与感染。在一般情况下,尿中不断有晶体、微结石形成,如果没有尿路梗阻,这些晶体物质可以顺利被尿液冲走,从尿中排出。而尿路有梗阻时,尿液潴留,晶体物质在尿路中逐渐增大发展成结石。梗阻可以是机械性的,也可以是功能性的(如神经源性膀胱)。①尿液淤滞,如机械性原因引起的尿路梗阻、尿流动力学改变、肾下垂等可引起尿液淤滞,晶体或基质在局部沉积,促使结石形成。如前列腺增生病人,前列腺肥大时,增大的前列腺挤压前列腺部尿道,使尿液排出受阻,膀胱不能完全排空,沉积在膀胱内的尿液结晶易集聚形成结石。②尿路感染,有些细菌如大肠埃希菌能分解尿素产生氨,使尿液 pH 值 ≥ 7.2,易形成磷酸镁铵结石;细菌、坏死组织、脓块等也可成为结石的核心。③尿路异物,各种异物滞留于尿路内部可产生结石,最常见的是膀胱内异物结石。异物引起结石的原因主要是由于尿路内异物的存在打破了尿液的平衡。同时异物表面电荷的不同及异物相对粗糙的表面,为结石形成盐的附着提供了条件。异物作为结石的核心,往往先被尿中的黏蛋白附着,然后结石盐逐渐沉积形成结石。如不可吸收线头、纱布、长期留置的尿管等,均可作为结石的核心而逐渐形成结石。

尿路结石在肾和膀胱内形成,绝大多数输尿管结石和尿道结石为结石排出过程中停留在该处所致。尿路结石可引起泌尿道的直接损伤、梗阻、感染和恶性变。结石损伤尿路黏膜可导致出血。结石位于尿路较细处如肾盏颈、肾盂输尿管连接处、输尿管或尿道,可造成尿路梗阻。急性上尿路梗阻可导致平滑肌痉挛,引起肾绞痛,及时解除梗阻可无肾损害;慢性不完全性梗阻可导致肾积水,使肾实质逐渐受损而影响肾功能。尿路梗阻时易继发感染,感染与梗阻又促使结石迅速增大或再形成结石。结石长期刺激肾盂和膀胱黏膜可引起黏膜恶性变。

【临床表现】

1. 上尿路结石 单侧者约占 90%。肾结石一般在肾内形成,输尿管结石也是在肾内形成后,随着尿液流动移至输尿管中。肾结石位于肾盂和肾盏中;输尿管结石常停留或嵌顿于 3 个生理狭窄处(即肾盂输尿管连接部、输尿管跨过髂血管进入骨盆处及输尿管进入膀胱处),尤其是输尿管入膀胱处,是生理性狭窄最窄处,更有利于结石的停留,所以临床上下段输尿管结石更多见。主要症状是与活动有关的疼痛和血尿。其程度与结石的部位、大小、活动与否及有无损伤、感染、梗阻等有关。

(1)疼痛 疼痛是上尿路结石,尤其是输尿管结石最常见的症状,往往是促使病人到医院就诊的主要原因。体积大、移动范围小的肾结石,可引起上腹和腰部钝痛;结石活动或引起输尿管完全性梗阻时,可出现肾绞痛。肾绞痛临床起病急骤,病人往往难以忍受,病人往往辗转不安,在床上来回滚动,难以静卧。疼痛一般呈间歇性发作,持续时间和间歇时间也没有一定规律,疼痛持续时间短者几十分钟,长者可达数日。典型表现为:剧痛难忍,阵发性发作,位于腰部或上腹部,并沿输尿管行径放射至同侧腹股沟,还可累及同侧睾丸或阴唇,伴出汗、恶心、呕吐,有明显肾区叩击痛。

(2)血尿 大部分病人均有血尿,但多为镜下血尿,部分病人可表现为肉眼血尿。在活动或绞痛后,可出现肉眼或镜下血尿,以后者常见;有时活动后镜下血尿是上尿路结石的唯一表现。血尿症状一般伴随疼痛症状而出现,但也有少部分病人可单纯表现为血尿。

(3)其他症状 结石引起肾积水时,可触到增大的肾脏;继发急性肾盂肾炎或肾积脓时,可有发热、畏寒、脓尿、肾区压痛;双侧上尿路完全性梗阻时,可导致无尿。

2. 下尿路结石

(1)膀胱结石 多发于男性。继发性结石多见,结石的发生与膀胱出口梗阻、膀胱憩室、异物、神经源性膀胱有关,或为肾结石排入膀胱所致;原发性结石少见,可见于男性小儿,多由营养不良所致。主要症状是尿频、尿急、尿痛等膀胱刺激症状。疼痛可由结石对膀胱黏膜的刺激引起,表现为下腹部和会阴部的钝痛,亦可为明显或剧烈的疼痛。典型症状为排尿突然中断,并感疼痛,疼痛常放射至远端尿道和阴茎头部,小儿常搓拉阴茎,经跑跳或改变体位后,能使疼痛缓解,且继续排尿。常有终末血尿,合并感染时可出现明显的膀胱刺激症状和脓尿。直肠指诊可触及较大膀胱结石。

(2)尿道结石 绝大多数来自肾和膀胱,原发性结石少见。主要是结石在尿道以上尿路排出过程中,停留于尿道中而形成。尿道有 3 处生理性狭窄,即尿道内口、尿道外口及尿道膜部,结石易停留于生理性狭窄处。前尿道从球部开始至尿道外口逐渐缩窄,因此不同大小的结石可以停留于任何部位,越小的结石嵌顿位置越靠前,如果结石不大,尿道又无病理性狭窄,即可顺利排出而不形成尿道结石。主要表现为排尿困难、点滴状排尿及尿痛;结石完全梗阻尿道时,可发生急性尿潴留,伴会阴部剧痛。直肠指检可触及后尿道结石。

【实验室及其他检查】

1. 实验室检查

(1)尿液检查 可有镜下血尿,合并感染时可见脓细胞。尿液生化检查可测定钙、磷、尿酸、草酸等,有助于结石原因分析。

(2)血液生化检查 了解代谢情况。

(3)结石成分分析 是制定预防措施的依据。

2. 影像学检查

(1)泌尿系统 X 射线平片 90% 以上的结石能在正、侧位平片中发现。

(2)排泄性尿路造影 可明确结石的位置。

(3)B 超检查 可以发现平片不能显示的小结石和透 X 射线结石,还能显示肾结构改变和肾积水等。

（4）逆行肾盂造影　仅适用于其他方法不能确诊时。

（5）放射性核素肾显像　可评价治疗前后肾功能情况；确定双侧尿路梗阻病人功能较好的肾。

3. 输尿管肾镜检查　适用于其他方法不能确诊或同时进行治疗时。

【诊断要点】

1. 上尿路结石　根据与活动有关的疼痛和血尿，当结石在肾盂输尿管处嵌顿时，可突然发生肾绞痛，并向肩部、输尿管、下腹部及会阴部放射，同时伴有恶心、呕吐；绞痛发作时或发作后，出现肉眼或镜下血尿；肾结石可引起肋脊角叩痛。结合实验室及其他检查结果可明确诊断。

2. 下尿路结石　膀胱结石根据其典型症状即排尿突然中断、改变体位尿液可继续排出以及膀胱刺激征可诊断；尿道结石主要表现为排尿困难、点滴状排尿及尿痛，结石完全梗阻尿道时，可发生急性尿潴留，伴会阴部剧痛；结合实验室及其他检查结果可明确诊断。

【治疗要点】

表面光滑、直径小于 0.4 cm 的结石，90% 可以自行排出。直径小于 0.6 cm、光滑、无尿路梗阻、无感染、纯尿酸、胱氨酸结石的病人或某些临床上不引起症状的肾内较大鹿角形结石，可采用或暂行保守治疗。直径大于 0.6 cm 的结石自然排出率较低，应积极采用体外冲击波碎石、肾镜取石或碎石、膀胱镜取石或碎石、手术取石等外科方法进行治疗。肾结石在条件许可的情况下，首选体外冲击波碎石，结石直径小于 2 cm 的肾盂结石 1 次治疗后，3 个月无石率高达 90% 以上；输尿管上段结石首选体外冲击波碎石，中下段结石也可首选经尿道输尿管镜取石术，碎石及输尿管镜均失败时选择开放手术；膀胱结石常采用经尿道膀胱镜取石或碎石；尿道结石可依据结石位置采用钩取和钳出方法，或推回膀胱按照膀胱结石处理。

双侧上尿路结石最好不要同时治疗，须待一侧治愈后或基本治愈后方可治疗另一侧。治疗原则是：①一侧有继发梗阻时先治疗有梗阻侧；②双侧均有继发梗阻时先治疗梗阻严重侧；③一侧肾功能已基本丧失时先治疗尚有功能侧；④双侧条件相近似者先治疗容易治疗侧；⑤一侧肾结石、一侧输尿管结石时先治疗输尿管结石。

1. 非手术治疗

（1）饮食与运动　饮食结构应根据结石成分、生活习惯等进行调整；大量饮水，每日饮水量 2 500 ~ 4 000 mL，保持每日尿量在 2 000 mL 以上为宜，不但有利于结石排出、冲刷尿路延缓结石增长和复发，还有利于控制尿路感染。适当进行跳跃性运动，可促进结石排出。

（2）药物治疗

1）解痉止痛：肾绞痛是输尿管结石最常见的症状，发作时因疼痛较剧烈，病人一般都难以忍受，须急诊处理以缓解症状。发作时可单独或联合应用解痉和镇痛药物，或辅以钙离子阻滞剂、吲哚美辛、黄体酮等缓解疼痛。解痉药物如颠茄、溴丙胺太林、阿托品、山莨菪碱等可缓解输尿管平滑肌痉挛，从而达到止痛目的。镇痛药物包括安定、哌替啶、吗啡等。此外,吲哚美辛栓、硝苯地平、维生素 K 等对缓解肾绞痛也有一定作用。一般情况下,疼痛不太严重时可用吲哚美辛栓肛门给药,或硝苯地平口服;疼痛较重者可用布桂嗪、阿托品或山莨菪碱肌内注射;疼痛较剧烈时应用哌替啶或吗啡,同时辅以阿托品或山莨菪碱。

2)控制感染:根据尿细菌培养及药物敏感试验选用抗生素。

3)调节尿液:根据病人结石成分,使用药物调节尿液 pH 值以及代谢物,对于部分尿路结石病人可达到防治结石的目的。如口服枸橼酸钾、碳酸氢钠等碱化尿液,可防治尿酸和胱氨酸结石;口服氯化铵使尿液酸化,有利于防治磷酸钙结石及磷酸镁铵结石;如别嘌呤醇可降低血、尿的尿酸含量;D-青霉胺、α-巯丙酰甘氨酸、乙酰半胱氨酸有降低尿胱氨酸及溶石作用。

4)中医中药:部分中草药可通过促进输尿管蠕动、抑制平滑肌痉挛、利尿、降低尿液中某些与结石形成有关成分的浓度而达到治疗结石的作用。常用中药有金钱草、石韦、滑石、车前子、鸡内金、木通、瞿麦等。也可配合针刺肾俞、膀胱俞、三阴交、阿是穴等,有促进排石作用。

(3)体外冲击波碎石　体外冲击波碎石(extracorporeal shock-wave lithotripsy, ESWL)是通过 X 射线或 B 超对结石进行定位,利用高能冲击波聚焦后作用于结石,使其裂解,然后随尿流排出,是一种无痛、安全而有效的非侵入性治疗。95% 以上的上尿路结石适用于此法,最适宜于直径小于 2.5 cm 的结石,必要时可重复,两次治疗间隔时间应大于 7 d。但部分巨大结石病人,体外冲击波碎石后,排石过程中经常会造成不同程度的输尿管梗阻,严重者结石碎块大量堆积于输尿管内形成所谓“石街”,使肾盂内压增加,造成肾损害,甚至可能会使病肾部分或完全丧失功能。

体外冲击波碎石对病人损伤较小、适应证较广,广义上讲上尿路结石除结石以下尿路有器质性梗阻者外,均可采用体外冲击波碎石治疗,但在下述情况下要慎重选择:①患有严重出血性疾病的病人;②妊娠期妇女;③传染病活动期不宜碎石治疗,以避免加重病情;④并发心律失常(特别是安置起搏器者)、心力衰竭、肺功能障碍、血肌酐 ≥265 μmol/L 等严重全身疾病者;⑤糖尿病病人应在糖尿病得到控制后再进行碎石治疗;⑥身材过度矮小或过度肥胖病人。

2. 手术治疗

(1)非开放手术

1)经皮肾镜取石或碎石术:适用于直径大于 2.5 cm 的肾盂结石及下肾盏结石,可与 ESWL 联合应用治疗复杂性肾结石。

2)输尿管肾镜取石或碎石术:适用于因肥胖、结石硬、停留时间长而不能采用 ESWL 的中、下段输尿管结石。

3)腹腔镜输尿管取石:适用于直径大于 2.0 cm 的输尿管结石,原考虑开放手术,或经 ESWL、输尿管镜手术失败者。

4)经尿道膀胱镜取石或碎石:适用于膀胱结石直径小于 2~3 cm 者。较小结石可用碎石钳机械碎石,较大结石须采用液电效应、超声、激光或弹道气压法碎石。

5)其他:前尿道结石可在麻醉下注入无菌液体石蜡,压迫结石近端尿道向远端推挤、钩取和钳出结石;后尿道结石在麻醉下用尿道探条将结石轻推入膀胱,再按膀胱结石处理。

(2)开放手术　适用于结石远端存在梗阻、部分泌尿系统畸形、结石嵌顿紧密、非手术治疗失败、肾积水感染严重或病肾无功能等尿路结石病人。手术方式有输尿管切开取石术、肾盂切开或肾窦内肾盂切开取石术、肾部分切除术、肾切除术、耻骨上膀胱切开取石术等。

【护理评估】

1.健康史　了解病人的年龄、性别、职业、饮食成分和结构、水摄入量和当地气候等。有无尿路梗阻、感染或异物史,有无甲状旁腺功能亢进症、痛风、肾小管酸中毒或长期卧床史。询问疼痛的特点及放射部位、血尿的颜色及出现的时间、排尿中断发作时情况、有无膀胱刺激征等。

2.身体评估　了解病人的营养状态,评估疼痛的部位及放射部位、评估有无肾区叩击痛及严重程度等。

3.实验室及其他检查　了解实验室、影像学检查结果,判断结石情况及其对尿路的影响,评估肾功能及分肾功能。

4.心理及社会评估　了解病人和家属对结石危害、治疗方法、康复知识等知晓程度和心理承受能力;了解家庭经济承受能力和社会支持程度。

【常见护理诊断/问题】

1.疼痛　与结石引起的尿路感染、损伤、梗阻等因素有关。
2.有感染的危险　与结石引起梗阻、尿液潴留和侵入性诊疗有关。
3.尿潴留　与梗阻存在,致排尿不畅有关。
4.潜在并发症　肾功能损害、术后大出血。
5.知识缺乏　缺乏预防尿石症复发的知识。
6.焦虑　与担心肾衰竭、结石复发有关。

【护理目标】

病人疼痛缓解;感染得到预防和控制;排尿通畅;并发症未发生或得到及时控制;预防结石复发的知识增加,并采取有利于结石预防的生活方式;焦虑缓解。

【护理措施】

1.非手术治疗病人的护理

(1)饮食与活动　①饮水:大量饮水,每日饮水量3 000 mL以上,平均分于全天,睡前应饮水250 mL,以增加尿量,保持每日尿量在2 000 mL以上,降低尿中形成结石物质的浓度,减少晶体沉淀。在有感染时,尿量多可促进引流,有利于感染的控制。②饮食:根据结石分析结果,指导病人合理饮食,动物蛋白和食糖的摄入要适量(除主食外,每天须补充蛋白质25～30 g)。含钙结石者宜食用含纤维丰富的食物,限制含钙、草酸成分多的食物

（浓茶、菠菜、番茄、马铃薯、芦笋等含草酸量高；牛奶、奶制品、豆制品、巧克力、坚果含钙量高）。尿酸结石者不宜服用含嘌呤高的食物，如动物内脏、豆制品、啤酒等。③活动：在病情允许的情况下指导病人进行适当的跳跃活动，有助结石排出。

（2）病情观察　密切观察病人疼痛的部位、性质、程度、伴随症状有无变化。当结石合并感染时，尤其应注意体温及全身情况的观察。体外冲击波碎石治疗后应注意生命体征、排尿情况及尿液性状的观察。定期观察血白细胞、尿中白细胞和细菌学检查结果。

（3）用药护理　遵医嘱给予抗生素控制感染；给予枸橼酸钾、碳酸氢钠、氯化铵、别嘌呤醇、D-青霉胺、α-巯丙酰甘氨酸、乙酰半胱氨酸等，以预防结石增长及复发；给予中草药以促进结石的排出。肾绞痛的病人，遵医嘱给予解痉止痛药物；并观察药物的疗效及不良反应。

（4）对症护理　肾绞痛的病人，应嘱其卧床休息、深呼吸、肌肉放松以减轻疼痛。

（5）心理护理　向病人及家属讲解尿路结石的相关知识，耐心回答病人提出的各种疑问，缓解焦虑恐惧心理。

（6）体外冲击波碎石病人的护理

1）碎石前护理：告知病人接受治疗前 3 d 忌食产气性食物，前 1 d 服缓泻剂，术日早晨禁饮食。向病人说明体外冲击波碎石是一种简单、安全、有效、无痛苦的治疗方法，治疗中应按照要求保持固定体位，不要随意移动。以使病人心中有数，主动配合治疗。

2）碎石后护理：①术后卧床休息 6 h，鼓励病人多饮水，增加尿量。②采取有效的体位。结石位于中肾盏、肾盂、输尿管上段者，碎石后取头高脚低位；肾下盏结石取头低位；肾结石碎石后，一般取健侧卧位，同时叩击患侧肾区，利于碎石由肾盏排入肾盂、输尿管；巨大肾结石碎石后，为防止短时间内大量碎石充填输尿管而引起"石街"，可采取患侧卧位，以利于碎石随尿液缓慢排出。③碎石后出现淡红色血尿时不必紧张，可自行消失。④用纱布过滤尿液收集结石碎渣，以便进行结石成分分析。⑤遵医嘱拍摄腹部 X 射线平片，若仍有结石，可在 7 d 后再次接受治疗。⑥严密观察病情，若出现腹部疼痛或尿量减少，应及时复诊。

2. 手术治疗病人的护理

（1）手术前护理　遵医嘱给抗生素控制感染。了解疼痛部位、性质，观察血尿情况及有无结石排出。做好心理护理，帮助病人解除思想顾虑，减轻恐惧心理。对于输尿管切开取石的病人，术前 1 h 拍摄腹平片，进行结石定位，拍摄后应保持定位时的体位。对继发性结石或老年病人，应努力改善全身状况，做好原发病护理，以提高对手术的耐受能力。

（2）手术后护理

1）卧位：上尿路结石者，安置侧卧位或半卧位，以利引流；肾实质切开取石者，应卧床休息 2 周；经尿道膀胱镜钳夹碎石者，应指导病人变换体位，以促进排石。

2）观察病情：除观察生命体征、面色、意识等基本情况外，还应观察和记录尿色、尿量及患侧肾功能情况。

3）饮食与输液：术后禁饮食 1～2 d，肠蠕动恢复后恢复饮食；告知病人多饮水，保证成人每日尿量在 2 000 mL 以上，必要时应用利尿剂，以促进排尿和改善肾功能。禁饮食期间，静脉输液，维持水、电解质平衡。

4)引流管护理:①肾造瘘管:保持肾造瘘管妥善固定和通畅,勿压迫、折叠管道,不常规冲洗,以免引起感染。必须冲洗时,应严格无菌操作,低压冲洗,冲洗量不超过5~10 mL,并在医生的指导下进行。密切观测造瘘管引流尿液的颜色。肾造瘘管最少应留置2周,拔造瘘管前拍腹部平片和经造瘘管造影,了解有无残留结石及输尿管是否通畅。拔管前须先夹闭造瘘管2~3 d,确认无不良反应后方可拔除。②膀胱造瘘管:妥善固定并保持引流通畅;定时更换造瘘口处敷料;造瘘管拔管前先夹闭管道,观察病人排尿情况,若无异常再拔管。

【健康教育】

重点是预防结石的生成和复发。

1.生活指导　指导病人多饮水,最好睡前和半夜饮水,保证每日尿量在2 000 mL以上,以预防结石的形成;适当进行跳跃性运动,可促进结石的排出;遵照医嘱调整饮食成分和结构,消除结石的复发因素。

2.治疗指导　遵医嘱预防性用药,定期做尿液化验、X射线或B超检查等,若发现结石复发或有残余结石,应到医院重复治疗;若出现肾绞痛,应及时就医。

（石　磊）

第八节　良性前列腺增生病人的护理

良性前列腺增生(benign prostatic hyperplasia,PBH)简称前列腺增生,俗称前列腺肥大,是老年慢性常见病。男性自35岁以后前列腺可出现不同程度的增生,50岁以后出现临床表现。前列腺增生能引起尿路梗阻,最终可导致病人肾功能的损害。

【病因及发病机制】

引起前列腺增生的原因尚不完全清楚,目前公认老龄和有功能的睾丸是发病的基础。前列腺间质细胞和上皮细胞相互影响,在各种生长因子的作用下,伴随年龄增长而出现的体内性激素平衡失调,以及雌、雄激素的协调效应等,是前列腺增生的重要病因。其他目前比较公认的容易诱发前列腺增生的原因有:①过度的性生活和欲念的放纵;②缺乏体育锻炼,不能改善前列腺局部的血液循环;③前列腺及其邻近器官的慢性疾病,如尿道炎、膀胱炎、精阜炎等;④不良饮食习惯,经常酗酒或长期饮酒,嗜好辛、辣、酸刺激性食物等;⑤下尿路梗阻。

良性前列腺增生起源于围绕尿道精阜部的腺体,常以纤维细胞增生开始,继之其他组织增生。增大的腺体使尿道弯曲、伸长、受压而发生机械性梗阻;前列腺内尤其是围绕膀

胱颈增生的富含 α-肾上腺素能受体的平滑肌收缩,可引起功能性梗阻。为克服上述阻力,逼尿肌增强其收缩力,逐渐呈现代偿性肥大,黏膜面出现小梁、小室和假性憩室。逼尿肌代偿性肥大,可出现不稳定收缩,使膀胱内高压,甚至出现尿失禁。逼尿肌失代偿,则不能排空膀胱而出现残余尿,严重时膀胱收缩无力,出现充溢性尿失禁。长期排尿困难使膀胱高度扩张或膀胱内压增高,可发生膀胱输尿管反流,最终引起肾积水和肾功能损害。由于梗阻后膀胱内尿液潴留,容易继发感染和结石。

【临床表现】

1.尿频　是最早出现的症状,以夜尿次数增多为主要表现。夜尿次数的多少往往与前列腺增生的程度平行。病人夜尿的频次常常从每夜 1~2 次发展至每夜 4~5 次甚至更多。早期尿频系因前列腺充血刺激引起,以后随着梗阻的加重,残余尿量增多,膀胱有效容量减少,白天也可出现尿频。

2.进行性排尿困难　是前列腺增生病人最主要的症状,表现为排尿迟缓、断续、尿后滴沥。尿路梗阻严重时排尿费力、射程缩短,尿线细而无力,终呈滴沥状。

3.尿潴留　梗阻严重者膀胱残余尿增多,长期可导致膀胱收缩无力,发生尿潴留,并可出现充溢性尿失禁。前列腺增生的任何阶段,可因受凉、劳累、饮酒等使前列腺突然充血、水肿,发生急性尿潴留。

4.血尿　也是前列腺增生病人的常见症状,镜下血尿多见。由于前列腺黏膜上毛细血管充血及小血管扩张并受到增大腺体的牵拉,当膀胱收缩时,常可以引起镜下或肉眼血尿。

5.其他　合并感染时可出现膀胱刺激征;合并膀胱结石时表现为尿流中断;若长期排尿困难易导致肾积水、肾衰竭、并发腹股沟疝、内痔或脱肛。

【实验室及其他检查】

1.直肠指检　是重要的检查方法,可发现前列腺增大,表面光滑,质韧,有弹性,边缘清楚,中央沟消失。直肠指检应在膀胱排空后进行,可保证检查的准确性。

2.影像学检查　B 超检查、排泄性尿路造影及膀胱尿道造影、前列腺造影。B 超检查可经腹壁、直肠途径进行,能测量前列腺的体积,显示增生的腺体是否突入膀胱,还可测定膀胱残余尿量。正常人的残余尿量在 10 mL 以内,超过 10 mL,则提示前列腺增生;若残余尿量超过 60 mL 以上,则说明前列腺增生严重,应考虑手术治疗。

3.尿动力学检查　包括尿流率、膀胱压及尿道压测定,是判断逼尿肌功能及损害程度的检查方法。正常尿流率为 25 mL/s,若最大尿流率<15 mL/s 表明排尿不畅;若最大尿流率<10 mL/s 则表明梗阻较为严重,是手术指征之一。

4.血清前列腺特异抗原(prostate-specific antigen,PSA) 测定　前列腺体积较大、有结节或较硬时,应测定血清 PSA,以排除合并前列腺癌的可能性。

5.膀胱镜检查　对某些病例即可经此项检查明确前列腺是否增生以及增生程度,又可通过此项检查了解膀胱内情况,排除其他病变,但膀胱镜检查对前列腺增生病人容易引起损伤、出血、感染等,故应严加选择使用,操作时务必小心细致,检查后须严密观察。

【诊断要点】

老年男性出现尿频、进行性排尿困难、尿潴留等临床表现,结合直肠指检、B超检查及尿动力学检查等结果可明确诊断。

【治疗要点】

前列腺增生病人临床上按照增生程度可分为三度:轻度系指前列腺较正常增大1.5 ~ 2倍;中度指前列腺腺体大于正常的2 ~ 3倍,重度则指前列腺肿大严重。在前列腺增生中、重度病人的治疗上,对于体质尚好、能耐受手术的病人,仍以手术治疗为佳。因药物治疗仅是相对的治愈,复发机会仍然存在,远不如手术解决问题完全、彻底。

1. 前列腺增生无临床症状,无残余尿者,一般无须治疗,但须密切随访。

2. 急诊处理 急性尿潴留病人需要及时处理,以解除病人痛苦而挽救生命。一般是首选F-14号橡皮导尿管导尿。如导尿管受阻可在肛门内肥大腺体的下缘,以手指向前推压导尿管的顶端,使导管顶端抬起,则可插入膀胱。大量尿液潴留,不可快速一次放空,调节导管深浅,固定留置引流;如导尿管无法放入,改行膀胱穿刺或耻骨上膀胱造瘘术解决急性尿潴留。

3. 非手术治疗 对梗阻较轻或难以耐受手术治疗的病人,可采取非手术治疗。①药物治疗:有α受体阻滞剂、5α-还原酶抑制剂、性激素和中医中药方法等;其中以α受体阻滞剂特拉唑嗪、非那雄胺为常用,对症状较轻的病例有良好疗效。②其他:如激光治疗、经尿道球囊高压扩张术、前列腺尿道网状支架、经尿道热疗、体外高强聚焦超声等,可根据病情选择使用。

4. 手术治疗 对前列腺增生梗阻严重、药物治疗无效、膀胱残余尿超过50 mL或曾经出现过急性尿潴留者,应手术治疗。常用手术如下。①经尿道前列腺切除术:是最多采用的手术方法,95%的前列腺切除术可在内镜下进行。在持续硬膜外麻醉或腰麻下手术,术后留院观察1 ~ 2 d即可。此手术在降低症状评分、提高尿流率方面优于任何微创手术。②耻骨上经膀胱前列腺切除术:在耻骨上经膀胱切除前列腺是一古老的手术方法。可一期施行,亦可分二期施行。一般情况差的病人,如有严重的肾脏损害及心力衰竭,须先做膀胱造瘘引流,待肾功能恢复,心脏情况亦好转能耐受手术时,再考虑手术治疗。③耻骨后前列腺切除术:手术途径耻骨后膀胱外,无须切开膀胱,在耻骨联合后膀胱前间隙暴露前列腺,在内括约肌平面以下切开包膜,剜出前列腺体的肥大部分,然后缝合被膜。本术式适用于较小而纤维化的腺体摘除。

【护理评估】

1. 健康史 了解发病的可能诱因,以往的治疗情况,有无心脑血管疾病、肺气肿及糖尿病等病史,有无前列腺疾病家族史。询问有无尿频、进行性排尿困难、尿潴留、尿失禁等症状。

2. 身体评估 检查有无膀胱充盈、前列腺增大的体征,有无腹外疝、痔、脱肛等并发症。

3.实验室及其他检查 查看 B 超、膀胱镜、尿流动力学、血清 PSA、肾功能等检查结果,以判断尿道梗阻的严重程度、有无合并前列腺癌、有无肾积水及慢性肾功能不全等。

4.心理及社会评估 了解病人和家属对疾病过程、治疗方法、治疗效果、可能发生的并发症的认知程度及所产生的心理反应;了解病人的家庭经济状况及可利用的社会资源等。

【常见护理诊断/问题】

1.排尿障碍 与膀胱出口梗阻有关。

2.急性疼痛 与逼尿肌功能不稳定、导尿管刺激、膀胱痉挛有关。

3.潜在并发症 术后出血、稀释性低钠血症(TURS)、尿失禁等。

4.焦虑 与排尿异常、对手术和预后担忧等有关。

【护理目标】

病人排尿障碍得到改善;疼痛缓解;未发生并发症或并发症得到及时处理;焦虑减轻。

【护理措施】

1.非手术治疗的护理

(1)心理护理 耐心细致地向病人解释疾病发生的原因、治疗的方法,稳定病人的情绪,使其能积极配合治疗和护理,树立战胜疾病的信心。

(2)生活护理 指导病人注意休息,保持良好的作息习惯,避免受凉,保持心情舒畅;摄取易消化、高营养饮食,并辅以粗纤维食品,忌饮酒及辛辣等刺激性食物;多饮水,勤排尿,保持大便通畅。

(3)用药护理 遵医嘱给予 α 受体阻滞剂、5α-还原酶抑制剂、性激素和植物药等抗前列腺增生药物,观察药物的疗效及不良反应。α 受体阻滞剂的不良反应主要有头晕、直立性低血压等,应在睡前服用,用药后卧床休息,以防跌倒,服药期间定时测量血压。服药后如出现头晕、头痛、恶心等症状及时告知医师。5α-还原酶抑制剂起效缓慢,须在服药 4～6 个月后才有明显效果,告知病人长期服药。

(4)配合导尿或膀胱造瘘 对出现急性尿潴留者,应配合医师行导尿术或膀胱造瘘术,并做好导尿管、造瘘管的护理。

2.手术治疗病人的护理

(1)手术前护理 除非手术治疗的护理措施和术前常规准备外,还应全面检查心、肝、肺、肾等重要器官的功能,若发现异常应及时处理;训练深呼吸、有效咳嗽、肢体活动和床上排便等,以减少卧床并发症。

(2)手术后护理

1)卧位:平卧 2 d 后,改半卧位,以防病人坐起或肢体活动时,三腔气囊管的气囊移位,失去对膀胱颈口的压迫作用而导致出血。卧床期间鼓励病人咳嗽、咯痰、深呼吸,防止坠积性肺炎;进行肢体活动,防止静脉血栓形成。

2)观察病情:严密观察病人意识状态及生命体征。病人多为高龄,多患有心血管疾病,由于麻醉和手术刺激可引起血压下降或诱发心、脑、肺并发症,因此应加强观察和护理。固定好各种引流管,保持通畅,并观察引流液的颜色和量。若发现生命体征改变、引流液颜色为鲜红色血液,应警惕术后出血,及时通知医生,并协助处理。

3)饮食护理:术后 6 h 病人无恶心、呕吐,可进流质饮食,1~2 d 后无腹胀即可恢复正常饮食。病人宜进食易消化、富含营养与纤维的食物,以防便秘。应鼓励病人多饮水,每日 2 500~3 000 mL,以稀释尿液,预防感染。

4)**气囊导尿管的护理**:三腔气囊导尿管有压迫止血、引流尿液和施行膀胱冲洗 3 种作用(图 1-6)。一般是适当牵拉气囊尿管,将其用胶布固定在病人一侧大腿内侧,牵引 8~10 h。告知病人不可自行松开或蜷腿,以使气囊导管保持一定的牵引力,压迫前列腺窝,起到止血作用。

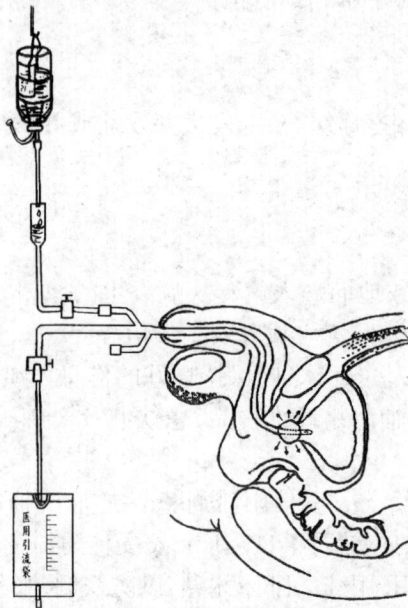

图 1-6 三腔气囊导尿管的作用和膀胱冲洗

5)**膀胱冲洗的护理**:术后用生理盐水持续冲洗膀胱 3~7 d,以防血块堵塞尿管。①冲洗液温度控制在 25~30 ℃,以预防膀胱痉挛的发生。②冲洗速度应根据尿色而定,色深则快,色浅则慢。③确保冲洗管道通畅,若引流不畅应及时施行高压冲洗、抽吸血块,以免造成膀胱充盈、膀胱痉挛而加重出血。④准确记录冲洗量和排出量,尿量=排出量-冲洗量。

6)**膀胱痉挛的护理**:膀胱痉挛可引起阵发性剧痛、诱发出血,主要由逼尿肌不稳定、导管刺激、血块堵塞冲洗管等原因引起。此时应嘱病人做深呼吸,以放松腹部肌肉张力。术后留置硬脊膜外麻醉导管,按需定时注射小剂量吗啡有良好效果。严重者遵医嘱给予硝苯地平、丙胺太林、地西泮口服,或维拉帕米加入生理盐水内做膀胱冲洗等,均可消除膀胱痉挛,减轻疼痛。

7）各种引流管护理:同本章第六节"泌尿系统损伤"。但应注意以下2点。①经尿道前列腺切除术后3~5 d,尿液颜色清澈时,即可拔除导尿管。②开放手术后,耻骨后引流管术后 3~4 d,引流量很少时可拔除;耻骨上前列腺切除术后 5~7 d,耻骨后前列腺切除术后 7~9 d 拔除导尿管;若排尿通畅,术后 10~14 d 可拔除膀胱造瘘管,拔管后用凡士林油纱布填塞瘘口,排尿时用手指压迫瘘口处敷料以防漏尿,2~3 d 瘘口可自愈。

8）预防感染:遵医嘱使用抗菌药物,做好尿道口护理。每日以 5 g/L 的碘伏棉球擦拭尿道口 2 次,尿道口保持清洁,勤换内裤,尿袋低于膀胱水平以下,以防止逆行感染。观察有无畏寒、发热、附睾肿大及疼痛等感染征象,一旦发现异常及时通知医生,并协助处理。

9）并发症护理:

术后出血:手术后最初几天通常会出现血尿,术后第 1 天会有鲜血,以后逐渐清澈。若血尿色深红或逐渐加深,说明有活动性出血,应及时协助处理。手术 1 周后,逐渐离床活动,避免用力及便秘,禁止灌肠或肛管排气,以免刺激前列腺窝引起迟发性出血。

TURP 综合征:原因是术中大量的冲洗液被吸收使血容量急剧增加,形成稀释性低钠血症;病人可在几小时内出现烦躁、恶心、呕吐、抽搐、昏迷,严重者出现肺水肿、脑水肿、心力衰竭等。一旦发现上述情况,应立即减慢输液速度,给予利尿剂、脱水剂等对症处理。

尿失禁:拔除导尿管后,病人可出现尿频和尿失禁,为减轻这一症状,应从术后 2~3 d 开始,指导病人进行腹肌、臀肌及肛门括约肌收缩练习,也可辅以针灸或理疗等。一般在术后 1~2 周症状可缓解。

【健康教育】

1.生活指导 同非手术治疗病人的护理。另外,还应告知病人术后 1~2 个月内避免剧烈活动如跑步、骑自行车、性生活等,以防继发性出血;前列腺切除术后常会出现逆行射精,不影响性交;少数病人出现阳痿,应查明原因,进行对因治疗。

2.康复指导 ①前列腺窝的修复需 3~6 个月,因此术后可能仍有排尿异常,应多饮水,定期做尿常规、尿流率检查及残余尿量测定;②对尿失禁的病人,应指导其有意识地进行肛门的舒缩运动,以尽快恢复尿道括约肌功能。

(石 磊)

第九节 泌尿系统疾病常用诊疗技术及护理

一、血液净化治疗护理

血液净化治疗是指能够清除身体内源性或外源性毒物、纠正内环境紊乱的治疗方法的总称,包括血液透析、腹膜透析、血液滤过、血液灌注、血浆置换等。本节主要介绍血液透析与腹膜透析。

(一)血液透析

血液透析(hemodialysis,HD)简称血透,是目前最常用、最重要的血液净化方法之一。其利用半透膜平衡原理,将病人的血液与透析液同时引进透析器,在透析膜两侧呈逆向流动,借助膜两侧的溶质梯度、渗透压梯度及水压梯度,通过弥散、对流、吸附清除毒素,通过超滤和渗透清除体内潴留过多的水分,同时补充人体需要的物质,纠正电解质和酸碱平衡紊乱。血液透析原理,见图1-7。

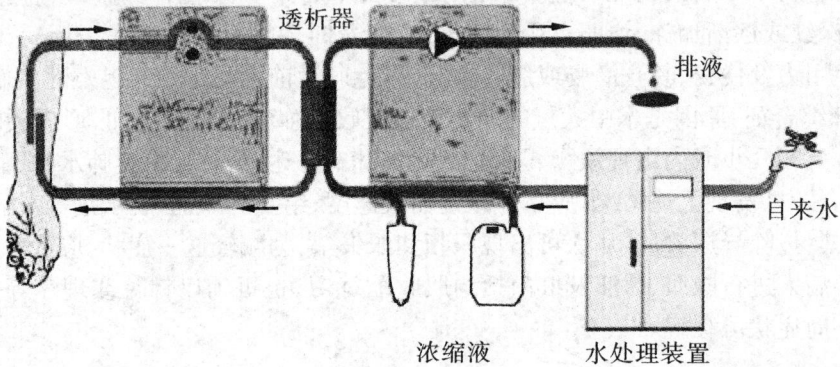

图 1-7　血液透析原理

【血液透析装置】

血液透析装置包括透析机、透析器、透析液、供水系统、透析管道等。

1.透析机　透析机的主要功能是按一定比例稀释浓缩的透析液以达生理要求,按设定温度和流量供应透析液,用血泵维持血流量,用肝素泵调节肝素量,通过负压调节控制脱水量,通过体外循环的各种监护系统监测透析液的温度、浓度、流量和压力,监测血流量、血液通路内的压力等。

2.透析器　透析器是血液与透析液进行物质交换的场所。透析膜为透析器的关键部分,膜的两侧小分子溶质和水分子可自由通过,而大分子物质(多肽、蛋白质、血细胞、细菌等)则不能通过。血液透析时,血液中的尿素、肌酐、K^+、H^+、磷酸根等可通过透析膜弥散到透析液中,而透析液中的碳酸氢根、乙酸根等病人所需物质则通过透析膜弥散到血液中使人体得以补充。目前最常用的透析器为中空纤维型,中空纤维为人工合成的半透膜,血液在空芯纤维管内流过,透析液逆向流经管外,这样血液和透析液在透析膜的两侧不断进行物质交换,从而达到透析的目的。

3.透析液　透析液含 Na^+、Cl^-、Ca^{2+}、Mg^{2+}、K^+、碱基、葡萄糖。据所含碱基不同,分为乙酸盐透析液和碳酸氢盐透析液,后者更符合生理要求,能迅速纠正酸中毒,且对心血管功能稳定性较好。

4.透析用水　目前最好的透析用水是反渗水,无离子、无有机物、无菌,用于稀释浓缩透析液。

【适应证】

1.急性肾衰竭　主张早期频繁透析,以迅速清除体内过多的水和钾、纠正酸中毒,并为原发病的治疗创造条件。下述指征可供参考:①少尿或无尿24~48 h,伴有高血压、肺水肿;②血钾≥6.0 mmol/L及心电图提示高钾者;③二氧化碳结合力≤13 mmol/L;④血尿素氮≥21.4 mmol/L;⑤血肌酐≥442 μmol/L。

2.慢性肾衰竭　慢性肾衰竭发展到尿毒症期须长期透析治疗,目前主张内生肌酐清除率(Ccr)降至10 mL/min左右即可常规血透治疗。下述指标可供参考:①血尿素氮≥28.6 mmol/L;②血肌酐≥707.2 μmol/L;③有高钾血症;④有代谢性酸中毒;⑤有尿毒症症状;⑥有水潴留,如水肿、高血压、容量负荷性心力衰竭等;⑦并发贫血、心包炎、明显神经系统症状等。

3.急性药物或毒物中毒　凡分子量小,不与组织蛋白结合或亲和力小,能通过透析膜被析出的毒物中毒,如巴比妥类、甲丙氨酯、地西泮、氯丙嗪、水合氯醛、甲醇、乙醇、地高辛、氨基糖苷类抗生素、万古霉素、汞、铝、铁、有机磷、鱼胆等,可通过透析快速清除,应争取在8~16 h内进行。

【禁忌证】

一般无绝对禁忌证,相对禁忌证有低血压、休克、心肌梗死、心力衰竭、心律失常、严重出血或感染、恶性肿瘤晚期等。

【血液通路】

血液通路是血液从人体内引出,进入管道和透析器,再回到人体内的通路。它是进行血液透析的必要条件。血液通路分为临时性和永久性两类,前者主要用于紧急透析和慢性维持性透析内瘘未形成时,后者主要用于长期维持性透析。临时性通路采用动静脉直接穿刺或经皮静脉穿刺留置导管,永久性通路主要是动-静脉内瘘,动-静脉外瘘既可作临时性又可作永久性通路。

1.动-静脉外瘘　一般是切开前臂的桡动脉和头静脉并分别插硅胶管,在皮肤外将两者连接成"U"字形,固定于皮肤,形成动-静脉体外分流。其优点是手术简单,术后能立即使用,无须穿刺,血流大而稳定;主要缺点是外瘘导管易滑脱、出血,长期留置易发生感染和血栓形成。

2.动-静脉内瘘　是维持性血透病人最常用的血液通路。用外科手术将表浅毗邻的动静脉(常用桡动脉与头静脉、肘静脉与肱动脉)做直接吻合,使形成皮下动-静脉内瘘,待内瘘成熟后(2~6周)使用。每次透析前用两根穿刺针穿刺内瘘血管,将动脉血引入透析器,然后从静脉端回流入体内,亦可用有Y型分支的单针穿刺。内瘘的优点是无外瘘导管脱落的危险,病人活动不受限制,感染和血栓发生率大为减少,如保护得当可长期使用;其缺点是手术后不能立即使用,而且每次透析须穿刺血管及使用血泵,由于经常穿刺血管,易发生皮下血肿、血管栓塞,也可并发感染、动脉瘤和假动脉瘤,以及瘘管远端肢体缺血和心脏负担加重,晚期可发生瘘管功能不全和闭塞。

【肝素应用】

血液透析时血液在体外管道内循环,须加抗凝剂(常用肝素)防止血液凝固,肝素的用量因人而异。

1. **常规肝素化**   适用于无出血倾向、无心包炎的病人。首次剂量为 15 ~ 20 mg,以后每小时追加 10 mg。

2. **边缘肝素化**   适用于有轻、中度出血倾向或有心包炎的病人。首次剂量为 6 ~ 8 mg,以后每小时追加 5 mg。

3. **局部肝素化**   适用于有严重出血倾向的病人。仅在透析器动脉端持续注入肝素,而在透析器静脉端用鱼精蛋白中和肝素。肝素与鱼精蛋白的用量之比为 1 : 1。

4. **无肝素化**   适用于高危出血病人,透析过程中不使用肝素。

【护理措施】

1. **透析前护理**

(1)**环境准备**   透析室清洁、消毒、无尘,以防止感染;温度、湿度适宜,以保证病人舒适。

(2)**物品准备**   ①透析设备准备:专人准备并检查各种透析设备,按要求消毒处理;紧密连接各种透析管道,并用肝素生理盐水冲洗;透析前进行有效调试,确保透析设备正常运行;待开机后各项指标稳定后开始透析。②透析药品准备:透析用药(生理盐水、肝素、0.05 g/mL 碳酸氢钠)、急救用药(除一般急救药品外,还须备降压药)、其他用药(0.1 g/mL 葡萄糖酸钙、高渗葡萄糖注射液、地塞米松)、透析液(先配制成浓缩 35 倍的透析液,经机器稀释后自动流入透析器)。

(3)**病人准备**   ①向病人解释血液透析的目的、方法和透析过程中可能出现的情况,以消除病人的紧张心理,使透析顺利进行,并征得病人或家属签字同意。②准备血管通路并保持通畅,使用动-静脉内瘘者勿在瘘管所在肢体上输液、测量血压;使用动-静脉外瘘者应防止导管发生滑脱、出血、栓塞、感染等情况。③测量并记录体重、血压、脉搏;采血进行生化检查;排便排尿。④协助病人取舒适体位。

2. **透析中护理**

(1)**病情观察**   透析过程中应严密观察病人的血压、脉搏、呼吸、体温的变化;观察血流量、血路压力,透析液流量、温度、浓度、压力、颜色等各项指标,准确记录透析时间、脱水量、肝素用量等,及时处理监护系统报警和机器故障。

(2)**饮食护理**   营养直接影响透析病人的生活质量,因此应指导病人合理调配饮食。透析中有蛋白质丢失,因此,在饮食中应适当增加蛋白质的摄入,一般摄入量为 1.2 ~ 1.4 g/(kg·d),其中 50% 以上为优质蛋白。此外,应多食维生素丰富的食物,视病情摄入钠和钾。

(3)**并发症的预防与处理**

1）低血压：常见并发症之一。病人有恶心、呕吐、胸闷、面色苍白、出汗、一过性意识丧失等表现，与超滤脱水过多过快、血容量不足、心源性休克或过敏反应相关。预防措施为脱水速度不宜过快，严格控制脱水量，不能耐受乙酸盐透析液的病人改碳酸氢盐透析液。处理措施为立即减慢血流速度，协助病人平卧、抬高床尾、吸氧；在血液通路输注 0.5 g/mL 的葡萄糖 40～60 mL 或氯化钠 40 mL，或输注生理盐水、碳酸氢钠、白蛋白或鲜血，并注意监测血压变化，必要时给升压药甚至停止透析。

2）失衡综合征：多发生在透析开始 1 h、初次接受透析治疗或使用高通透性透析器病人，与透析造成细胞外液的渗透压暂时低于细胞内液渗透压，产生脑细胞水肿有关，表现为头痛、恶心、呕吐、血压升高、抽搐、昏迷等。预防措施为首次透析时间应短，控制在 4 h 内；脱水速率不宜过快；静脉注射 0.5 g/mL 葡萄糖 40 mL；采用高钠、碳酸氢盐透析液。一旦出现失衡综合征，可静脉注射高渗葡萄糖、高渗钠，酌情应用镇静剂等。

3）致热原反应：系内毒素进入体内所致，多发生于透析开始 1 h 左右，表现为寒战、发热等。严格无菌操作，做好透析管道、透析器的清洗与消毒工作，是有效的预防措施。一旦发生致热原反应，立即肌内注射异丙嗪 25 mg、静脉注射地塞米松 5 mg，注意保暖。

4）出血：与肝素应用过多、血小板功能不良、高血压等有关，表现为牙龈出血、鼻出血、消化道出血甚至颅内出血等。应减少肝素用量、减少静脉注射鱼精蛋白中和肝素，或改用无抗凝剂透析。

5）空气栓塞：少见。与机器监测失灵、空气进入血管所致。一旦发生立即将头胸放低并取左侧卧位，吸氧，必要时高压氧治疗。

3. 透析后护理

（1）透析穿刺针拔出后，穿刺部位压迫止血 10 min 以上，以防出血；穿刺部位消毒后无菌纱布或创可贴覆盖，以防感染。

（2）透析后测量体重，留取血标本做生化检查，并与透析前比较；24 h 内严密观察病情变化，定时测量血压、脉搏，注意有无出血倾向、低血压、心力衰竭等表现。

（3）透析后 4 h 内尽量避免各种注射、穿刺、侵入性检查或手术治疗。

（4）注意血液通路的护理，观察穿刺部位有无出血和血肿，外瘘者注意防止滑脱、出血，并避免在该侧肢体测血压及做静脉穿刺。

（5）与病人约定下次透析时间。

（6）妥善处理病人的血液和污染物，消毒器械物品，并做好其他善后处理。

（二）腹膜透析

腹膜透析（peritoneal dialysis，PD）简称腹透，是利用腹膜作为透析膜，向腹腔内注入透析液，借助腹膜毛细血管内血液与透析液之间的溶质浓度梯度和渗透梯度，使体内潴留的水、电解质、代谢废物或毒物经超滤和渗透作用进入透析液而排出体外，而透析液中的某些物质经毛细血管进入血液循环，以补充人体需要，如此反复更换透析液，达到清除体内代谢产物或毒物，纠正水、电解质、酸碱失衡的目的。

腹膜透析有间歇性腹膜透析（intermittent peritoneal dialysis，IPD）、持续不卧床腹膜透析（continuous ambulatory peritoneal dialysis，CAPD）、连续循环腹膜透析（continuous cycling peritoneal dialysis，CCPD）等方法。

【适应证】

适应证同血液透析，更适合低血压、明显出血倾向、糖尿病、原有心血管疾病、血管造瘘失败、无条件做血液透析的病人及老年人和儿童。

【禁忌证】

主要禁忌证包括腹膜炎、腹膜广泛粘连、腹部大手术后、广泛肠粘连及肠梗阻、腹部皮肤广泛感染、结肠造瘘或粪瘘、腹腔巨大肿瘤、晚期妊娠、严重肺部病变伴呼吸困难、长期蛋白质或热量摄入不足、高分解代谢、不合作或有精神病等。

【护理措施】

1. 透析前护理

（1）环境准备　环境清洁、消毒、无尘，以防止感染；温度、湿度适宜，以保证病人舒适。

（2）物品准备　准备 Y 型（或 O 型）接管、袋装透析液、皮肤消毒剂等物品，透析前检查透析液有效期、清晰度，将透析液加温至 37 ℃。如行腹膜透析管安置术须另备相关物品。

（3）病人准备　向病人说明透析目的、过程和防治透析反应的措施，消除病人紧张情绪；测量体重、体温、脉搏、呼吸、血压并记录；排空大小便。

2. 透析中护理

（1）连接系统消毒与更换　目前腹膜透析常用 O 型管和 Y 型管（或双袋系统）连接。分离和连接各种管道时须遵循无菌操作原则，进行严格消毒处理；及时更换管道系统，间歇性腹膜透析每天更换 Y 型管，持续不卧床腹膜透析每 1~2 周更换 1 次，腹膜透析管外连接管可使用 3~6 个月，如需更换时宜先消毒后更换。

（2）观察与记录　观察透析管出口处皮肤有无渗血、漏液、红肿等；准确记录透析液进出时间与进出量，记录 24 h 出入量；定时测量并记录生命体征与病人一般情况；定期送引流液做各种检查。

（3）饮食护理　腹膜透析可致大量蛋白质及营养成分丢失，因此饮食护理尤为重要。要求蛋白质的摄入量为 1.2~1.5 g/（kg·d），以优质蛋白为主；水的摄入根据每天超滤量而定，如果超滤量在 1 500 mL/d 以上，无明显高血压、水肿等，可以正常饮水，如果出量减少则要限制入水量。

3. 常见并发症护理

（1）导管引流不畅或腹膜透析管堵塞　为腹膜透析的常见并发症。常见原因为腹膜透析管移位、受压、扭曲、纤维蛋白堵塞、大网膜粘连等。护理方法：①改变病人的体位；②排空膀胱；③服用导泻剂或灌肠，促进病人肠蠕动；④腹膜透析管内注入肝素、尿激酶、生理盐水、透析液等使堵塞透析管的纤维块溶解；⑤可在 X 射线透视下调整透析管的位置或重新手术置管。⑥上述方法无效时可再次手术置管。

（2）腹膜炎　为腹膜透析的主要并发症。主要为革兰氏阳性球菌感染,细菌大部分来自透析管道的皮肤出口处及透析管接头处,表现为寒战、发热、腹痛、腹部压痛、反跳痛、透析液浑浊、细菌培养阳性等。其主要护理措施为:采用透析液 1 000 mL 连续冲洗 3~5 次;暂时改做 IPD;腹膜透析液内加抗生素,全身应用抗生素;若抗感染治疗 2~4 周后仍无法控制,应拔除透析管。

（3）腹痛　常见原因为透析液酸碱度或温度不当、透析管位置不当、渗透压过高、腹膜炎、透析液进出速度过快或压力过大。护理时注意调节好透析液的温度,降低透析液的渗透压以及透析液进出的速度,积极治疗腹膜炎等。

（4）其他并发症　低血压、高血糖、高渗性昏迷、腹腔出血、透析液外漏、腹膜透析管滑脱、肠粘连等。

4. 透析后护理

（1）透析结束后即可拔除连接管,并以无菌碘伏帽盖住导管开口,伤口周围应以无菌敷料包裹,并严密观察伤口有无渗液或出血现象。如果以后不再透析,即可拔除腹透导管,并以外科技术缝合伤口。

（2）测量体重、血压和脉搏,并与透析前比较。

（3）病人淋浴前将透析管用塑料布包扎好,淋浴后将残留的肥皂冲洗干净,并用软质清洁毛巾将透析管及周围皮肤轻轻拭干,络合碘消毒透析管及周围皮肤。

二、肾穿刺活体组织检查术护理

肾穿刺活体组织检查是用肾活检针经皮肤直接穿刺抽取肾脏活体组织进行病理学检查的一种方法,又称肾脏穿刺术或经皮肾活检术。此为诊断肾脏疾病的重要辅助检查方法,对确定病理类型、明确诊断、指导治疗及评价预后均有重要意义。

【适应证】

1. 内科各种原发、继发肾实质疾病,尤其是弥漫性病变者皆可穿刺。
2. 急、慢性肾小管间质性疾病。
3. 急性肾衰竭。
4. 用于肾移植确定排异反应还是疾病复发。

【禁忌证】

1. 孤立肾、小肾。
2. 明显出血倾向病人。
3. 严重高血压、心力衰竭、严重肺气肿、严重贫血、重度腹水病人。
4. 肾肿瘤或肾动脉瘤、多囊肾、马蹄肾、肾脏大囊肿、肾结核、肾脓肿、肾周围脓肿、肾积水等病人。
5. 精神疾病或不配合检查病人。

【护理措施】

1. 术前护理

(1)用物准备 治疗盘内有肾穿刺包(内有弯盘 1 个、棉球 4 个、穿刺针 1 个、封闭针 1 个、钢尺 1 个、尖头手术刀、治疗巾 2 块、纱布)、50 mL 和 5 mL 一次性注射器各 1 个、无菌敷料、皮肤消毒剂、血压计、听诊器、10 g/L 普鲁卡因溶液、多头腹带、小沙袋、无菌手套、胶布、甲醛固定液标本瓶等。

(2)病人准备

1)术前解释 向病人讲明肾脏穿刺术的必要性、安全性及注意事项,做好解释工作,以消除病人的思想顾虑,保证穿刺手术顺利进行,减少术后并发症发生,并征得病人及家属签字同意。

2)病史调查 详细询问病人病史,有无出血性疾病、高血压、严重贫血、全身感染、心脏疾病、肾下垂等。

3)术前检查 查出血时间、凝血时间、血小板计数、凝血酶原时间等,以了解有无出血倾向;查血肌酐、血尿素氮、肝功能、乙型肝炎表面抗原(HBSAg)等,以了解肝、肾功能;做尿常规检查和细菌培养,以排除上尿路感染;做 B 超检查和肾区平片以了解肾脏大小、位置,并帮助确定穿刺点;查血型并备血 400 mL;测量生命体征,观察病情变化。

4)行为训练 指导病人练习屏气及平卧排尿(便)方法。屏气动作可以减少肾移动,有利于减少穿刺时组织损伤。

5)术前用药 术前肌内注射维生素 K 2~3d ,以预防出血;术前做普鲁卡因皮试;术前 1 h 肌内注射地西泮。

6)其他 术前禁食、禁水 4~6 h,排空大、小便。

2. 术中护理

(1)协助病人取俯卧位,双手伸直置于头前,腹部垫以厚枕将肾顶向背侧,使穿刺部位抬高、固定,避免穿刺时滑动移位。

(2)协助术者暴露穿刺部位。穿刺部位多在 B 超下确定,一般取背部 12 肋下缘 0.5~1.0 cm、距后正中线 6.0~7.5 cm 处,即肾脏下缘处。

(3)协助术者常规消毒皮肤,戴无菌手套,铺无菌孔巾,局部麻醉。

(4)嘱病人深吸气后屏气,术者用腰椎穿刺针探刺肾脏距皮肤深度,然后在穿刺点用尖刀割破皮肤;再嘱病人深吸气后屏气,术者将穿刺针刺入,参考腰穿针所测深度刺入肾囊达被膜外;见穿刺针与呼吸同步运动后再嘱病人屏气,术者将穿刺针迅速刺入肾脏完成取材。

(5)肾穿刺完毕,穿刺部位消毒后无菌纱布覆盖,并立即按压穿刺部位,多头腹带加压包扎后置沙袋,以平车推入病房。

(6)在穿刺过程中,给予病人心理支持,注意观察病人的表情和反应,如有面色苍白、心慌等异常表现应通知医生。

(7)将术者穿刺所得肾脏活体组织置于甲醛固定液标本瓶内送验。

3. 术后护理

（1）术后俯卧 4 h，如无异常取下沙袋，改取平卧位，绝对卧床时间总共为 24 h。卧床期间帮助做好生活护理，嘱病人避免躯体活动及咳嗽、打喷嚏等剧烈动作，以免伤口出血。若病人病情平稳，无肉眼血尿，可取下多头腹带下床活动。术后 7~10 d 内避免重体力活动。

（2）严密观察生命体征，每 30 min 测血压、脉搏 1 次，连续测量 4 次，如无异常改为每小时测量 1 次，血压平稳 4 h 后可停止测量。如病人血压波动大或血压偏低，应及时报告医生处理。

（3）观察尿液颜色和性状变化，连续行尿液一般检查 3 次。如出现肉眼血尿应通知医生，给予补液，以防血块形成堵塞输尿管，并延长卧床时间直至肉眼血尿消失。

（4）观察病人有无腹痛、腰痛、肌紧张、排尿困难等，观察穿刺部位有无出血、血肿。

（5）鼓励尿量正常病人多饮水、勤排尿，术后 24 h 内尿量不少于 1 000 mL，以尽快排出肾血管中的血凝块。

（6）遵医嘱给予抗生素和止血药治疗 3 d，以防出血和感染

三、肾脏移植术的护理

肾脏移植简称肾移植，是治疗晚期肾功能衰竭的有效方法，尤其是生活质量比依赖透析病人大大提高，如移植肾能存活，大多数病人均能恢复正常的生活和工作。肾移植可有尸体供肾或活体供肾，活体供肾质量比尸体供肾好。活体供肾最好是有血缘关系的亲属间自愿供肾。

【适应证】

各种肾脏疾病引起不可逆的晚期肾功能衰竭，须用透析疗法来维持生命的均可考虑肾移植。其中以原发性肾小球肾炎为最常见，约占 70% 以上，其次为慢性肾盂肾炎、糖尿病肾病、系统性红斑狼疮性肾炎、梗阻性肾病、肾小动脉硬化症、遗传性肾炎、多囊肾等。

【禁忌证】

下列疾病的病人不宜做肾移植：①恶性肿瘤；②慢性呼吸衰竭；③凝血机制缺陷；④慢性活动性肝炎；⑤肝硬化；⑥HIV 阳性；⑦精神病。

【护理措施】

1. 肾移植前准备

（1）病人的准备　①心理准备：向病人及家属解释肾移植的意义、成功率、手术后可能出现的并发症、终身服药等问题，使病人树立治疗的信心，自愿接受手术并签订手术同意书。②术前检查：尿毒症病人有贫血，高血压，心力衰竭，水、电解质、酸碱平衡紊乱等，应做好各项术前检查，如血尿粪常规、肝肾功能、血液生化、乙肝五项、丙肝抗体、抗-HIV、心电图、B 超等检查，还要做好术前配型，如查血型、人白细胞抗原（HLA）配型、淋巴细胞毒交叉试验（CDC）等。③加强治疗：病人在等待肾移植时，应加强全身支持疗法，控制高

血压,改善心功能,清除感染灶,用促红细胞生成素(EPO)改善贫血,术前24 h 加强透析 1次。④训练病人床上排便、备皮等。

(2)病室的准备 ①消毒隔离房间:术前 1 d 用 5 g/L 过氧乙酸擦拭室内一切物品及墙窗,然后用甲醛进行空气消毒,次日再用 5 g/L 过氧乙酸擦拭,病室应朝阳,通风良好。②病室物品准备:包括监护仪、软床垫、吸引器、引流瓶、氧气、听诊器、血压计、体温表、尿密度仪、量杯、紫外线灯等。③药品准备:备齐所需的各类药品。④隔离物品准备:按消毒隔离原则准备衣、帽、鞋等物。

2. 肾移植后护理

(1)按泌尿外科手术进行常规护理。

(2)置病人于隔离病房,专人护理,保护性隔离 7~10 d,安静卧床 1 周,严格隔离病房管理,遵守消毒隔离制度,定时进行室内消毒,做好病人个人卫生的护理。

(3)密切观察生命体征及病情变化。

(4)注意饮食护理,待术后肠蠕动恢复、排气后给予高热量、高维生素、低蛋白、低盐、易消化饮食,鼓励病人多饮水,保持口腔清洁。

(5)并发症观察与护理包括以下几项。

1)排异反应:是肾移植失败的主要原因,超急排异多发生在血管接通后 24 h 内,移植肾变为紫黑色,无尿;加速排异发生在术后第 2~6 日,突然出现少尿、血肌酐升高、发热、高血压、腹胀、移植肾胀痛和压痛;急性排异最常见,常发生在术后第 7 日~3 个月,临床表现与加速排异相似但稍轻;慢性排异发生在移植术 6 个月后,出现蛋白尿、血尿、贫血、高血压和肾功能逐渐减退。应密切观察尿量、尿常规、血肌酐、移植肾 B 超等,发现问题及时报告医师。

2)感染:是肾移植术后最常见的并发症,亦是导致病人死亡的主要原因。常发生在移植术后 6 个月内,易激发急性排异反应,与长期应用免疫抑制剂致人体的防御功能降低有关,以肺部感染及泌尿系统感染常见。应对肾移植后病人严格保护性隔离,执行无菌操作技术,做好手术切口及导管的护理,注意保暖,女性病人注意外阴的清洁卫生,遵医嘱使用有效的抗生素。

3)其他并发症:如出血、高血压、尿瘘及尿路梗阻、肾病复发等,应注意观察并做好相应的护理。

(郑州铁路职业技术学院 杨金峰)

思考与练习

一、单选题

1. 病人男性,48 岁,诊断为慢性肾衰竭,遵医嘱每日输液治疗,输液原则是每日应考虑非显性失液量。非显性失液量是指( )。

   A. 尿量   B. 呕吐物液量

   C. 粪便液量   D. 呼吸、皮肤蒸发的水分

E. 人体代谢所需水分

2. 病人女性,20 岁,游泳后出现腰疼、发热,体温 39 ℃,尿频、尿急、尿痛,查尿沉渣白细胞>5/HP,此病人可能的诊断是(　　)。
   A. 慢性肾小球肾炎　　　　　　　　B. 急性肾小球肾炎
   C. 慢性肾盂肾炎　　　　　　　　　D. 急性肾盂肾炎
   E. 隐匿性肾炎

3. 病人男性,22 岁,因尿蛋白(+++)、下肢水肿入院,查血胆固醇升高,血清白蛋白23 g/L,诊断肾病综合征,其水肿的原因是(　　)。
   A. 肾小球滤过膜通透性增高　　　　B. 肾小管内皮细胞通透性增高
   C. 肾小管受刺激后产生的蛋白尿　　D. 肾小管代谢产生的蛋白质渗入尿液
   E. 肾小管对蛋白质重吸收能力未变

4. 病人女性,32 岁,因反复出现蛋白尿(+ ~ ++)、镜下血尿、轻度水肿入院,查血压23.9/13.3 kPa(180/100 mmHg)、肾功能检查血肌酐持续升高,可能的诊断是(　　)。
   A. 急性肾小球肾炎　　　　　　　　B. 急进性肾小球肾炎
   C. 慢性肾小球肾炎　　　　　　　　D. 肾病综合征
   E. 急性肾盂肾炎

5. 病人男性,58 岁,反复蛋白尿、水肿 5 年,近日查血红蛋白 60 g/L,血肌酐807 μmol/L,尿素氮升高,该病人发生贫血的主要原因是(　　)。
   A. 肾脏产生 EPO 减少　　　　　　　B. 造血原料缺乏
   C. 血液透析过程失血　　　　　　　D. 红细胞寿命缩短
   E. 骨髓抑制

6. 病人男性,76 岁,确诊糖尿病肾病 3 年,夜间阵发性呼吸困难 1 周,血压22.6/13.3 kPa(170/100 mmHg),两肺底湿性啰音,心率 100 次/min,双下肢水肿,血尿素氮 35 mmol/L,肌酐 1 210 μmol/L。此时最宜采取的治疗措施是(　　)。
   A. 积极补充血容量　　　　　　　　B. 50 g/L 碳酸氢钠 250 mL 静脉滴注
   C. 腹膜透析　　　　　　　　　　　D. 血液透析
   E. 利尿、扩血管治疗

7. 病人女性,25 岁,因外伤致肾损伤住院,应特别引起护士注意的是(　　)。
   A. 血尿颜色变浅　　　　　　　　　B. 血红蛋白增加
   C. 腹围增加　　　　　　　　　　　D. 持续疼痛
   E. 体温稍高

8. 病人男性,68 岁,既往有高血压、冠心病史,因前列腺肥大行经尿道前列腺切除术,术后护理中发现病人血钠较低,其主要原因是(　　)。
   A. 术前病人服用过利尿剂　　　　　B. 病人手术中有失血
   C. 术中冲洗液被吸收致血液稀释　　D. 术前禁食
   E. 术后伤口出血

9. 病人女性,40 岁,肾结石治愈出院。既往有高血压和痛风病史,其医嘱中有口服别嘌呤醇,护士对病人正确解释服用该药的作用的是(　　)。

A. 预防结石形成　　　　　　　　B. 缓解术后疼痛

C. 预防肾绞痛　　　　　　　　　D. 帮助降低血压

E. 预防骨脱钙

10. 病人男性,32 岁,右下腹突发性绞痛,左肾区酸胀,伴尿频、尿急,尿道和龟头疼痛,诊断为输尿管结石,关于保守排石的陈述正确的是(　　)。

A. 每日饮水量 3 000 mL 左右　　　B. 避免使用抗生素

C. 为减轻疼痛减少运动　　　　　D. 疼痛时服用止痛剂

E. 进食高蛋白低纤维素饮食

二、病例分析

1. 病人,男,18 岁。水肿 3 周余。3 周前无明显诱因出现眼睑水肿,并逐渐延及双下肢。近 1 周水肿加重,并伴腹胀,食欲差,尿量减少,24 h 尿量 600 mL 左右,无肉眼血尿。因担心预后差,病人出现焦虑、失眠。既往无特殊病史。护理体检:血压 14.6/9.3 kPa(110/70 mmHg),颜面高度水肿,咽充血,扁桃体无肿大,两肺未闻及干湿性啰音,心率 90 次/min,律齐。腹膨隆,移动性浊音(+),双下肢重度水肿。辅助检查:尿常规检查蛋白(++++),镜下白细胞计数(WBC)0～1 个/高倍镜下(HP)。血常规检查:白细胞计数 9.6×10⁹/L,血红蛋白(Hb)100 g/L,血小板(PLT)139×10⁹/L,24 h 尿蛋白定量 5.9 g。三酰甘油(TG)3.1 mmol/L,胆固醇(Ch)7.2 mmol/L,高密度脂蛋白(HDL)1.0 mmol/L。总蛋白(T)42 g/L,清蛋白(A)23 g/L,球蛋白(G)19 g/L。血尿素氮(BUN)7.6 mmol/L,血肌酐(Scr)98 μmmol/L。

(1) 该病人目前的护理诊断是什么?

(2) 如果用糖皮质激素治疗,护士应注意观察些什么?

(3) 如何对其进行健康指导?

2. 病人,女,28 岁,已婚。突发高热伴尿急、尿频、尿痛、腰痛半天。病人半天前无明显原因出现发热,伴寒战、恶心、呕吐,呕吐物为胃内容物,且有尿急、尿频、尿痛及腰痛。1 年前有尿路感染史。护理体检:体温 39 ℃,脉搏 102 次/min,血压 14.6/9.3 kPa(110/70 mmHg),急性病容,咽无充血,扁桃体不大,双肺呼吸音清晰,未闻及干湿性啰音,心界不大,心率 102 次/min,律齐,未闻及杂音。腹软,无压痛,肝脾肋下未触及,两侧肋脊角压痛明显,双下肢无水肿。辅助检查:尿常规检查蛋白(+),白细胞计数(WBC)60 个/HP,红细胞(RBC)(+)/HP。血常规检查:WBC 13×10⁹/L,中性粒细胞(N)85%,淋巴细胞(L)13%。

(1) 作为责任护士,您认为目前还需要哪些护理评估资料?

(2) 目前首要的护理诊断是什么?

(3) 如何指导该病人用药?

(4) 如何对其进行健康教育?

3. 病人,男,39 岁。水肿、蛋白尿阳性 4 年,间断头痛、头晕、全身乏力 1 年余,恶心、呕吐、厌食 1 周。该病人 4 年前不明原因出现水肿、蛋白尿,曾于当地医院就诊,尿液检查尿蛋白(++)、RBC 3～4 个/HP,未系统治疗。1 年前出现头痛、头晕、全身乏力,在当地医院诊为高血压,口服硝苯地平片降压治疗,血压控制不良。1 周前劳累后上述症状加重,并出现恶心、呕吐、厌食等表现。护理体检:体温 38 ℃,呼吸 26 次/min,脉搏 100 次/min,血压 23.9/16.0 kPa(180/120 mmHg),贫血貌,眼睑水肿,咽部无充血,双侧扁桃体无肿大,两肺闻及湿性啰音,心率 100 次/min,腹软,肝脾肋下未触及。辅助检查:尿一般检查蛋白(++),显微镜下 RBC 4~6 个/HP;血常规:WBC 8.2×10^9/L,Hb 67 g/L,PLT 112×10^9/L;血清电解质:Cl^- 106 mmol/L,Ca^{2+} 1.7 mmol/L,Na^+ 138 mmol/L,K^+ 6.8 mmol/L,肾功能:BUN 34 mmol/L,Scr 1 036 μmol/L;B 超显示双肾体积缩小。病人现有悲观、绝望心理。

(1)该病人目前哪种情况须紧急处理?如何处理?

(2)如何指导该病人选择食物?

(3)如何教育病人延缓病情进展?

（杨金峰）

第二章
老年护理

老年护理学起源于现有的护理理论及生物学、心理学、社会学、健康政策等学科理论。是一门跨学科、多领域，同时又具有其独特性的综合性学科。

第一节 概述

（一）老年护理相关概念

1. 老年学（gerontology） 老年学是一门研究人类老化及其所引起一系列经济和社会问题的综合性学科，由老年生物学、老年医学、老年社会学、老年心理学、老年护理学五大分支学科组成。

2. 老年医学（geriatrics） 老年医学是研究人类衰老机制、人体老年性变化、老年人卫生保健和老年病防治的科学，是医学中的一个分支，也是老年学的主要组成部分。它包括老年基础医学、老年临床医学、老年康复医学、老年流行病学、老年预防保健医学、老年社会医学等内容。

3. 老年社会学（geriatric sociology） 老年社会学是从社会角度，研究社会经济、文化、环境等社会因素及社会制度、家庭结构和风俗习惯与老年健康、老年疾病之间的关系，从而进行社会诊断，提出防治老年疾病和维护老年健康的社会处方，以促进老年健康的一门交叉学科。

4. 老年护理学（gerontological nursing） 老年护理学是研究、诊断和处理老年人对自身现存的和潜在的健康问题的反应的学科。老年护理学强调保持、恢复、促进健康，预防和控制由急、慢性疾病引起的残疾，发挥老年人的日常生活能力，实现老年人体的最佳功能，保持人生的尊严和舒适生活直至死亡。

美国护士协会（American Nurses Association，ANA）1987 年提出用"老年护理学（gerontological nursing）"概念代替"老年病护理（geriatric nursing）"概念，因为老年护理学涉及的

护理范畴更广泛。包括评估老年人的健康和功能状态,制订护理计划,提供有效护理和其他卫生保健服务,并评价照顾效果。

老年护理学研究的重点在于从老年人生理、心理、社会文化以及发展的角度出发,研究自然、社会、文化教育和生理、心理因素对老年人健康的影响,探讨用护理手段或措施解决老年人健康问题。

(二)老年护理范畴

1. 老年护理的主要工作　评估老年人健康及功能状态,老年期的变化和危险因素,制订护理计划,为老年人提供适当的护理和其他健康照顾的服务,并评价照顾的结果。护理的重点在于维护和促进心理健康,预防和尽可能减少急慢性疾病所造成的残障,维护生命的尊严及舒适度。

2. 老年护理的目标　尽管老年人面临多种老年期变化和慢性疾病的折磨,但老年护理的最终目标是提高他们的生活质量,保持最佳功能。

(1)增强自我照顾能力(increase self-care capacity)　对于老年人体质逐渐的衰弱,家庭成员及医护人员多考虑其他的协助,而忽略老人的自身资源,使得老年人生活在被动、依赖、无价值的状态,日久就会造成自我照顾意识淡化,甚至丧失生活自理能力。因此要善于利用老年人自身资源,对老年人进行健康教育,强化自我照顾、自我护理的生活能力,避免过度依赖他人的护理。从而增强老年人生活的信心、增强老年人生活的幸福指数,使老年人有更好的生活质量,生活的更有尊严。

(2)延缓恶化和衰退(delay deterioration decling)　对老年人要广泛开展健康教育,提高老年人的自我保护意识。通过三级预防措施,做到"早发现、早诊断、早治疗",降低疾病的恶化程度,防止伤残。

(3)提高生活质量(promote the highest possible quality of life)　老年人不仅要长寿,同时也要健康。老年人在生理、心理和社会适应方面有良好状态,才能做到"寿高不衰",更好地体现生命的价值和意义。

(4)做好临终关怀(hospice)　了解临终病人的心理状态,满足病人的身心需要,使病人在安静舒适的环境中以平静的心情告别人生,这是临终心理护理的关键。

3. 老年护理的场所　老年护理可以在各种情境中去执行,例如护理之家、医院或者是老人之家、养老机构、门诊或者是社区。老年护理学强调个案和其家庭的照顾。

4. 护理人员在老年护理学的角色　除了传统的护理照顾职责外,还包括其他角色:沟通者、个案管理者、护理执业者、协调者、咨询者、教育者、研究者,以及医疗团队的成员或领导者,维护老年人健康和权利的代言人,甚至是社会活动者等。

(三)老年护理的原则

老化是所有生物机体的自然过程,在这一过程中受到多种因素影响,护士在进行护理活动时应增加对这一过程的认识,在护理过程中应始终贯彻的原则如下。

1. 满足需求　护理人员要对老化过程有正确的认识,要了解对老年人独特的心理特性,尽可能满足各种需求。在护理过程中能提供满足老年人的各种需求和照顾的内容,真正有助于其健康发展。

2.社会护理 老年护理对象不但包括患病的老年人还包括健康的老年人及其家庭成员。老年护理要兼顾医院、家庭、社区直到全社会。从某种意义上讲家庭和社会护理更为重要,因其保证老年人受益,还可以减轻家庭及社会负担。

3.整体护理 由于老年人在生理、心理和社会适应能力等方面与其他人群不同,因此护理人员要研究多种因素对老年人健康的影响,提供多层次、全方位护理服务。一方面要求护理人员对老年人的健康状况要全面了解,解决整体的健康问题。另一方面要求护理水平的提高。

4.个体化护理 在衰老的过程中,老年人的个体状况差别很大,加之老年人家庭、经济等多因素要求对其护理既要遵循一般护理原则,又要注重因人而异,执行个体化护理原则,做到有针对性,提高护理效果。

5.早期预防 老年人护理的实施应在中青年时期开始入手,进入老年期更应关注。如高血压、冠状动脉粥样硬化、糖尿病、骨质疏松等一般起源于中、青年时期,因此要做到早发现。要了解老年疾病的病因、相关因素以及有效的预防措施,防止老年病的发生。即使患有老年疾病,要及时治疗延缓病情进展,注意康复训练,防止伤残。

6.持之以恒 随着衰老,老年人的生活能力日益降低,加上患各种疾病,病程长,并发症多,使老人身心均受到伤害,因此对各个年龄阶段的健康的或患病的老人都要做好连续性护理。如医院外的预防性照顾、精神护理、家庭护理。开展长期护理(long term care)非常必要,对各年龄段的健康老年人、患病老人均应做到细致、耐心、持之以恒的护理,可以减轻因疾病和功能丧失造成的痛苦,缩短临终期的依赖。

（四）老年护理工作人员的素质和道德要求

由于老年病人的护理具有护理任务重、护理难度大、心理护理要求高的特点,因此对老年护理人员的素质有以下要求:①具有高度责任心;②具有系统的医学知识和熟练的操作技术;③具有敏锐的观察力和正确的判断力;④具有良好的沟通技巧和协作精神;⑤保持稳定、愉快的工作情绪。同时对老年护理人员的道德要求:①理解、尊重老年病人;②关心、帮助老年病人;③耐心、细致的对待老年病人。

（五）老年护理的现状与发展

老年护理学的发展起步晚,是一门相对年轻的学科。随着科学技术进步、人们生活的改善、医疗水平的提高,人类平均寿命不断延长,这门学科也在不断地成熟。2000年全球进入老龄化,目前我国人口年龄结构已进入老年型,各界护理人士应做好老年护理的挑战,使老年人能安度晚年。

1.国外老年护理的发展 老年护理的发展大致经历了4个时期:1900～1955年为理论前期;1955～1965年为理论基础初期;1965～1981年为老年护理的专业活动与社会活动相结合时期;1981年至今是全面完善和发展的时期。

世界各国老年护理发展状况不尽相同,各有特点,这与人口老龄化程度、国家经济水平、社会制度、护理教育发展等有关。老年护理作为一门学科最早出现于美国,美国老年护理的发展对世界各国老年护理的发展起到了积极的推动作用。故以美国为例简要介绍如下。

1900年,老年护理作为一个独立的专业被确定下来,至20世纪60年代,美国已经形成了较为成熟的老年护理专业。1961年美国护理协会设立老年护理专科小组,确立了老年护理专科委员会。1970年首次正式公布老年病护理执业标准,1975年开始颁发老年护理专科证书,同年,《老年护理杂志》服务范围也由老年病人扩大至老年人群。

从20世纪70年代以来,美国老年护理教育开始发展,特别是开展了老年护理实践的高等教育和训练,培养高级执业护士(advanced practice nurses,APN),他们具备熟练的专业知识技能和研究生学历,经过认证,能够以整体的方式处理老年人复杂的照顾问题。

近年来,美国由政府资助成立老年教育中心或老年护理研究院,以改进老年护理实践质量。某些护理学院拥有附属的老人院,便于教学、研究,以及学生实习。美国护理协会每年为成千上万名护理人员颁发老年护理专科证书。在美国老年护理发展的影响下,许多国家的护理院校设置了老年护理课程,并有老年护理学硕士和博士项目。美国护理协会每年为成千上万名护理人员颁发老年护理专科证书。

2. 我国老年护理的发展 中国老年学与老年医学研究开始于20世纪50年代中期,开始在综合性医院设立了老年病科,老年病人按专科病人管理。20世纪80年代,在北京、上海等大城市设立了老年病门诊和专科医院,我国政府对老龄事业十分关注,先后发布了《关于加强老龄工作的决定》《中国老龄事业发展"十五"计划纲要(2001~2005年)》等,有力地促进了老龄事业的发展,建立了老年学和老年医学研究机构,与之相适应的老年护理学也作为一门新兴学科受到重视和发展。20世纪90年代,我国高等护理教育发展迅速,老年护理学陆续被全国多所护理高等院校列为必修课程。我国老年护理起步晚,发展滞后。由于生活节奏的明显加快、家庭小型化趋势,家庭的养老功能正在弱化。我们应借鉴国外先进经验,提高国家对老年护理的重视,加强老年护理教育,加快专业护理人才的培养,加强老年人常见疾病的防护研究,满足老年人就医保健需求,培养老年专业人才,促进我国老年护理事业的开拓与发展。我国现有的医疗机构、养老政策远远不能满足其需要,因此对老年护理的挑战是严峻的,可以借鉴发达国家的一些经验,从预防保健、护理教育、医疗保障和服务体系等方面探索出符合我国国情的老年护理发展道路,使我国老年人老有所养,真正提高其生活质量。

(郑州铁路职业技术学院 于 雁)

第二节 老年人与人口老龄化

人口老龄化是人类发展的必然规律,随着社会和经济的发展,人们生活水平不断提高,人类平均寿命普遍延长,人口老化日益明显。

(一)老化的概念及特征

1. 老化的概念 老化(senility aging)即衰老,我们每个人都会经历童年、青年、中年和老年,在不同的年龄阶段,人体都会发生一系列生理和心理改变,这是生物种类在生命延续过程中的一种现象。人体从出生到成熟期后,随着年龄的增长,在形态结构和功能上发生的进行性、衰退性变化,称为老化。

老化可分为生理性老化(physiological senility)和病理性老化(pathological senility)。生理性老化是指成年之后人体退化与年龄俱增的过程,是一种正常的老化现象。病理性老化是指在生理性老化基础上,由于生物、心理、社会及环境等多种因素加速了老化的过程,是一种异常的老化现象。

2. 老化具有的特征

(1)累积性(cumulative) 老化是人体形态结构和功能上的一些微小变化,经过长期的日复一日、年复一年逐步积累的结果,这些变化一旦表现出来,便不可逆转。

(2)普遍性(universal) 老化是多细胞生物普遍存在的,而且同种生物的老化进程大致相同。

(3)渐进性(progressive) 老化是一个循序渐进的演变过程,并且进行性加重,往往在不知不觉中就出现了老化的征象,而且同一物种所表现出来的老化征象相同。

(4)内生性(intrinsic) 老化是生物个体的一种正常的生命过程,是生物体本身固有的特性,其他因素只能加速或延缓老化,而不能阻止老化。

(5)危害性(deleterious) 老化的过程就是人体功能衰退的过程。功能减退,人体免疫力就低下,易受感染,易患病,最终死亡。

(二)老年人和人口老龄化的概念

1. 老年人 世界卫生组织对老年人年龄的划分有两个标准:在发达国家将 65 岁以上的人群定义为老年人,而在发展中国家(特别是亚太地区)则将 60 岁以上的人群称为老年人。我国是按照后者进行年龄划分的。

联合国卫生组织根据现代人生理心理结构上的变化,将人的年龄界限又做了新的划分:44 岁以下的为青年人;45～59 岁为中年人;60～74 岁为年轻老人;75～89 岁为老老人;90 岁以上为非常老年人或长寿老年人。

我国目前一般将 60 岁以上的人群定义为老年人。中华医学会老年医学学会于 1982 年建议又将老年期分为:45～59 岁为老年前期,60～89 岁为老年期,90 岁以上为长寿期,我国国务院规定退休年龄:男 60 岁,女 55 岁,高级脑力劳动者 65～70 岁。

2. 人口老龄化

(1)人口老龄化的含义 人口老龄化简称人口老化,它是人口年龄结构的一个变化过程,指社会人口年龄结构中一定年龄(60 或 65 岁以上)的老年人口占总人口比例(即老年人口系数)较高的一种发展趋势。人口老龄化是人类生命科学的一种发展和进步,意味着出生率和死亡率均下降,平均期望寿命(average life expectancy)的延长。

（2）老龄化社会　联合国卫生组织对老龄化社会的划分有两个标准（表2-1）。

表2-1　两种老龄化社会的划分标准

分组	发达国家	发展中国家
老年人年龄界限	65 岁	60 岁
青年型（老年人口系数）	<4%	<8%
成年型（老年人口系数）	4%~7%	8%~10%
老年型（老年人口系数）	>7%	>10%

发达国家的标准:65 岁以上人口占总人口比例的 7% 以上定义为老龄化社会（老龄化国家或地区）。

发展中国家标准:60 岁以上人口占总人口比例的 10% 以上定义为老龄化社会（老龄化国家或地区）。

世界上 65 岁以上老年人口比例较高的国家依次是:瑞典 17.9%,挪威 16.3%,英国 15.7%,比利时 15.4%,丹麦 15.4%,意大利 15.2%,法国 15%,德国 15%,瑞士 14.9%,日本 13.1%。

截至 2008 年年底,我国 65 岁及以上人口 10 956 万人,占全国总人口 8.3%。60 岁及以上人口 15 989 万人,占全国总人口 12%。"第六次人口普查"我国已有 26 个省份（84%）65 岁及以上人口占总人数比例超过 7%,进入了老龄化社会。预计到 2015 年,我国 60 岁以上老年人口将达到 2.16 亿,约占总人口的 16.7%,年均净增老年人口 800 多万,超过新增人口数量;80 岁以上的高龄老人将达到 2 400 万,约占老年人口的 11.1%,年均净增高龄老人 100 万,增速超过我国人口老龄化速度;65 岁以上空巢老年人口将超过 5 100 万,约占老年人口的近 25%,老年人照料问题更加突出。

（三）人口老龄化趋势

1. 世界人口老龄化趋势及特点　人口老龄化是世界人口发展的普遍趋势,是所有发达国家的共同现象,是科学与经济不断发展的标志,是 21 世纪人类发展的重要特征,发达国家以老年人口高龄化为特征,发展中国家以老年人口增快为特征。世界人口老龄化特点如下。

（1）全球人口老龄化的速度加快　人口老龄化与总人口数的增长密切相关,据世界卫生组织统计,1900 年全世界 60 岁以上的老年人口约有 1 亿,1950 年上升为 2.1 亿,1990 年则为 4.8 亿,2000 年增加到 5.9 亿,预计 2025 年可达 19.64 亿,全世界的老年人口将占总人口数的 21%,平均每年增长 9 000 万。

（2）发展中国家老年人口增长迅速　目前世界上 65 岁老年人每月以 80 万的速度增长,其中 66% 发生在发展中国家,2000 年发展中国家的老年人口数占全球老年人口总数的 60%。我国 75 岁以上老人每年以平均 3.6% 的速度增长,仅次于巴西。预计到 21 世纪中期,发展中国家 65 岁及以上的老年人口将占到全世界老年人口的 70%。发展中国家人口老龄化开始晚,但发展快。

(3)发达国家高龄老年人(75 岁以上老人)增长速度快　全世界的高龄老人占老年人口的 16%,其中发达国家占 22%,发展中国家占 12%。日本高龄老人增长速度快,预计到 2025 年,每 3 个日本老年人中就有 1 个高龄老人。

(4)人口平均预期寿命不断延长　人口平均预期寿命是指通过回顾性死因统计和其他统计学方法,计算出一定年龄组的人群能生存的平均年数。一般常用出生时的平均预期寿命,作为衡量人口老化程度的重要指标。随着社会经济和医疗技术的发展,1900 ~ 1990 年的 90 年时间,发达国家男性平均预期寿命增长 66%,女性为 71%;目前,全世界平均期望寿命最长的国家是日本,其男性为 78 岁,女性为 83 岁,平均 80 岁(1998 年日本厚生省资料)。我国平均预期寿命已接近 70 岁,其中男性为 67 岁,女性为 71 岁,值得注意的是,这里所说的平均预期寿命强调的是从出生时所存在的生存概率,并未考虑生活质量,因此须将平均预期寿命与健康预期寿命加以区别。平均预期寿命是以死亡作为终点的,而健康预期寿命是以日常生活自理能力的丧失作为终点的。

(5)老年女性人口增长速度快　一般而言,老年男性死亡率高于女性,如美国女性老年人的平均预期寿命比男性老人高 6.9 岁,日本为 5.9 岁,法国为 8.4,中国为 3.4 岁。

2.我国人口老龄化趋势及特点　人口老龄化是 21 世纪我国人口学的突出特征,随着我国经济的发展,人口平均预期寿命不断延长,已从 50 年代末的 35 岁上升到现在的接近 70 岁,而且我国老年人口数也很高,预计到 2025 年,我国的老年人口将发展到 2.8 亿,占总人口数的 20% 左右,将比世界老龄化水平高出 6% ~7%,我国将成为超老型的国家,到 2040 年,全国老年人口总数将增至 3.74 亿,占人口总数的 24.48%,也就是说,每 4 个人中就有 1 位老人。我国人口老龄化特点如下。

(1)我国是老年人口在世界上绝对值最大的国家　1990 年,我国老年人口已占世界老年人口比例的 20%,到 2025 年将达到 24%,即世界上每 4 ~5 个老年人中,就有一个中国老年人。根据联合国预测,21 世纪上半叶,中国一直是世界上老年人口最多的国家,占世界老年人口总量的 20%。21 世纪下半叶,中国将是仅次于印度的第二老年人口大国。

(2)我国是世界上人口老龄化速度最快的国家之一　据 1998 年联合国卫生组织人口资料显示,65 岁以上人口比例从 7% 升到 14%,法国用了 127 年,瑞典为 85 年,美国为 72 年,英国为 47 年,而中国将用 25 年左右,并且将长期保持很高的递增速度,属于老龄化速度最快国家之一。

(3)我国老年人口老龄化发展不平衡　存在地区不平衡:人口老龄化发展的速度很大程度上取决于经济发展状况,因此我国东部地区尤其是大中城市人口老龄化的速度远远快于西部地区,上海在 1979 年最早进入人口老年型行列,和预计最迟 2012 年进入人口老年型行列的宁夏相比,时间跨度长达 33 年。存在城乡不平衡:与城市相比,农村老龄问题的压力更大。2000 年,农村老年人口为 8 557 万人,占老年人口总数的 65.82%,农村老龄化程度比城镇高 1.24%。同时,农村绝大部分地区尚未建立社会养老保险制度,农村新型合作医疗制度目前还处在试点阶段,农民的养老、医疗都缺乏必要的社会保障。随着城镇经济的发展,大批农村青壮年人口向城镇转移等原因,使西部和贫困地区人口老龄化更为严峻。

(4)人口老龄化与经济发展不平衡　老龄化超前于现代化。发达国家是在基本实现现代化的条件下进入老龄化社会的,属于"先富后老"或"富老同步",而中国则是在尚未实现现代化,经济尚不发达的情况下,提前进入老龄社会的,属于"未富先老"。发达国家进入老龄社会时人均国内生产总值一般都在 5 000～10 000 美元以上,而中国目前人均国内生产总值才刚刚超过 1 000 美元,仍属于中等偏低收入国家行列,应对人口老龄化的经济实力还比较薄弱。

(四)人口老龄化的社会问题

社会人口老龄化所带来的问题,不仅是老年人自身的问题,它牵涉到政治、经济、文化和社会发展诸方面带来一系列的问题。西方国家是"先富后老",具备解决老龄问题的经济基础,因此对人口老龄化的承受力较强;而我国是"将老未富",国家财力薄弱,即所谓穷老龄化面临着发展中国家型经济与发达国家型人口之间的矛盾,给我国带来了很大的冲击。

1.人口老龄化对社会的影响　在人口老龄化的过程中,老年人对社会、资源、环境、经济发展的影响是举足轻重的。

(1)对社会经济的影响　社会负担加重和社会保障费用大增。人口老龄化使劳动年龄人口比重下降,对老年人的赡养比重升高,据联合国统计预测,2030 年 2 个劳动人口就要供养 1 个老年人。另外,国家支付退休金也逐年增加,使政府用于社会保障、社会福利、社会服务和医疗保健的费用不断增加,给国家财政造成巨大压力。

(2)对医疗卫生领域的影响　医疗费用增加而负担重。老年人口是社会的弱势群体,随着增龄,健康状况不断地下降,慢性病病人增多,医疗费用增加,而老年人经济收入低,医疗费用负担重。

(3)对传统养老模式的影响　家庭养老的人均负担增加。中国在 1979 年开始实行独生子女政策,截至 2039 年,独生子女的父母已陆续进入老年,独生子女群体已进入婚姻、生育期。他们将面临一对夫妇赡养四位老人和一个子女,形成"四、二、一"式家庭,这将对独生子女的家庭带来负担。

2.我国人口老龄化的对策　尽管我国还处于老龄化的初期,但解决老龄化问题必须具有战略性和超前性,掌握老年人对医疗、保健、护理以及生活服务的需求,从我国经济发展水平和历史、文化、传统的实际出发,走出一条适合中国国情的道路。

(1)加速经济发展,增强社会承受能力　国际经验证明,解决老龄化的根本出路在于加快经济发展的速度。根据中国人口年龄结构发展预测,2025 年之前,是我国抚养系数低、经济发展的"黄金时期",尤其是 21 世纪前 10 年,劳动力资源丰富,而社会负担较轻。因此,我们应抓住机遇,加快经济发展速度,为老龄化的高峰期奠定雄厚的物质基础。

(2)建立和完善养老保障体系　目前我国社会财力薄弱,在城镇的老人,有的有退休金,有的没有退休金,国家给予生活最低保障,但水平太低,另有 70% 的老人居住在农村。因此国家应从我国的实际情况出发,采取个人、家庭、集体、国家共同承担的原则,鼓励家庭养老,积极推进社会养老,努力使家庭养老与社会养老相结合,实现中国养老保障制度改革的目标,让更多的人"老有所养"。

（3）健全老年人医疗保健防护体系 医疗保健是老年人众多需求中最为突出和重要的需求，但目前老年人"看病难，住院难"的问题十分突出。因此，应加快深化医疗卫生改革，加强人口老化的医疗保健服务，健全社区卫生服务体系和组织，构建医疗保健防护体系，为老年人提供方便、快捷的综合性社区卫生服务，同时建立和发展多种形式的医疗保障制度，以缓解老年人患病后对家庭和个人造成的经济压力，妥善解决看病就医的费用问题。

（4）促进健康老龄化的实现 健康老龄化（aging of the health）是世界卫生组织提出并在全世界积极推行的老年人健康生活目标。它是指老年人在晚年能够保持躯体、心理和社会生活的完好状态，将疾病或生活不能自理推迟到生命的最后阶段。联合国提出，将健康老龄化作为全球解决老龄问题的奋斗目标，各级政府和全社会各行各业要根据老年人的需要、愿望和能力，充分发挥他们的余热，使他们活得有价值、有意义。尤其是医疗、保健、护理系统应做好准备迎接这一挑战。

（于 雁）

第三节 人体老化原因和机制

老化即衰老，是人类正常生命活动的自然规律，当人体在生长发育完成之后，便逐渐进入衰老的过程。人类为什么会老化和如何延缓老化的进展是目前老年医疗界研讨的热点问题。因此积极探讨人体老化的原因和机制，对如何减少老化速度，提高人类的生命质量，延长寿命，是十分重要的。

一、老化原因

（一）遗传因素

大量事实证明，人类的衰老和遗传有密切关系，不同种族、不同生物遗传基因不同其寿命也不同。遗传基因是决定生物寿命及主导生物衰老过程的主要原因，其本质是 DNA（脱氧核糖核酸）片段组成的遗传单位，衰老基因存在于衰老细胞内，它能使各种细胞的代谢功能减退，导致衰老。所以不同种类的生物有不同的生理寿命。

（二）非遗传因素

人体的老化过程和速度除与遗传因素有关外，还与神经精神因素、生活习惯因素、环境因素和社会因素等密切相关。

1.神经、精神因素 中枢神经系统,特别是大脑皮层功能的慢性破坏,必将引起代谢紊乱,从而导致早衰。

2.生活习惯 一般人认为日常生活琐事无足轻重,往往任其自流,不加检点,殊不知人一生的荣誉、事业、幸福和生命都与自己的行为琐事息息相关。日常生活方式经常违背生理的自然规律,如起居无规律、饮食无节制、缺乏运动、睡眠不足、不良嗜好就容易导致人体代谢紊乱,加速衰老进程。

3.环境因素

(1)放射性物质和毒物 细胞核的DNA结构经放射性物质侵害后,会使细胞失去修复能力,而引起衰老,更可能引起细胞突变,产生一系列的恶果,癌肿就是其中之一。

(2)噪声 噪声能危害人的中枢神经系统,影响胃肠道的蠕动,使消化液分泌减少。噪声还能损害人体的正常免疫功能,使免疫系统处于麻痹状态,引发癌症。

(3)温度 人生活环境以20 ℃为理想气温,过高或过低都会影响代谢反应。热带居民发育和性成熟期一般比寒带和温带居民早,其衰老期的到来也较早,在高温环境中工作的人,其基础代谢一般也偏高,因而也易衰老。

(4)阳光 紫外线过强的照射,可破坏DNA的结构或引起DNA突变,产生不良后果。

(5)空气、水土、居住条件 人的生活需要新鲜空气,空气中的氧是人体内生物氧化作用必需的,以维持体内的物质代谢。水土的质量也与人体健康有密切关系,凡被污染的水土,例如被农药、细菌及工厂废渣、废水污染的水土,不仅其水源不适合于人及牲畜饮用,生长在这种被污染水土上的动植物亦必然含有毒素,不宜食用。否则会使人致病,导致早衰,寿命缩短。居住的位置应尽可能在空气、水土和卫生条件较好的区域。

4.社会因素 据社会调查结果显示,一般生活条件较好的人,大多数寿命较长。现代医学研究表明,很多精神疾病和躯体疾病,都与激烈的竞争、过度紧张的社会生活有直接关系。

二、老化机制

老化的过程自出生就开始,不同的个体以不同的速度老化,一直持续至死亡;老化的现象不仅以不同的个体差异、速度出现在生理层面,而且在心理和社会层面上也反映出来。生理方面的老化现象包括机体结构与功能的改变,而造成老化的因素又可分为生物以及环境中的物理、化学刺激等。心理与社会方面的老化则受个人认知、社会化过程、身体功能退化与社会的期待等因素影响,而有其独特性。

(一)老化的生物学理论

老化的生物学理论重点研究和探讨老化过程中人体器官生理改变的特性和原因,强调生物的生理性老化现象是来自于细胞发生突变或耗损,导致细胞内基因或蛋白质改变、废物堆积、细胞功能改变衰退、细胞停止分化与修复,终致细胞死亡。这些理论常用于解释老化的生理变化。

1. **基因程控理论**　Hayflick 于 20 世纪 60 年代提出的基因程控理论,该学说认为,衰老过程像计算机编码的程控过程。生长、发育、成熟、衰老和死亡,均已在遗传基因中预先安排好程序,也就是说衰老是机体固有的,随时间演进退化过程的结果。

2. **细胞损耗理论**　细胞损耗理论是在 19 世纪末由 Weismann 提出,该理论认为细胞老化现象的产生是起自受损的细胞,每个细胞都有能量储存,耗损细胞太多,来不及修复即衰老,组织细胞耗损后不能再生即死亡。该理论假设细胞老化现象的产生是起自受损的细胞,或细胞分子结构的生成速度不及被破坏的速度快,或细胞来不及完全修复所致。也就是说,每一个生命体都有一定的储存能量,而这些能量应按预定计划消耗,当大量细胞耗损,而不能及时得到修复时,机体功能则受到影响;细胞耗损后不能再生,生命也随之终结。

3. **免疫理论**　免疫理论是 1962 年由 Walford 提出,该理论认为随着年龄的增长,机体免疫系统功能下降、淋巴细胞功能下降,对疾病感染的抵抗力降低,例如随着个体的衰老,自身免疫疾病增多。另外,该理论还认为老化会使得机体免疫系统功能减退,对外来异物的辨认与反应降低,导致感染与癌症患病率增加。随着年龄的增加体内细胞产生突变的概率也随之增加。突变细胞是各种不同于正常细胞的异常蛋白质,被体内免疫系统辨认为外来异物,当此异常的蛋白质在体内出现时,将会激发体内免疫系统反应,而产生抗体,该反应称为自身免疫。当自身免疫反应发生时,会造成一系列的细胞损害,加速组织的老化。

4. **分子串联理论**　1942 年 Bjorksten 提出分子串联理论,该理论认为在正常状态下分离的细胞分子结构因某些化学作用而结合在一起。根据分子串联理论的观点,串联的分子成分附着于 DNA 分子的单链上,并对其造成损害,正常状态下,人体的自然防御功能可修复损害,但随着年龄的增长,人体的防御功能逐渐减弱,串联分子结构继续产生作用,直至不能修复损害并导致细胞突变,使细胞丧失正常运输电子和排泄废物的能力,胶原蛋白失去弹性和功能,从而出现一系列衰老征象。

5. **脂褐质与游离放射理论**　游离放射物质是在原子分裂时,所产生出来的几种高度、不稳定极易反应的氧化分子。游离放射物质可产生于正常的新陈代谢、接触放射线物质、接触其他游离放射物质的连锁反应、环境污染。游离放射物质带有额外的电能或游离电子,因此会伤害其他分子或 DNA,造成杂质堆积在细胞核和细胞质,而产生基因型病变,使正常细胞功能受损而死亡。所堆积的杂质即是被称为脂褐质的色素,大多存在于脂肪或蛋白质细胞,外观显示为皮肤上的老年斑。细胞中脂褐质的沉积,细胞损伤增加,老化现象随之出现。

6. **神经内分泌理论**　该理论认为人体的生长、发育、成熟、衰老和死亡一系列过程都受神经内分泌的控制,因此神经与内分泌调节的增龄性改变,在人的衰老过程中起着极其重要的作用。下丘脑是调节全身自主神经功能的中枢,起着重要的神经内分泌换能器的作用。随着年龄的增长,下丘脑发生明显老年性改变,如细胞受体的数量减少及反应性减退,与神经内分泌调控有关的酶合成功能减退、神经递质的含量及代谢的改变等。这些改变必然会影响其他内分泌腺体的功能及多种代谢,使人体的新陈代谢减慢及生理功能减退,人体出现衰老和死亡。

7. 长寿和衰老理论 该理论不仅研究人长寿的原因,而且更注重老年人的生活质量。通过对健康和具有正常功能的长寿人群的研究发现,健康长寿者均与以下因素有关:①遗传因素;②物理环境;③终身参与运动;④适量饮酒;⑤维持性生活至高龄;⑥饮食因素,如少吃动物脂肪;⑦与社会环境有关的因素,如获得的学识和社会地位。老年医学专家指出,遗传因素是预告寿命的最重要因素。通过对多个百岁老人研究的总结,发现以下因素与长寿有关:笑口常开、没有野心、日常生活规律、健康的信仰、家庭和睦、自由和独立、行为有目的、积极的人生观。

8. 预期寿命和功能健康理论 该理论强调对老年人提供的优质护理应着重于维护其功能健康,从而提高其生活质量。医疗费用的高低与个体疾病或伤残程度直接相关,所以,最关注人的预期寿命和功能健康的是健康计划者和政策制定者。健康照顾提供者也关注同样的问题,因为个体的生活质量直接依赖于其功能健康的水平。生理、心理和社会因素会综合影响个体的功能状态和健康,要为老年人提供优质护理,最重要的是将仅仅注意疾病的病理过程或人体器官的疾病,转向促使个体尽力恢复其因疾病失去的健康。社会、生理、心理等因素均会影响老年人的功能健康和预期寿命。

9. 自由基理论 Harman 最早提出老化的自由基理论。该理论认为老化是由于细胞代谢过程中产生的自由基的有害作用导致的结果。随着年龄的增长,人体内自由基水平随之增高,由其诱导产生的有害物质不断积累,而对自由基的防御能力却逐渐下降,导致自由基的损伤作用增强,引起体内各种生理功能障碍,最终导致了人体的老化与死亡。

(二)老化的心理学理论

老化的心理学理论主要解释老化过程对老年人的认知思考、智力行为与学习动机的影响。护理不仅关注人体的生理功能,而且关注心理因素对个体的影响。学习老化的心理学理论意义在于帮助理解老年人的行为表现,依此确立老年人健康的生活方式。

1. 人的需求理论 Maslow 于 1954 年提出人的基本需要层次理论,需要层次由低到高分别为:生理的需要、安全的需要、爱与归属的需要、自尊的需要、自我实现的需要。该理论认为:只有完全成熟的个体,并具有自主、创造、独立,以及良好的人际关系的个体,才会有自我实现的需要。而老年人属于成熟的个体,对高层次的需要更为迫切,所以该理论特别适用于老年人,有利于对住院老人、家庭病房老人进行指导。

2. 自我概念理论 自我概念理论强调一个人的自我包含思想、情感和行为。自我概念是个人对自己角色功能的认知与评价,到了老年,由于所扮演社会角色的丧失与减少,再加上生理健康衰退,致使自我概念减弱,老化心态也随之出现。

3. 人格发展理论 Ericson 人格发展理论又称为发展理论。心理学家 Ericson 发现个体的整个人生过程分为几个主要的阶段:婴儿期、幼儿期、学龄前期、学龄期、少年期、青年期、成年期和晚年期。老年人处于晚年期,是一个人回顾和评价自己一生的时期,如果对自己的一生评价上自我完整,则此老人将对老年生活具有适应和圆满的生活态度;如对以往懊丧,失去完整的自我的评价,则会对老年生活失去信心,出现惊恐不安和不适应表现。

(三)老化的社会学理论

老化的社会学理论解释社会与老年人之间的相互影响,主要研究及解释社会活动、社会期待、社会制度与社会价值对老化过程适应的影响。影响老化的因素有人格特征、家庭、教育程度、社区规范、角色扮演、文化与政治、经济状况等。

1.隐退理论　1961 年 ECumming 和 W. Henry 提出隐退理论,认为老年人从社会角色与社会系统中隐退,是成功老化所必须经历的过程。就是老年人必须减少与社会交往的机会,逐渐改变社会交往的数量、性质方式以及互相作用并必须从社会上退出,以维持社会的平衡状态。这是人类生命代代相传、生生不息的基本道理。此理论可以用来协助老年人为适应退休后所面临的种种生活改变。

2.活跃理论　活跃理论认为,老年人的生理、心理及社会的需求,不会因为生理、心理及身体健康状况的改变而改变,一个人到老年时仍然期望能积极参与社会活动,保持中年生活形态,维持原有的角色功能,以证明自己仍未衰老。

3.持续理论　该理论认为一个人的人格及行为特征是由环境影响与社会增强相互作用的结果,人的人格会随着年龄的增长而持续地动态改变。成功老化与老年人的人格改变有关,如果老年人能够能适时改变人格,不断适应不同阶段的生活,就能比较成功的适应老化过程。该理论可帮助护理人员了解老年人的发展和人格行为,协助老年人为适应这些变化提供依据。

4.次文化理论　次文化理论认为,老年人在社会团体中是一群非主流人群,他们有自己特有的文化特质,拥有不同于主流人群的生活信念、习俗、价值观及道德规范,自成一个次文化团体。随着人口老龄化,这个次文化团体在不断壮大,因此,各国都设立了相应的老年组织,如离退休委员会、老年大学等。在同一个次文化团体有自己的次文化理论支持,每一个个体之间相互支持,相互认同,共同适应老年过程。该理论有助于护理人员认识到老年人拥有自己特有生活信念、习俗、价值观和道德规范等文化特征,其护理措施与其他成年人是有区别的。

5.社会环境适应理论　该理论指出不同的环境背景,会塑造出不同人格与行为特点的老年人群。因为除生理遗传特点与群体之间相互影响外,环境也是影响人类人格社会化过程的重要因素之一,当环境改变时,人类为适应环境需求,会激发出许许多多的潜能,以满足生存和发展的需要。所以,老年人为适应生理、心理及社会的改变,而产生出老人团体特有的行为特点。由于不同老人团体所处的环境有所不同,因而在不同的老人团体中会表现出自己团体特有的行为模式。

6.角色理论　角色是指个人在社会上扮演社会期待的行为模式。根据研究发现,人的人格与行为模式会随年龄的增长而改变,这些改变与角色功能的改变有密切关系。人在不同的阶段扮演不同的角色,在退休前,一个人的成熟社会化行为主要是功能性角色,如为人父母、职员或教师、领导等,社会对个人的期待较重视工作能力与责任,个人的表现较偏向积极进取的行为模式。随着年龄不断增长,功能性角色逐渐由情感性角色取代,老年人的行为特点则逐渐变为保守谦和。老年人若能对角色理论有所认识,并对角色改变的自然过程有所认知并接受,将有助于其对老年生活的适应。

7.年龄阶层理论 该理论认为:同一年代出生的人,年龄、生理特点、心理特点和社会经历相近;新的年龄层群体不断出生,置身的社会环境不同,对历史的感受不同;社会可根据不同的年龄及其所属的角色被分为不同的阶层;社会不断变化,各年龄阶层的人群以及他们的角色也一样不断地变化;人的老化与社会变化之间的相互作用是动态的,因此,老年人与社会总是不断的相互影响。在护理过程中应充分评估老年人的基本资料与成长文化背景,做到护理的个性化。

(于 雁)

第四节　老年人的保健

随着年龄的增长,老年人的健康状况会逐渐衰退,做好老年保健工作,为老年人提供满意的医疗保健和护理服务,是我国社会当前十分重要的任务。这不仅有利于老年人健康长寿、延长生活自理的年限和提高老年人的生活质量,还对促进社会的稳定和发展有重要意义。

一、老年保健的概念

世界卫生组织老年卫生规划项目认为,老年保健(health care in elderly)是指在平等享用卫生资源的基础上,充分利用现有的人力、物力,以维护和促进老年人健康为目的,发展老年保健事业,使老年人得到基本的医疗、护理、康复、保健等服务。

老年保健事业是以维持和促进老年人健康为目的,为老年人提供疾病的预防、治疗、功能锻炼等综合性服务,同时促进老年保健和老年福利发展的事业。例如:建立健康手册、健康教育、健康咨询、健康体检、功能训练等保健活动,都属于老年保健范畴。

老年保健组织对于保障老年人的健康和生活具有重要意义。随着社会的进步和医学的发展,我国老年人的保健组织和机构正在不断发展和健全。在老年人的保健组织中,护士应该能够发挥越来越大的作用,从而把"老有所养,老有所医"的要求具体地落在实处。

二、老年保健的重点人群

1.高龄老年人 高龄老年人是体质脆弱的人群,老年群体中60%～70%的人有慢性疾病,常有多种疾病并发。随着年龄的增高,老年人的健康状况不断退化,同时心理健康状况也令人担忧,因此,高龄老年人对医疗、护理、健康保健等方面的需求加大。

2.独居老年人 随着社会的发展和人口老龄化、高龄化以及我国推行计划生育政策所带来的家庭结构变化和子女数的减少，家庭已趋于小型化，只有老年人组成的家庭比例在逐渐增高。特别是我国农村，青年人外出打工的人数越来越多，导致老年人单独生活的现象比城市更加严重。独居老年人很难外出看病，对医疗保健的社区服务需求量增加。因此帮助他们购置生活必需品、定期巡诊、送医送药上门，为老年人提供健康咨询或开展社区老年人保健具有重要意义。

3. 丧偶老年人　丧偶老年人随年龄增高而增加，丧偶对老年人的生活影响很大，所带来的心理问题也非常严重。丧偶使多年的夫妻生活所形成的互相关爱、互相支持的平衡状态突然被打破，使夫妻中的一方失去了关爱和照顾，常会使丧偶老年人感到生活无望、乏味，甚至积郁成疾。据世界卫生组织报道，丧偶老年人的孤独感和心理问题发生率均高于有配偶者，尤其是近期丧偶者，常导致原有疾病的复发。

4. 患病的老年人　老年人患病后，身体状况差，生活自理能力下降，需要经过全面系统的治疗，因而加重了老年人的经济负担。为缓解经济压力，部分老年人会自行购药、服药。为避免对病情的延误诊断和治疗，应做好老年人的健康检查、健康教育、保健咨询和配合医生治疗，从而促进老年人的康复。

5. 新近出院的老年人　近期出院的老年人因疾病未完全恢复，身体状况差，常需要继续治疗和及时调整治疗方案，如遇到经济困难等不利因素，疾病极易复发甚至导致死亡。因此，从事社区医疗保健的人员，应根据老年病人的情况，定期随访。

6. 精神障碍的老年人　老年人中的精神障碍者主要是痴呆病人，包括血管性痴呆和老年性痴呆。随着老年人口增多和高龄老年人的增多，痴呆病人也会增加。痴呆使老年人生活失去规律，并且不能自理，常伴有营养障碍，从而加重原有的躯体疾病。因此，痴呆老年人需要的医疗和护理服务明显高于其他人群，应引起全社会的重视。

三、老年保健的原则

老年保健原则是开展老年保健工作的行动准则，可以为一定时期内的老年保健工作提供指导。

（一）我国的老年保健原则

我国现阶段的老年保健原则有以下几点。

1. 保健的全面性原则　老年人的健康包括身体、心理和社会适应等方面的健康，故老年保健应是全方位、多层次的。全面性原则包括：①躯体疾病或障碍的治疗、预防、康复及健康促进；②重视老年人心理卫生和精神健康，解决老年人在社会适应和生活质量方面的问题。

2. 保健的区域化原则　为了保持良好的社会和心理状态，老年人更愿意留在社区各自家庭中，而不是住进各种各样的老年保健机构。为此，服务提供者应更有效地组织保健服务，提供以一定区域为单位的社区保健，使老年人能更方便、快捷地获得保健服务。社区保健的工作重点是针对老年人的特殊需求，确保能在方便的时间和地点，向真正需要服务的老年人提供社会援助。发达国家中的调查表明，4/5 的老年人由家庭承担抚养，3/4

的老年人能够自己活动,只需要极少帮助;急需机构帮助的老年人则一般是80岁以上的老年人,尤其是无子女的单身老年人或收入在贫困线以下或居住条件恶劣的老年人。因此,建立和完善老年人社区保健服务制度是十分必要的。

社区保健服务应由受过专门训练的人员担任,能够为老年人提供家庭保健,帮助照料精神损害的老年人,提供家庭计时服务,提供交通和护送服务,为社区老年人制订饮食与营养方案,提供文娱、咨询、治疗和健康教育活动等。例如,美国的"退休连续保健社区",是集保健、保险、服务和居住事业为一体的综合体,由高层次的专业人员管理,适合退休的白领阶层人士及其配偶居住。

3. 保健的功能分化原则　老年保健的功能分化,是随着老年保健管理实践的发展和老年保健需求的增加而产生的,是指在对老年健康的层次有充分认识的基础上,对老年保健的各个层面给予足够的重视,并在老年保健的计划、组织和实施及评价方面有所体现。如老年人可能会存在特殊的生理、心理和社会问题,因此不仅要有从事老年医学研究的医护人员,还应当有精神病学家、心理学家和社会工作者参与老年保健,在老年保健的人力配备上也显示明确的功能分化。

4. 保健的费用分担原则　不断增长的老年保健需求与日益紧缺的财政支持之间的矛盾,使老年保健费用的筹集越来越成为严重的问题。因此,老年保健的费用实行"风险共担"的原则越来越被人们所接受,即政府、保险公司的医疗保险金、老年人各承担一部分。

(二)联合国的老年保健原则

联合国的老年保健原则包括独立性原则、参与性原则、保健与照顾原则、自我实现或自我成就原则、尊严性原则。

1. 独立性原则　老年人应当借助退休保险收入、家庭和社区支持及自我积蓄去获得足够的食物、衣物、住宅及庇护场所;老年人应当有机会继续参加工作或参加其他有收入的活动;老年人应当能够参与决定何时及采取何种方式从劳动力队伍中退休;老年人应当有机会获得适宜的教育和培训;老年人应当能够生活在安全和舒适、协调的环境中;老年人应当能够尽可能长时间地生活在家中。

2. 参与性原则　老年人应当融入社会,积极参与制定和实施与其健康直接相关的政策,并与年轻人分享他们的知识和技能;老年人应当能够寻找和创造为社区服务的机会,在适合他们兴趣和能力的位置上做志愿者服务;老年人应当能够形成自己的协会或组织。

3. 保健与照顾原则　老年人应当得到与其社会文化背景相适应的家庭和社区的照顾保护;老年人应当能够获得卫生保健护理服务,以维持或重新获得最佳的生理、心理与情绪健康水平,预防或推迟疾病的发生;老年人应当能够获得社会和法律的服务,以加强其权益保障;老年人应当能够利用适宜的服务机构,在一个有人情味和安全的环境中获得政府提供的保障、康复、心理和社会性服务及精神支持;老年人在其所归属的任何一种庇护场所、保健和治疗机构中都能享受人权和基本自由,包括充分尊重他们的尊严、信仰、利益、需求、隐私,以及对其自身保健和生活质量的决定权。

4. 自我实现或自我成就原则　老年人应当能够追求充分发展他们潜力的机会;老年人应当能够享受社会中的教育、文化、精神和娱乐资源。

5.尊严性原则　老年人应当能够生活在尊严和安全中,避免受到剥削和身心虐待;老年人无论处于任何年龄、性别、种族背景、能力丧失或其他状态,都应当能够被公正对待,并应独立评价他们对社会的贡献。

四、老年保健服务对象的特点

(一)老年人对医疗服务需求的特点

老年人往往患多种疾病,就诊率、住院率高,住院时间长,医疗费用高。我国卫生部一项调查表明:老年人发病率比中青年人要高 3～4 倍,住院率高 2 倍。老化导致的医疗费用消耗也将大幅度增长,在医疗价格不变的条件下,医疗费用负担年递增率为 1.54%,未来 15 年人口老龄化造成的医疗费用负担将比目前增加 26.4%。

(二)老年人对保健服务和福利设施需求的特点

老年人由于老化、疾病和伤残而妨碍了正常社会交往,降低了活动或独立生活能力;其次,实际收入减少,参与社会和经济生活的机会减少,社会地位降低,可能导致情感空虚,出现孤独感、多余感;另外,由于身体状况的变化会对住房和环境产生新的需要等,老年人们希望社会福利能尽力缩小由于社会和经济发展造成的差距,让自己在改进了的家庭、社团或其他环境中有所作为,自我实现,尽快从身体和精神上的困境中解脱出来。很显然,社会福利服务与卫生保健服务是密切相关的。

多年来,对老年问题采取的解决方法有:①个人或家庭有责任照顾老年人,国家有法律法规对老年人进行保护,并提供有限的资金和服务;②民政部门有责任对无家庭抚养的老年人进行照顾;③老年人照顾组织由国家支持;④国家和社区应当参与组织老年人的福利服务,尤其是住宅的适应性改建等福利设施。

(三)老年人患病的特点

老年人由于各组织器官的逐渐衰退,身体的防御能力和对疾病的反应性均有不同程度的降低。在临床表现、疾病的进展、康复速度及预后等方面,老年病人均有其特殊性,因而老年病人对保健服务和护理也有不同的要求。

1.多种疾病同时存在、病情复杂　由于老年病人全身各系统的功能都有不同程度的老化,防御和代谢功能普遍降低,多种疾病共存,各系统之间相互影响而导致多种疾病同时或先后发生,病情错综复杂。

2.临床表现不典型　老年人由于生理功能的减退,对体内外异常刺激的反应性减弱,感受性降低,往往疾病发展到严重程度时也无明显不适或症状、体征不典型,如对疼痛不敏感;严重感染时也仅仅出现低热,甚至不发热。容易造成误诊和漏诊而延误治疗。

3.病情长、康复慢、并发症多　由于老年病人免疫力低下,抗病能力与修复能力减弱,导致病程长、康复慢,容易出现意识障碍、水及电解质紊乱、运动功能障碍等并发症。

4.病情发展迅速,容易出现危象　由于老年人组织器官储备能力和代偿能力差,老年人急性病或慢性病发作时,容易出现器官或系统的功能衰竭、病情危重。

五、中、外老年保健的发展

（一）国外老年保健的发展

以英国、美国、日本老年保健制度的建立和发展为例,下面介绍国外老年保健事业的发展情况。

1. 英国 老年保健最初源于英国。当时在综合性医院内住院的一部分高龄老年人,患有多器官系统疾病,常伴有精神障碍,同时还存在一些社会和经济问题。这部分病人由于反复入院或不能出院,住院时间长,需要的护理多和治疗上的特殊性有关,致使国家或地区开始兴建专门的老年人医院。目前英国有专门的老年人医院,对长期患病的老年人实行"轮换住院制度"。为有利于老年人的心理健康和对病人的管理,又建立了以社区为中心的社区老年保健服务机构,并且有老年病专科医生、健全的老年人医疗保健网络。

2. 美国 早在 1915～1918 年,美国的老年保健问题就被提了出来。1965 年,社会保障法的修订,老年健康保险作为第 18 条被写进社会保障法中。从 1966 年 7 月开始,美国老年人开始享有老年健康保险。健康保险包括两部分内容:A 类是强制性的住院保险,包括住院治疗费用和某些特定的院外护理费用,例如家庭保健治疗费用和临终关怀医院的费用。B 类保险是附加医疗保险,支付医生的服务费用和医院门诊服务费,包括急诊、门诊手术、诊断检查、实验室服务、门诊治疗、职业疗法、病理诊断以及永久性医疗装备费。美国老年保健事业经历了长期的发展,目前在长期护理方面比较完善。美国的老年服务机构有护理之家、日间护理院、家庭养护院等。美国政府主要致力于在医院和老年人院之间建立协作关系,解决长期保健的筹资问题,但美国长期的老年保健面临着三大挑战:需要训练有素的专业人员提供保健服务;需要筹措足够的经费;伦理道德问题。

3. 日本 日本是一个经济发达的国家,也是世界第一长寿国。日本的老年保健制度是在 20 世纪 70 年代以后,逐步建立和完善起来的。目前已形成了一套比较完整的体系,有老年保健法、老年福利法、护理保险法,并逐步形成了涉及医疗、老年保健设施和老年人访问护理等内容的一系列制度。建立多元化的养老服务是日本社区老年保健的主要特点,老年保健机构把老年人在疾病的预防、治疗、护理、功能训练及健康教育等方面结合起来,对保持老年人的身心健康起了很大作用。从 1982～1993 年 3 次制定、修改并推行了老年保健事业发展计划,以配合"老年人保健福利十年战略"的实施。日本的老年保健事业对不同老年人有不同的对策。

（1）健康老年人 ①建立"生气勃勃"推进中心:以促进老年人"自立、参与、自护、自我充实、尊严"为原则,为老年人提供各种信息和咨询,如法律、退休金、医疗、心理社会等方面的问题;②建立"银色人才"中心:为老年人再就业提供机会;③提供专用"银色交通工具":鼓励老年人的社会参与等。

（2）独居、虚弱老年人 ①建立完善的急救情报系统;②建立市、镇、村老年人福利推进事业中心,以确保老年人的安全、消除老年人孤独感、帮助老年人的日常生活、促进老年人健康为服务内容。

（3）长期卧床老年人 ①设置老年人服务总站：提供老年人的保健、医疗、福利相联合的综合性服务，做出适合每个老年人的个体化保健护理计划并实施；②建立家庭护理支持中心：接受并帮助解答来自老年人照顾者的各种咨询和问题，为老年人提供最适当的保健、医疗、福利等综合信息，代为老年人申请利用公共保健福利服务，负责介绍和指导护理器械的具体使用方法等；③建立老年人家庭服务中心：在中心开展功能康复训练、咨询等各种有意义的活动；④设置访问护理站：在有医嘱的基础上，主要由保健护士或一般护士为老年人提供治疗、护理、疗养上的照料、健康指导等；⑤设置福利器械综合中心：为了促进老年人的自立和社会参与，减轻家庭及照顾者的负担，免费提供或租借日常生活必需用具和福利器械，并负责各种用具使用方法的咨询、指导、训练等。

（4）痴呆老年人 ①设置痴呆老年人日间护理站：对那些白天家庭照顾有困难的痴呆老年人提供饮食服务、沐浴服务等日间照顾；②建立痴呆老年人小组之家：让痴呆老年人生活在一个大家庭里，由专业人员提供个体化的护理，以延缓痴呆进程，并让老年人有安定的生活；③建立痴呆老年人综合护理联合体系：及早发现并收治、护理痴呆老年人，发现并保护走失的身份不明的痴呆老年人，并与老年人医院、老年人保健机构联合，提供以咨询、诊断、治疗、护理、照顾为一体的服务。

（二）我国老年保健的发展

中国政府对老年工作十分关注，为了加速发展我国的老年医疗保健事业，国家颁布和实施了一系列的法律法规和政策，从我国的基本国情出发，建立有中国特色的老年社会保障制度和社会互助制度，建立以家庭养老为基础、社区服务为依托、社会养老为补充的比较完善的以老年福利、生活照料、医疗保健、体育健身、文化教育和法律服务为主要内容的老年服务体系和老年保健模式。

1982 年，中国政府批准成立了中国老龄问题全国委员会。

1996 年 10 月颁布实施了《中华人民共和国老年人权益保障法》，对老年人的赡养与抚养、社会保障、参与社会发展及法律责任等做出了明确的法律规定。各省、自治区、直辖市制定了维护老年人合法权益的地方性法规。

1999 年，为进一步加强全国老龄工作的领导，成立了全国老龄工作委员会。地方各级政府也相应成立了老龄工作委员会。与此同时，建立了老龄协会及老年学研究会、老年大学、老年体育、老年书画、老年法律、老年科技、老年保健等非政府群众组织。在农村，70% 的村民委员会建立了村老年人协会。目前已形成了具有中国特色的政府与非政府老龄工作组织网络。

2000 年 8 月，中国政府制定了《关于加强老龄工作的决定》，确定了 21 世纪初老龄工作和老龄事业发展的指导思想、基本原则、目标任务，切实保障老年人的合法权益，完善社会保障制度，逐步建立国家、社会、家庭和个人相结合的养老保障机制。城镇要建立基本养老保险、基本医疗保险、商业保险、社会救济、社会福利和社会服务为主的养老保健体系。农村要坚持以家庭养老为主，进一步完善社会救济，不断完善农村合作医疗制度，积极探索多种医疗保障制度，解决农民养老问题，建立和完善农村社会养老保险是改革发展稳定大局的需要。先后又制定了《中国老龄工作发展纲要》(1994～2000年)和《中国老龄事业发展"十五"计划纲要》(2001～2005年),把老龄事业纳入国民经济和社会发展计划。

1. 老年医疗保健纳入三级预防保健网的工作任务之中　城市、农村的三级医疗预防保健网都把老年医疗保健纳入工作任务之中;省、市二、三级医院对社区老年医疗保健工作进行技术指导;有条件的医院创建老年病科(房)、老年门诊和老年家庭病床。

2. 医疗单位与社会保健、福利机构协作　医务人员走出医院,到社会保健、福利机构中指导,进行老年常见病、慢性病、多发病的研究和防治工作,并开展老年人健康教育及健康体检。

3. 开展老年人社区、家庭医疗护理服务　各级医院开展了方便老年人的医疗护理、家庭护理和社区康复工作。

4. 建立院外保健福利机构、开展服务项目　有些城市开办了老年日间医院等,为社会、为家庭排忧解难。目前老年保健机构有:敬老院、养老院、社会福利院、老年公寓、托老所(包括日托、全托和临时托三种形式)。

5. 大力开展老年健康教育　根据老年人的不同特点,广泛开展以老年自我保健、疾病防治知识为主的老年健康教育,使广大老年人掌握基本的保健知识和方法。

6. 举办各种文娱活动　鼓励老年人参加各种形式的文化娱乐、体育等健身活动,以增强体质,减少疾病,延缓衰老。

7. 加强老年医疗保健的科学研究　经国家卫生部和民政部批准,于1994年成立中国老年保健医学研究会,是从事老年保健医学研究工作者、临床医务工作者和老年保健管理工作者的学术性、专业性和自愿性的结合,为非盈利的全国性社会团体。为广泛开展老年医学的研究,全国已建立了不同规模的老年医学研究所(室)40多个,开展了一些有价值的调查研究。

8. 加强对老年医学保健人才的培训　医学院校开设老年医学和老年护理等专业课程培养专门从事老年医疗和护理工作的人才。

六、中国老年保健的策略

根据老年保健目标,针对老年人的特点和权益,可将我国的老年保健策略归纳为六个"有所",即"老有所医""老有所养""老有所乐""老有所学""老有所为"和"老有所教"。

(一)老有所医

大多数老年人的健康状况随着年龄的增长而下降,健康问题和疾病逐渐增多。可以说"老有所医"关系到老年人的生活质量。

要改善老年人口的医疗状况,就必须首先解决好医疗保障问题。只有深化医疗保健制度的改革,逐步实现社会化的医疗保险,运用立法的手段和国家、集体、个人合理分担的原则,将大多数的公民纳入这一体系当中,才能改变目前支付医疗费用的被动局面,真正实现"老有所医"。

（二）老有所养

家庭养老仍然是我国老年人养老的主要方式，但是由于家庭养老功能的逐渐弱化，养老必然由家庭转向社会，特别是社会福利保健机构。建立完善的社区老年服务设施和机构，增加养老资金的投入，确保老年人的基本生活和服务保障，将成为老年人安度幸福晚年的重要方面。

（三）老有所乐

老年人在离开劳动生产岗位之前，奉献了自己的一生，因此有权继续享受生活的乐趣。国家、集体和社区都有责任为老年人的"所乐"提供条件，积极引导老年人正确和科学地参与社会文化活动，提高身心健康水平和文化修养。"老有所乐"的内容十分广泛，如社区内可建立老年活动站，开展琴棋书画、阅读欣赏、体育文娱活动、饲养鱼虫花草、组织观光旅游、参与社会活动等。

（四）老有所学和老有所为

老年人虽然在体力和精力上不如青年人和中年人，但老年人在人生岁月中积累了丰富的经验和广博的知识，是社会的宝贵财富。因此，老年人仍然存在着一个继续发展的问题。"老有所学"和"老有所为"是两个彼此相关的不同问题，随着社会的发展，老年人的健康水平逐步提高，这两个问题也就显得更加重要。

1. 老有所学　老年人可根据自己的兴趣爱好，选择学习内容，如医疗保健、少儿教育、绘画、烹调、缝纫等，这些知识又给老有所为创造了一定的条件或有助于潜能的发挥，使生活变得充实而活跃。

2. 老有所为　可分为两类：①直接参与社会发展，将自己的知识和经验直接用于社会活动中，如从事各种技术咨询服务、医疗保健服务、人才培养等。②间接参与社会发展，如献计献策、社会公益活动、编史或写回忆录、参加家务劳动、支持子女工作等。在人口老龄化日益加剧的今天，不少国家开始出现了劳动力缺乏的问题，老有所为将在一定程度上也可以缓和这种矛盾；同时，老有所为也为老年人增加了个人收入，对提高老年人在社会和家庭中的地位及进一步改善自身生活质量起到了积极的作用。

（五）老有所教

一般来说，老年群体是相对脆弱的群体，经济脆弱、身体脆弱、心理脆弱。由于经济上分配不公、政治上忽视老年人、情感上淡漠老年人、观念上歧视老年人等都可能造成老年人的心理不平衡，从而不利于代际关系的协调及社会的发展，甚至会造成社会的不安定因素。国内外研究表明：科学、良好的教育和精神文化生活是老年人生活质量和健康状况的前提和根本保证。因此，社会有责任对老年人进行科学的教育，并帮助老年人建立健康、丰富、高品位的精神文化生活。

七、老年保健措施

自我保健(self-health care),是指人们为保护自身健康所采取的一些综合性的保健措施。老年自我保健(self-health care in elderly),是指健康或罹患某些疾病的老年人,利用自己所掌握的医学知识和科学的养生保健方法、简单易行的康复治疗手段,依靠自己和家庭或周围的力量对身体进行自我观察、诊断、预防、治疗和护理等活动。通过不断地调适和恢复生理和心理的平衡,逐步养成良好的生活习惯,建立起一套适合自身健康状况的养生方法,达到增进健康、防病治病、提高生活质量、推迟衰老和延年益寿的目标。

自我保健活动应包括两部分:一是个体不断地获得自我保健知识,并形成某种人体内在的自我保健机制,是人们自我防卫的本能之一;二是利用学习和掌握的保健知识,根据自己的健康保健需求自觉地、主动地进行自我保健活动。

(一)自我保健的具体方法

1. 自我观察 是通过"看""听""嗅""摸"等方法观察自身的健康状况,及时发现异常或危险信号,做到能够早期发现和及时治疗疾病。自我观察内容包括:观察与生命活动有关的重要生理指标;观察疼痛的部位和特征;观察身体结构和功能的变化等。通过自我观察,掌握自身的健康状况并及时寻求医疗保健服务。

2. 自我预防 建立健康的生活模式,养成良好的生活、饮食、卫生习惯,调整和保持最佳的心理状态,坚持适度运动,锻炼身体,是预防疾病的重要措施。

3. 自我治疗 是指对轻微损伤和慢性疾病病人的自我治疗,包括吸氧,如患有心肺疾病的老年人可在家中用氧气袋、小氧气瓶等吸氧。糖尿病病人自己进行皮下胰岛素注射,常见慢性疾病的自我服药等。

4. 自我护理 增强生活自理能力,运用家庭护理知识进行自我照料、自我调节、自我参与及自我保护等护理。

(二)健康促进的措施

1. 膳食营养保健法 合理膳食可以总结为两句话十个字,即:"一、二、三、四、五;红、黄、绿、白、黑"。

"一":每日一袋鲜牛奶。按生理需要,我国成年人每日需要摄取钙800 mg,但我国膳食普遍缺钙,一般每日仅500 mg左右。老年人缺钙所致的骨质疏松、骨折在我国十分普遍,防治的关键是从膳食中补充钙。

"二":每日食用200～350 g的糖类。

"三":每日食用3～4份优质蛋白食品。相当于50 g瘦猪肉,或100 g鸡、鸭、鹅肉,或100 g鱼虾,或一个大鸡蛋,或25 g黄豆,或100 g豆腐。其中以鱼虾、豆类最为理想。

"四":即四句话"有粗有细,不甜不咸,三四五顿,七八分饱"。

"五":每日进食500 g蔬菜和水果。营养学会建议每日至少进食100 g蔬菜和100 g水果。

"红":红葡萄酒。每日饮 50~100 mL 红葡萄酒有预防动脉粥样硬化和抗癌的作用。西红柿、红枣也属于"红"类。

"黄":黄色蔬菜。黄色蔬菜营养丰富,如胡萝卜、红薯、橙子、南瓜、玉米。这类蔬菜含有丰富的类胡萝卜素,能在体内转化成维生素 A。

"绿":绿茶及绿叶蔬菜。茶叶中除有较多维生素、微量元素和咖啡因外,最主要的是含有茶多酚,具有较强的抗氧自由基、抗动脉粥样硬化和防癌的作用,对降血脂、降低血黏度、改善心血管供血都有明显益处。

"白":燕麦粉和燕麦片。每日食用 50 g 优质燕麦(煮粥)能使血胆固醇平均下降 390 mg/L,三酰甘油下降 760 mg/L。老年人食用燕麦粥时水宜多放,煮开后宜文火再煮约 10 min,此时若再加入牛奶,既降血脂又补钙,一举两得。

"黑":黑木耳。黑木耳有明确的抗血小板聚集、降胆固醇作用,其抗血小板聚集作用与小剂量阿司匹林相当。

2. 保健疗法 ①物理保健疗法:指利用自然界和各种人工物理因子作用于人体以防治疾病,利用自然的物理疗法主要有空气浴、冷水浴、日光浴、温泉浴及矿泉浴疗法;人工物理因子疗法主要有电疗、光疗、磁疗、超声、冰冻、水疗、冷热敷和生物反馈等。②药物保健法:进入老年期后,适当辅以药物调养,可防病健身、抗老防衰、延年益寿;药物应根据自身健康状况在医生指导下以养血、益气、滋阴、补阳、补肾和健脾为主。③传统医学保健法:主要有保健按摩、针灸、拔火罐及足底按摩等,对防治疾病有一定作用。

3. 适量锻炼和运动 运动是健康的第二基石。

适度运动的要诀是"三、五、七":①"三"指每次步行约 3 km,时间在 30 min 以上;②"五"指每周运动 5 次以上,只有有规律地运动才能有效;③"七"指运动后即刻心率<(170−年龄)/min,或运动后(最高心率−平时心率)<60。运动还有减肥和调整神经系统功能的作用。中老年人提倡以大肌群运动为特征的有氧代谢运动,如步行、慢跑、游泳、骑车、登山、健身操、太极拳等。

4. 心理卫生教育 心理平衡是老年人健康长寿处方中最重要的。保持心理平衡要做到"三个三":第一是"三个正确",即正确对待自己,正确对待他人,正确对待社会环境。第二是"三个快乐",顺境时助人为乐、知足常乐,逆境中自得其乐、不气馁。第三是"三个既要",既要全心全意奉献社会,又要尽情享受健康人生;既要有事业心,又要在生活上甘于平淡;既要精益求精于专业知识,又要有多姿多彩的休闲爱好。

(于 雁)

第五节　老年健康管理与健康评估

健康管理最早出现在 20 世纪 70 年代的美国，在当代西方国家，健康管理计划已经成为健康医疗体系中非常重要的一部分，并已证明能有效地降低个人的健康风险，同时降低医疗开支。在中国健康管理还是一个新概念，我国多数公民对健康的认识还停留在疾病治疗和自我保健上，绝大多数医院也还停留在原来的体检阶段而不是健康管理。传统的体检仅仅是健康管理活动中了解客户现在健康状况的一个环节，只能发现疾病而不能有效预防疾病的发生，而健康管理的目的是发现健康危险因素而进行干预，达到预防和控制疾病发生、提高生命质量的目标。所以参加健康管理非常必要。

一、老年健康管理

（一）概念

以不同状态下的老年人的健康需求为导向，通过对个体和群体的健康状况以及各种健康危险因素进行全面监测、分析、评估和预测，向老年人提供有针对性的健康咨询和指导服务，并制定相应的健康管理计划，协调个人、组织和社会的行为，针对各种健康危险因素进行系统干预和管理的全过程。

健康管理是指一种对个体及群体的健康危险因素进行全面管理的过程，即对健康危险因素的监测（发现健康问题）→ 评价（认识健康问题）→ 干预（解决健康问题）循环的不断运行，其中干预（解决健康问题）是核心。健康管理循环每循环一周，解决一些健康问题，健康管理循环的不断运行使管理对象走上健康之路。其目的是调动管理对象的自觉性和主动性，有效地利用有限的资源来达到最大的健康改善效果，保护和促进人类的健康，达到预防控制疾病的发生、提高生命质量的目的。

（二）健康管理服务的对象

包括健康老年人群、亚健康/亚临床老年人群、慢病高危老年人群、不需要住院的慢性病早期和康复期人群（院外）。

（三）健康管理过程

体检只是健康管理的一个部分和基础，通过体检发现健康问题，然后评价认识健康问题，最后干预解决健康问题，不断循环运行。一般分 3 步实施。

1.收集服务对象个人健康信息　包括一般情况和体检检查结果，如行为生活方式、家族史、疾病史和现有发现的疾病等,这些都是下一步评估的基础。

2. 进行健康评估　对疾病进行风险预测。

3. 在评估后开展健康干预　干预就是帮助老年人了解自身情况,制定个性化的健康管理方案并实施、监督管理方案,而且不断循环,促进健康。

二、老年健康评估

(一)躯体健康评估

1. 健康史　评估老年人的既往病史、家庭史、遗传史、药物过敏史、目前的健康状况、起病时间和患病年限、疾病的严重程度和治疗情况。

2. 老年期发展的评估　老年期面临的较大变化有:退休、衰老和丧偶,评估老人对待变化的态度、适应程度、能否协调自己、完善自己。

3. 环境评估　包括物理环境和社会环境。评估老人居住的生活环境、住房条件、独居或与子女同住、经济状况、人际关系等。

4. 体格检查

(1)测身高和体重　由于肌肉和脂肪组织的代谢,80～90岁时,体重明显减轻。

(2)头面部检查　随着年龄的增长,头发变灰白、稀疏,且有脱发。眼睑下垂、泪腺分泌减少可有眼干,视力减退出现老视,异常病变可有白内障、青光眼。听力下降。口腔唾液分泌减少,口腔黏膜干燥,牙齿松动、脱落,常装有义齿。嗅觉的精确度随增龄而下降。

(3)胸部检查　因驼背引起胸廓变形,也可因胸廓后径增大出现桶状胸。心前区检查心尖搏动的位置多下移,搏动幅度减少,常可闻及异常杂音。

(4)腹部检查　老年人腹肌松弛,腹部因皮下脂肪堆积而隆起。因肺扩张,膈肌下降致肋缘下可触及肝脏。膀胱容量减少,难触诊到膨胀的膀胱。但因老人易致便秘,可触到坚硬的包块,有时误诊为肿瘤。

(5)会阴部检查　老年人因激素水平下降,女性表现为阴唇褶皱增多,阴蒂变小。男性阴茎、睾丸变小,阴囊变得无褶皱。

(6)皮肤检查　皮肤变薄,弹性下降,干燥、粗糙有皱纹,有色素沉着,出现老年斑。

(7)骨骼肌肉检查　肌张力下降,肌肉萎缩。骨骼中骨质流失,易发生骨质疏松症、骨折。脊柱变短变弯,出现头部前倾和驼背,关节发生退行性改变,关节活动受限。

(8)神经系统检查　感觉迟钝,反应变慢,深浅反射会有不同程度的下降,甚至出现病理反射。

(二)能力评估

1. 日常生活能力评估　是指满足个体自身每日的更衣、洗澡、如厕、行走及大小便控制等能力的评估。

2. 日常生活操作设备能力评估　是指包括做家务、打电话、购物、自理财务等活动能力的评估。

3.高级日常生活能力评估　是指与生活质量相关的一些高水平的活动如娱乐、职业工作和社会活动等能力的评估。

(三)心理健康的评估

1.认知的评估　认知反映了个体的思维能力,是人们认识、理解、判断、推理事物的过程,并通过个体的行为和语言表达出来。认知功能对老年人是否能独立生活及生活质量起着重要作用。常用的评定老年人认知状态的量表有简易智力状态检查、简短操作智力状态问卷。

2.焦虑的评估　焦虑是个体感受到威胁时的一种不愉快的情绪状况,表现为紧张、烦躁、不安等。老年人因退休、丧偶、患病等而对自己未来的生活担忧。常用评估焦虑的量表有汉密顿焦虑量表和焦虑状态特质问卷。

3.抑郁的评估　抑郁是个体失去某种重视或追求的东西时产生的情绪体验。抑郁的显著特点是心情低落,表现为失眠、悲哀、自责。老年人常因退休、患病、子女成年后离家等出现情绪低落、失眠等。常用的抑郁评估量表有汉密顿抑郁量表(表2-2)和抑郁自评量表。

表2-2　汉密顿抑郁量表(HRSD)

圈出最适合病人情况的分数

1	抑郁情绪	0 1 2 3 4	2	有罪感	0 1 2 3 4
3	自杀	0 1 2 3 4	4	入睡困难	0 1 2
5	睡眠不深	0 1 2	6	早醒	0 1 2
7	工作和兴趣	0 1 2 3 4	8	阻滞	0 1 2 3 4
9	激越	0 1 2 3 4	10	精神性焦虑	0 1 2 3 4
11	躯体性焦虑	0 1 2 3 4	12	胃肠道症状	0 1 2
13	全身症状	0 1 2	14	性症状	0 1 2
15	疑病	0 1 2 3 4	16	体重减轻	0 1 2
17	自知力	0 1 2	18	日夜变化A.早	
				B.晚	0 1 2
19	人格或现实解体	0 1 2 3 4	20	偏执症状	0 1 2 3 4
21	强迫症状	0 1 2	22	能力减退感	0 1 2 3 4
23	绝望感	0 1 2 3 4	24	自卑感	0 1 2 3 4

评分标准:总分超过35分,可能为严重抑郁;超过20分,可能为轻度或中度抑郁;总分小于8分,病人没有抑郁症状。即病情越重,分值越高,反之成立

(三)社会功能及角色功能的评估

1.社会功能评估　社会功能是指个人作为社会成员发挥作用的大小程度。社会功能评估的目的是在一定的社会环境下,描述老年人的功能状态的特性。只有当老人适应社会环境时,才能发挥良好的社会功能。评定方法如下:

（1）社交及社会资源的评估　包括两代人的相互帮助支持状态的评估、社会功能的专业性评定、自述活动问卷、日常活动日记等。

（2）社会资源评定表　通过简单的记分和定式询问，对社区居家及住院的老人社会资源评估，包括家庭结构、亲朋好友来往的方式、现有的知己、困难时可获得的支持者等。

2. 角色功能的评估　角色功能是指从事正常角色活动的能力，包括做家务、工作及社会活动等。角色功能评估可直接采用开放式问题进行评估，让老人描述对自我角色的感知和别人对其所承担的角色的期望、老年后对自己生活方式、人际关系方面的影响。

3. 主观健康的评估　主观健康也称为自我评价的健康，是个体对自身健康状况的评价。主观健康的评估可以从老人对健康的理解、对自身健康的预测和对健康问题的担心程度等方面进行。通过评估，可以了解老年人的自我概念、知识需求和促进生活方式改变，维护健康的能力。

（于　雁）

第六节　老年人常见的心理问题与护理

心理是指生物对客观物质世界的主观反应，心理现象包括心理过程和人格。人们在活动的时候，通过各种感官认识外部世界事物，通过头脑的活动思考着事物的因果关系，并伴随着喜、怒、哀、乐等情感体验等。这种折射着一系列心理现象的整个过程就是心理过程。

心理学是指研究人的心理现象的科学。老年心理学，是研究老年期个体的心理活动变化特点及其规律的一个心理学分支，又称老化心理学。老化是贯穿整个老年阶段的最基本特征，老年期由老化引发的各种功能衰退与异常不仅表现在生理上，也表现在这一阶段人的心理变化上。老年人因身体衰老，各种疾病也明显增多，与社会接触减少，使老人心理上容易产生抑郁、烦躁，情绪严重者也会出现心理障碍。当然，这些心理问题不是所有老年人都会发生的，事实上许多老年人的身心状态可保持相当完整，即使发生身心改变，也有轻有重，有迟有早。作为老年人，只要注意讲究心理卫生，就可以防止、减轻或推迟心理的改变，达到愉快长寿。因此，我们必须重视对老年人心理特点及变化的研究。

一、老年人心理老化的特点

老年人心理特点是由多种交叉因素、综合作用和生理特点所决定的。老年人的心理老化有其自身的特点。

（一）心理老化与身体老化不同步

一般而言，老年人的心理老化的速度要慢于身体老化的速度。老年人的身体老化一般是外观上的，主要表现为头发变白、老年斑和皱纹增多等，这种变化是明显的。而心理的老化则不太明显。老年人的身体老化与心理老化有一定的关系，但这种关系并不密切，也不是必然的。

（二）心理老化与老年人个体心理特点的关系

通常情况下，懒于用脑、经常不思考问题的人，智力衰退的速度较快；而勤于用脑、喜欢思考的人，智力衰退的速度较慢。情绪不稳定、抑郁、没有进取心、意志不坚定的人，往往未老先衰；而情绪稳定、乐观开朗、意志坚定、有着积极进取心的人，即便是到了老年，依然有旺盛的创造力。

（三）心理老化的个体差异比较大

有的老人虽然心理老化比身体老化的速度慢，但记忆力不好，经常丢三落四，思维不敏捷，精力不充沛。而有的老人心理老化的速度较慢，虽然年事已高，却依然有很好的记忆力，思维敏捷，精力充沛。

（四）社会因素对老年人的心理老化的影响

社会不断对老年人提出新的要求，会成为老年人积极提高自身素质，不断进步的促进因素，也会对调动和发挥老年人的智力产生作用。社会重视老年人的智力发挥，就会推迟老年人心理老化的速度。但是如果社会忽视老年人的智力的发挥，就会加速老年人的心理老化。

当然，社会对老年人心理的影响还表现在老年人社会角色的转变以及对这种转变的适应情况，比如老年人的离退休综合征。

二、老年期心理变化的影响因素

老年期是人生历程中的最后一个转折期。这一时期，不仅人体衰老加快，疾病增多，面临着死亡的考验和挑战；而且老年人的职业状况、家庭结构、婚姻形态、经济境遇等方面都在发生变化，这些变化对老年人的感觉、知觉、记忆、智力、情绪、情感、性格、兴趣等不同层次的都将产生心理影响。

（一）生理因素

首先直接引发老年人心理变化的因素是身体衰老。进入老年后，由于脑重量的减轻，神经系统中的突触坏死，传递神经信息的某些重要神经递质的缺失是导致老年人心理异常的主导因素。生理因素的变化如下。

1.感觉和运动的变化 老年人因感觉器官逐渐衰退，表现感觉迟钝、适应能力及控制能力变弱。老年人的视力、听力的减退，会使老年人情绪烦恼；"视而不见，听而不闻"使老年人兴趣减少，变得孤独。随着运动器官的衰退，老年人的运动也逐渐缓慢，并产生不愿活动的心理，也容易疲劳。还由于共济运动不灵、不稳、不协调，精巧动作发生困难，所有的操作和技巧退步，工作质量降低。

2. 记忆的变化　记忆力下降是老年人心理活动的特点，同时带来学习新事物的困难。老年人记忆减退的特点是近事记忆不良，而远事记忆尚良好。老年人对过去经历过的事物、事情，甚至童年期的某些事情，往往记忆犹新，而对近期或眼前的事情却不容易记住，如查电话号码前查后忘，刚说过的事情一转身就忘得一干二净。

3. 智能变化　智能分为液化智能和晶化智能。前者是直接依赖于生理结构，如近事记忆力、思维敏捷度、知觉整合能力等。后者是与知识积累、经验丰富有关的习得能力。老年人的液化智能明显减退，而晶化智能则保持稳定，甚至有所改善和增长。

4. 性格的改变　老年人的性格依然是其中年性格的延续，但也发生了某些变异。老年人往往变得固执己见，总是顽固地坚持自己的观点、习惯和爱好，不赞成别人的意见和建议，不易接受新鲜事物，并有以自我为中心、难以正确认识生活现状的倾向。他们爱沉湎往事，常悔恨过去无法挽回的美好情景。对过去成就唠叨不休，也是一个较常见的表现。另外，由于他们有各种丰富的生活、工作经验，故许多老年人表现出做事稳重、深思熟虑的特性。

5. 情绪的改变　老年人的情绪变化一方面是对一般刺激趋向冷漠，喜怒哀乐不易表露或反应强度降低，使人易产生冰冷之感；另一方面遭到重大刺激，情绪反应却特别强烈，难以控制。由于年老、体弱、多病或其他事件易使老年人产生种种消极的情绪与情感，如冷落感、孤独感、疑虑感、忧郁感和老朽感等。尤其是伴侣的重病或死亡，往往使老年人忧心忡忡、焦虑万分，有的甚至悲伤欲绝、精神恍惚，严重影响身体健康。

6. 疾病的增加　各种老年疾病的缠身也是身体老化对老年人心理影响的具体体现。随着老年人的心脑血管、呼吸、神经、运动、消化、内分泌等系统的生理功能的全面衰退，老年人对环境的适应能力和对疾病的抵抗力在下降，疾病易发生。即使没有疾病发生，也会因为器官和功能的老化而感觉四肢酸软、身体疲惫或其他不适，这给老人生活带来了极大的不便，老人们感到苦恼和焦虑。而老年人常患的冠心病、高血压、糖尿病以及各种癌症等疾病，则使他们感到恐惧、悲伤、绝望甚至产生轻生的念头。

7. 死亡的威胁　老年人心理障碍出现与死亡的危险和挑战有着密切的关系。尽管社会的进步和医学卫生条件的提高使人类的平均寿命持续延长，然而，死亡仍然是不可避免的，是人生的最终归宿。面对死亡，有些人从容，有些人安详，但大多数老人会表现出害怕、恐惧和悲观的情绪反应。死亡恐惧症就是一种常见的老年人心理障碍。

（二）社会、家庭和环境因素

老年人晚年生活从老人离退休的那一天就已经开始了，离退休是老年人职业生涯结束的标志，他们的生活范围退回到家庭之中，其实质是一种社会角色的转变，而家庭中的经济状况、人际关系的变迁、老年人的婚姻状况、社会环境等社会因素对于老年人的心理状态也会产生重要的影响。

1. 退休和社会职能的变化　一般60岁的老年人，劳动能力并未丧失，其中有些人的工作经验和劳动技能正值最高水平，但社会为了补充劳动力和解决年轻人就业问题，只能让他们退休。这些老年人几十年来都是早晨上班、晚上下班，已经习惯了这种生活模式，"国家公职人员"这种角色身份在其生活中占据重要的地位，从这种有明确工作性质、工作时间，每天有较多的人际交往的社会环境，退到无事可做的狭小闭塞的家庭圈子里，生活的内容和节律都发生了很大的变化。这时，很多老年人产生了烦躁、抑郁情绪，感到茫然，有时还会产生一时性的情绪和身体上的失调，所谓"离退休综合征"就是指这个时期的反应。

2. 家庭和家庭关系　老年人离退休以后，主要以家庭为活动场所。因此，家庭结构、家庭成员间彼此的关系、老年人在家庭中的地位等都会对老年人的心理状态有所影响。

家庭关系以夫妻关系最为重要。一般来讲，老年夫妻亲密无间、恩爱相处、相依为伴是老年人最为宽慰的乐趣之事，也是老人长寿的重要原因。但是由于种种原因，老年伴侣并非都能白头偕老，一旦老伴去世，则很容易出现应激反应。

两代人之间的矛盾，通常是因为经济问题或家庭琐事而不融洽。老年人的特点是做事习惯于考虑周全、细致、稳妥，看不惯年轻人的激进与毛糙；同时他们对新事物的接受能力缓慢，而年轻人思想灵活，对新事物敏感而看不惯老年人的保守僵化。于是两代人难免在价值观、兴趣、爱好方面有差异，在工作、学习、生活、恋爱、婚姻、家庭等许多问题上看法不一致，致使这些老年人心理不平衡，与年轻人发生冲突而处于应激状态。

3. 经济问题　在我国，现在进入老年期的人们一般都有离退休金作为养老金，但毕竟不如在职期间收入多，这样就由以前的家庭主要经济来源成为家庭辅助经济来源，甚至是家庭的负担。这就令老年人不仅要去应付拮据的生活，而且还要去克服这种由于经济地位下降而造成的心理上的自卑与失落，这必然会引发一些负面情绪，出现应激反应。

除了上述因素构成老年期特有的社会应激以外，朋友或邻居的交往也是老年人心理活动的一个重要方面，在遇到重大精神刺激时，朋友的安慰往往能起到缓冲、安抚的作用；但同时，朋友、同事的死亡又是老年人的一项重大精神刺激。所以，朋友、同事等同龄人的去世对老年人无疑也是一个应激源，容易引发焦虑、抑郁情绪乃至心理障碍。

三、老年人的心理健康

(一)心理健康的定义

第三届国际心理卫生大会将心理健康(mental health)定义为：所谓心理健康，一是指在身体、智能以及情感上与他人的心理健康不相矛盾的范围内，个人心境功能正常、无心理疾病；二是指能积极调节自己的心理状态，顺应环境，建设性地发展完善自我，充分发挥自己的能力，过有效率的生活，也就是说，心理健康不仅意味着没有心理疾病，还意味着个人的良好适应和充分发展。

(二)老年人心理健康的标准

国外专家针对老年人心理健康订出了10条参考标准:①有充分的安全感;②充分了解自己,并能对自己的能力做出恰当的估计;③有切合实际的目的和理想;④与现实环境保持接触;⑤能保持个性的完整与和谐;⑥具有从经验中学习的能力;⑦能保持良好的人际关系;⑧能适度地表达与控制自己的情绪;⑨在不违背集体意识的前提下有限度地发挥自己的才能与兴趣爱好;⑩在不违反社会道德规范的情况下,能适当满足个人的基本需要。

我国著名的老年心理学专家许淑莲教授把老年人心理健康的标准概括为5条:①认知功能基本正常;②情绪稳定,善于调节;③社会适应良好,能应对应激事件;④有一定交往能力,人际关系和谐;⑤人格健全,开朗乐观。对老年人心理健康标准的具体研究如下。

1. 认知正常　认知正常是人正常生活的最基本的心理条件,是心理健康的首要标准。老年人认知正常体现在:感觉、知觉正常,判断事物基本准确,不发生错觉;记忆清晰,不发生大的遗忘;思路清晰,不出现逻辑混乱,在平时生活中,有比较丰富的想象力,并善于用想象力为自己设计一个愉快的奋斗目标;具有一般的生活能力。

2. 情绪健康　情绪是人对客观事物的态度体验,是人的需要得到满足与否的反映。愉快而稳定的情绪是情绪健康的重要标志,能否对自己的能力做出客观正确的判断,能否正确评价客观事物,对自身情绪有很大的影响。如过高地估计自己的能力,勉强去做超过自己能力的事情,常常会得不到预期结果,反而使自己的精神遭受失败的打击;过低地估计自己的能力,自我评价过低,缺乏自信心,常常会产生抑郁情绪;只看到事物的消极面也会产生不愉快甚至抑郁情绪。心理健康的老年人能经常保持愉快、乐观、开朗而又稳定的情绪,并能适度宣泄不愉快的情绪,通过正确评价自身及客观事物而较快稳定情绪。

3. 关系融洽　人际关系的融洽与否,对人的心理健康影响较大。融洽和谐的人际关系表现为:乐于与人交往,能与家人保持情感上的融洽并得到家人发自内心的理解和尊重,有自己的朋友;在交往中保持独立而完整的人格,有自知之明,不卑不亢;能客观评价他人,取人之长补己之短,宽以待人,友好相处;既乐于帮助他人,也乐于接受他人的帮助。

4. 环境适应　老年人能与外界环境保持接触,虽退休在家,却能不脱离社会,通过与他人的接触交流及电视、广播、网络等途径了解社会变革信息,并能坚持学习,从而锻炼记忆和思维能力,丰富精神生活。正确认识社会现状,及时调整自己的行为,使老年人的心理行为能顺应社会改革的进步趋势,更好地适应环境、适应新的生活方式。

5. 行为正常　能坚持正常的生活、工作、学习、娱乐等活动,其一切行为符合自己年龄特征及在各种场合的身份和角色。

6. 人格健全　人格健全主要表现为:①以积极进取的人生观为人格的核心,积极的情绪多于消极的情绪。②能够正确评价自己和外界事物,能够听取别人的意见,不固执己见,能够控制自己的行为,办事盲目性和冲动性较少。③意志坚强,能经得起外界事物的强烈刺激。在悲痛时能找到发泄的方法,而不至于被悲痛压倒;在欢乐时能有节制的欢欣鼓舞,而不是得意忘形和过分激动;遇到困难时,能沉着地运用自己的意志和经验去克服,而不是一味地唉声叹气或怨天尤人。④能力、兴趣、性格与气质等各个心理特征和谐而统一。

四、老年人心理健康的维护与促进

(一)维护老年人心理健康的原则

1. 适应原则 心理健康强调人与环境能动地协调适应。环境包括自然环境和社会环境,环境中随时都有打破人与环境协调平衡的各种刺激,尤其是社会环境中的人际关系能否协调对心理健康有重要意义。人对环境的适应、协调,不仅仅是简单的顺应、妥协,更主要的是积极、能动地对环境进行改造以适应个体的需要或改造自身以适应环境的需要。因而,需要积极主动地调节环境和自身,减少环境中的不良刺激,学会协调人际关系,发挥自己的潜能,以维护和促进心理健康。

2. 系统原则 人是一个开放系统,无时无刻不与自然、社会文化、人际关系等相互影响、相互作用。如生活在家庭或群体之中的个体会影响家庭或群体,同时也受到家庭或群体的影响,个体心理健康的维护需要个体发挥积极主观能动性做出努力,也依赖于家庭或群体的心理健康水平。因此,要促进个体的心理健康,创建良好的家庭或群体心理卫生氛围也很重要。所以,只有从自然、社会文化、人际关系等多方面、多角度、多层次考虑和解决问题,才能达到系统内外环境的协调与平衡。

3. 发展原则 人和环境都在不断变化和发展,人在不同年龄阶段、不同时期、不同身心状况下和不同环境中,其心理健康状况不是静止不变的,而是动态发展的,所以,要以发展的观点动态把握和促进心理健康。

(二)维护和促进老年人心理健康的措施

1. 帮助老年人树立正确的健康观 老年人往往对自己的健康状况持消极态度,对疾病过分忧虑。不能实事求是地评价自己的健康状况,过度担心自己的疾病和不适,会导致老年人神经性疑病症、焦虑、抑郁等心理精神问题,加重疾病和躯体不适,加速衰老,对健康十分不利;老年人只有树立正确的健康观,正确认识衰老和对待疾病,才能采取适当的求医行为,顽强地与疾病抗争,促进病情稳定和康复。只要老年人能保持乐观、通达的心态,养成良好的生活方式,积极进行身心保健,是完全可以健康老龄化的。

2. 指导老年人做好离退休的心理调节

(1)为退休做好心理上的准备,以实现"平稳过渡" 一些老年人因各种原因,如身体尚好、工作能力尚强、害怕失去工作、害怕失去已有的地位等,迟迟不愿面对离退休这一现实和真正退休后的社会角色的转变。

(2)退休之前积极做好生活准备 如经济上的收支、生活上的安排,如退休后做一次探亲访友或旅游有利于老年人的心理平衡。

(3)为退休做好行动上的准备,建立第二生活模式 老年人的生活习惯和个性已经完全稳定难以改变,退休后发生的一系列变化,不仅使老年人心理上不习惯,而且也扰乱了他们心理的平衡。因此,在退休之前要尽早建立第二生活模式,如培养各种兴趣爱好,根据自己的体力、精力安排好自己的活动时间,或预计一份轻松的工作,使自己退而不闲。

(4)避免因退休而产生的消极不良情绪　老年人离开工作岗位,常常有"人走茶凉"的感觉,由此而造成心理上的失落、孤独和焦虑。老年人应该勇于面对此类消极因素,顺其自然。对涉及个人利益的事,尽可能宽容。刚刚退休下来,可多与亲朋好友来往,将自己心中的郁闷、苦恼通过交谈等方式进行宣泄,以消除和转化不良情绪,求得心理上的平衡和舒畅。

3.鼓励老年人勤用脑　坚持适量脑力劳动,使脑细胞不断接受信息刺激,对于延缓脑的衰老和脑功能的退化非常重要。研究表明,对老年人的视、听、嗅、味、触的器官进行适当刺激,可增进其感、知觉功能,提高记忆力、智力等认知能力,并能减少老年期痴呆的发生。老年人应该坚持学习,活到老学到老,通过书、报、电视、网络等不断获得新知识。

4.妥善处理家庭关系　家庭是老年人晚年生活的主要场所。处理好与家人的关系,尤其是处理好与两代或几代人的人际关系显得十分重要。因为家庭关系和睦、家庭成员互敬互爱则有利于老年人的健康长寿;相反,家庭不和、家庭成员之间关系恶劣,则对老年人的身心健康极其有害。促进老年人与家庭成员的情感沟通要做到:①鼓励老年人主动调整自己与其家庭成员的关系,家庭成员要为老年人的衣、食、住、行、学、乐等创造条件,为老年人提供便利和必要的情感、经济和物质上的帮助,共同建立良好的亲情;②空巢家庭中,老年人应正确面对子女成家立业离开家的现实,不过高期望和依赖子女对自身的照顾,善于利用现代通信与子女沟通,并及早由纵向的父母子女的关系转向横向的夫妻关系,子女则应该常看望或联系父母,让父母得到天伦之乐的慰藉;③老年夫妻间要相互关心、照顾,相互宽容、适应,还要注重情感交流和保持和谐、愉悦的性生活;④鼓励老年人与家人或其他老年人共同居住;⑤支持丧偶老年人再婚,老年人丧偶以后,只要有合适的对象,一方面是老年人自身要冲破传统习俗观念,大胆追求,另一方面子女要同情、支持老年人再婚,使老年人晚年不再孤寂。

5.注重日常生活中的心理保健

(1)培养广泛的兴趣爱好　对老年人而言,广泛的兴趣爱好不仅能开阔视野、扩大知识面、丰富生活、陶冶性情、充实他们的晚年生活,而且能有效地帮助他们摆脱失落、孤独、抑郁等不良情绪,促进生理及心理的健康。因此,老年人要根据自己的情况,有意识地培养一两项兴趣爱好,如书法、绘画、下棋、摄影、园艺、烹调、旅游、钓鱼等,以调节情绪,充实精神,稳定生理节奏,让晚年生活充实而充满朝气。

(2)培养良好的生活习惯　饮食有节,起居有常,戒烟限酒,修饰外表,装饰环境,多参与社会活动,增进人际交往,多与左邻右舍相互关心往来,有助于克服消极心理、振奋精神。

(3)坚持适量运动　坚持适量运动有益于老年人的身心健康。适量运动有助于改善老年人的体质,增强脏器功能,延缓细胞代谢和功能的老化,并增加老年人对生活的兴趣,减轻老年生活的孤独、抑郁和失落的情绪。老年人可根据自己的年龄、体质、兴趣及锻炼基础选择合适的运动项目,散步、慢跑、钓鱼、游泳、骑自行车、太极拳、气功等都是非常适合老年人的运动项目。老年人的体育锻炼,运动量要适度,时间不宜过长,且贵在坚持、循序渐进。

6. 营造良好的社会支持系统　一方面要树立和发扬尊老敬老的社会风气。尊老敬老是中华文明古国的传统美德,也是我国老年人心理健康的良好社会心理环境。但随着社会变革,生产方式的改变,经济全球一体化,竞争和商品意识的价值观念的增强,家庭结构的改变,人口老龄化的到来,年轻一代赡养压力的改变,使得敬老养老的社会风气也发生改变。在我国未富先老的国情下,为继续营造老年人良好的社会心理环境,促进健康老龄化,促进社会和谐稳定发展,应加强宣传教育,继续大力倡导养老敬老。另一方面尽快完善相关立法。现行的《老年人权益保护法》在维护老年人权益中个别条款操作性还不够强,应加强老龄问题的科学研究,为完善立法提供依据,尽快完善相关法律,为增强老年人安全感、解除后顾之忧、安度晚年提供社会保障。

7. 心理咨询和心理治疗　常用的方法有说理开导法、暗示疗法、转移疗法、行为疗法和想象疗法等。

五、老年人常见的心理问题与护理

(一)神经衰弱

引起神经衰弱的原因主要是老年人离退休后生活太平静,与周围人群交往减少,获得信息的机会也减少,自感精疲力竭,睡意频频;长期焦虑、烦闷;各种疾病引起脑缺氧等。

神经衰弱主要表现为:疲乏、记忆力下降、自制力减弱、性情急躁、易怒,且常伴有心悸、失眠、头晕及多梦等。有些老年人对神经衰弱过度重视,主动求医的欲望强烈,而有些老年人则认为神经衰弱是人体衰老的自然现象,未加以重视,二者均不利于老年人的晚年生活。

(二)健忘

健忘的原因是由于老年人增龄老化,引起智力水平逐渐下降,近期记忆力减退。表现为刚做过的事情转眼就忘,经常忘记服药及医嘱;有的表现为不认识最知己的人,忘记亲人的名字等。由于老年人远期记忆衰退不明显,故经常唠叨自己年轻时的往事,留恋过去,却对新鲜事物不感兴趣,难以接受。可以帮助老人安排规律的日常生活,如将每日服用的药物或日常生活用品固定摆放,安排合理的日程表,以便于老年人加深记忆。

(三)抑郁

抑郁是老年期最常见的功能性精神障碍。造成老年人抑郁的原因,目前较为统一的观点认为老年人在生理和心理老化过程中的变化的共同作用构成易感因素。老年人遭受各种应激事件较多,加上生活的艰辛、孤独,缓冲精神压力和精神创伤的能力下降。

主要表现为情绪低落、忧愁、思维迟钝,这类老人,经常自寻苦恼,且多自卑,常有前途暗淡、生不如死的感觉,有强烈的自杀企图和行为。世界卫生组织认为,抑郁症目前是老年人仅次于心脑血管疾病的第二号杀手,因此老年期的抑郁已成为老年心理保健中的突出问题,早期发现、早期治疗可以取得良好效果。

（四）失落感

失落感主要由"离退休综合征"所致 。老年人从长期紧张而规律的职业生活突然转到无规律、懈怠的清闲生活，生活结构和生活内容都发生了变化。老人退休后，社会地位改变，经济收入降低，人际交往减少，甚至在家庭中的地位或者所起的作用下降。这对许多刚步入老年人行列的人来讲会很不适应，往往有"人走茶凉""不中用"等感觉，遇事敏感多疑，容易产生心理压力，导致失眠、食欲减退、精神不振、自卑等症状，或出现脾气暴躁、易怒等，甚至由此而引起其他疾病的发生或发作，影响老人的健康。家人及社会应多关心离退休老人，帮助他们逐渐适应新的生活方式，引导老人做一些力所能及的事情，使他们感到心情舒畅、精神愉快。

（五）孤独感

许多老年人遵循传统的中国文化重视天伦之乐，认为儿孙满堂是人生莫大的幸福，如若子女与其分居，则老人晚年理想生活落空，加上身体欠佳而活动减少，尤其是丧偶等精神刺激和实际上的陪伴照顾缺乏，会使老人感到孤独无助，产生一种被抛弃、被冷落的感觉，常常顾影自怜、寂寞、伤感。作为子女应顾及老人的感受，尽量与老人一起生活，如若分居，应经常回家探望，使老年人精神上获得安慰。

（六）隔绝感

老年人随着社会活动的减少，接受的信息也渐少，更由于感知觉功能的减退，视觉、听觉方面反应也迟钝，所以导致老年人将自我封闭起来，活动也降低到最低水平，对外界持一种冷漠的态度。尤其是长期居住在城市的高层闭合式住宅里的老人，深居简出，很少到户外活动，难以与人相处，不易适应气候变化，体质虚弱、四肢无力、性情孤僻，易导致骨质疏松、肥胖症及糖尿病等，有的老人因孤独、抑郁、失去生活的意义而自杀。因此，应尽量让老人多参加社会活动，尤其是居住在高楼的老人多参加户外活动，选择一些适宜的运动项目增强体质，增加人际交往，保持乐观情绪，消除孤寂感。

（七）对衰老和疾病的忧虑和恐惧感

许多老年人进入老年期后，感觉到衰老征兆时，都会感到惶恐不安，特别是体力下降，疾病逐渐出现和加重时，容易产生一种"垂暮感"，表现出对疾病的极其敏感。一方面内心向往着健康长寿，另一方面又对已有的疾病缺乏治愈的信心，不能与医护人员积极配合治疗，加上考虑到生病后的经济承受能力，生活上可能出现的诸多不便，给亲人及周围的人带来的麻烦，以及担心疾病是否会导致死亡等，心情会变得郁闷不安，甚至产生恼怒的情绪。老年人内心的矛盾情绪很容易受客观环境的影响。如果老人感到旁人对他们冷淡、嫌弃，情绪就会变得消沉；如果家人及周围人群对他们十分关怀、鼓励，就会有效地增强他们战胜疾病的信心。

（八）空巢综合征

空巢是指无子女或子女成人后相继离开家庭,形成老年人独守空巢的特点,特别是老人单身家庭。老年空巢综合征是老年人在子女成家立业独立生活后,由于适应不良出现的一种综合征。

1.空巢综合征的主要表现

(1)精神空虚,无所事事　子女离家之后,父母从原来多年形成的紧张有规律的生活,突然转入松散的、无规律的生活状态,无法很快适应,进而出现情绪不稳、烦躁不安、消沉抑郁等。

(2)孤独、悲观、社会交往少　对自己存在的价值表示怀疑,陷入无趣、无欲、无望、无助状态,甚至出现自杀的想法和行为。

(3)躯体化症状　受"空巢"应激影响产生的不良情绪,可导致一系列的躯体症状和疾病,如失眠、早醒、睡眠质量差、头痛、食欲减退、心慌气短、消化不良、心律失常、高血压、冠心病、消化性溃疡等。

2.对空巢老人的护理

(1)老年人自身方面　正视空巢,自我调适,乐观生活。空巢老人要调整好自己的心态,学会关爱自己,寻找适合自己的生活方式,如多接触外界、在社会上释放余热等。学会自我调适,建立有规律的生活非常重要。

(2)在子女关怀和照顾方面　①空巢老人的子女必须尽到经常联系老人、看望老人、照顾老人、给老人提供生活保障的责任。②对于高龄、丧偶、有疾病的空巢老人,子女在经济条件允许的情况下,应尽量为老人请受过专业培训的家政护理或保姆,提高老人的护理质量,以尽孝心。③子女应支持丧偶空巢老人再婚。

（九）离退休综合征

离退休综合征是指职工在离退休以后会出现的适应障碍。老人们突然从工作岗位上退下来,生活模式发生重大的改变,往往会感到无所适从,心理上难适应,易产生失落、孤独、自卑等心理。大约60%的人退休后会出现离退休综合征。

1.离退休综合征的主要表现

(1)坐卧不安、行为重复、犹豫不决、不知所措,偶尔出现强迫性定向行走,由于注意力不集中而容易做错事。

(2)由于情绪的改变而易急躁和发脾气,对任何事情都不满或不快;易回忆或叙述以往的经历;有的老人因不能客观地评价事物甚至发生偏见。

(3)情绪忧郁,以至引起失眠、多梦、心悸、阵发性全身过热等。这种现象对于平时工作繁忙、事业心强、争强好胜的老人尤其明显,对退休无心理准备的老人表现较重。

2.离退休综合征的护理

(1)调整心态　离退休是不可避免的,老年人必须在心理上认识和接受这个事实。

(2)老有所为　有一技之长的离退休老人,可以积极寻找机会,做一些力所能及的工作。一方面发挥余热,为社会继续做贡献,实现自我价值;另一方面使自己精神上有所寄托,使生活充实起来,增进身体健康。

(3)老有所学 "活到老,学到老"。一方面,学习可促进大脑的利用,使大脑越用越灵活,延缓智力的衰退;另一方面,老年人要通过学习来更新知识,跟上时代的步伐。

(4)培养爱好 退休后应该有意识地培养一些兴趣爱好,以丰富和充实自己的生活。写字作画,既陶冶情操,也可锻炼身体;种花养鸟也是一种有益活动,鸟语花香别有一番情趣;另外,跳舞、练气功、打球、下棋、钓鱼等活动都能益智怡情,增进身心健康。

(5)融入社会 退休后,老年人的生活圈子缩小,但老年人不应自我封闭。良好的人际关系可以开拓生活领域,排解孤独寂寞,增添生活情趣。

(6)生活规律 离退休后,老年人也可以给自己制定切实可行的作息时间表,早睡早起,按时休息,适时活动,建立、适应一种新的生活节奏。同时要养成良好的饮食卫生习惯,戒除有害于健康的不良嗜好,采取适合自己的休息、运动和娱乐的形式,建立起以保健为目的的生活方式。

(7)心理治疗 老年人出现身体不适、心情不佳、情绪低落时,应该主动寻求帮助。对于患有严重的焦躁不安和失眠的离退休综合征的老人,必要时可在医生的指导下适当服用药物,以及接受心理治疗。

(于　雁)

第七节　老年人的日常生活护理

老年护理不仅要重视生理和心理的健康,还应重视老年人的日常生活护理,从而达到最大限度的延长老年期独立生活自理的时间,缩短功能丧失及在生活上依赖他人的时段,并帮助他们在疾病或功能障碍状态下恢复和维持现有的日常生活功能,提高老年人的生活和生命质量。

一、休息与活动

(一)休息

休息是指一段时间内相对地减少活动,使身体各部分放松,处于良好的心理状态的过程。休息并不意味着不活动,有时变换一种活动方式也是休息,如长时间做家务后,可站立活动一下或散散步等。

老年人相对需要较多的休息,并应注意以下几点。①休息要注意质量,有效的休息应满足3个基本条件:充足的睡眠、心理的放松、生理的舒适。因此,简单地用卧床限制活动并不能保证老年人处于休息状态,有时这种限制甚至会使其感到厌烦而妨碍了休息的效果。②卧床时间过久会导致运动系统功能障碍,以及出现褥疮、静脉血栓、坠积性肺炎等并发症,应尽可能对老年人的休息方式进行适当调整,尤其是长期卧床者。③老年人在改变体位时,要注意预防直立性低血压或跌倒等意外的发生,如早上醒来时,不应立即起床,而须在床上休息片刻,伸展肢体,再准备起床。④看书和看电视是一种休息,但不宜时间过长,应适时举目远眺或闭目养神来调节一下视力。看电视不应过近,避免光线的刺激引起眼睛的疲劳,看电视的角度也要合适,不宜过低或过高。

(二)睡眠

1. 老年人的睡眠　老年人的睡眠时间一般比青壮年少,这是因为老年人大脑皮质功能减退,新陈代谢减慢,体力活动减少,所以所需睡眠时间也随之减少,一般每天约 6 h。有许多因素可影响老年人的生活节律而影响睡眠质量甚至导致失眠,如疾病的疼痛、呼吸困难、情绪变化、更换环境、夜尿频繁等。而睡眠质量的下降则可直接影响人体的活动状况,导致烦躁、精神萎靡、食欲减退、疲乏无力,甚至疾病的发生。

2. 一般护理　对老年人进行全面评估,找出其睡眠质量下降的原因进行对因处理。提供舒适的睡眠环境,调节卧室的光线和温度,保持床褥的干净整洁,并设法维持环境的安静。帮助老年人养成良好的睡眠习惯:老年人的睡眠存在个体差异,为了保证白天的正常活动和社交,使其生活符合人体生物节律,应提倡早睡、早起、午睡的习惯。对于已养成的特殊睡眠习惯,不能强迫立即纠正,需要多解释并进行诱导,使其睡眠时间尽量正常化。限制白天睡眠时间在 1 h 左右,同时注意缩短卧床时间,以保证夜间睡眠质量。晚餐应避免吃得过饱,睡前不饮用咖啡、酒或大量水分,并提醒老年人于入睡前如厕,以免夜尿增多而干扰睡眠。有些老年人因入睡困难而自行服用镇静剂,镇静剂可帮助睡眠,但也有许多不良反应,如抑制人体功能、降低血压、影响胃肠道蠕动和意识活动等,因此应尽量避免选用药物帮助入睡,必要时可在医生指导下根据具体情况选择合适的药物。

(三)活动

生命在于运动。活动可以使人体在生理、心理及社会各方面获得益处,坚持活动是人类健康长寿的关键。老年人的活动能力与其生活空间的扩展程度密切相关,进而可影响其生活质量。活动对老年人的重要性如下。

1. 神经系统　可通过肌肉活动的刺激,协调大脑皮质兴奋和抑制过程,促进细胞的供氧能力。特别是对脑力工作者,活动可以促进智能的发挥,有助于休息和睡眠,同时解除大脑疲劳。

2. 心血管系统　活动可促进血液循环,使血流速度加快、心输出量增加、心肌收缩能力增强,改善心肌缺氧状况,促进冠状动脉侧支循环,增加血管弹性。另外,活动可以降低血胆固醇含量,促进脂肪代谢,加强肌肉发育。因此,活动可预防和延缓老年心血管疾病的发生和发展。

3. 呼吸系统　老年人肺活量减少,呼吸功能减退,易患肺部疾病。活动可提高胸廓活动度,改善肺功能,使更多的氧进入人体与组织交换,保证脏器和组织的需氧量。

4. 消化系统　活动可促进胃肠蠕动,消化液分泌增强,有利于消化和吸收,促进人体新陈代谢,改善肝、肾功能。

5. 肌肉骨骼系统　活动可使老年人骨质密度增厚,韧性及弹性增加,延缓骨质疏松,加固关节,增加关节灵活性,预防和减少老年性关节炎的发生。运动又可使肌肉纤维变粗,坚韧有力,增加肌肉活动耐力和灵活性。

6. 其他　活动可以增强人体的免疫功能,提高对疾病的抵抗能力。对于患糖尿病的老年人来说,活动是维持正常血糖的必要条件。另外,活动还可以调动积极的情绪,提高工作和学习效率。总之,活动对人体各个系统的功能都有促进作用,有利于智能和体能的维持和促进,并能预防心身疾病的发生。

(四)影响老年人活动的因素

1. 心血管系统　①最快心率下降:研究发现,当老年人做最大限度的活动时,其最快心率要比成年人低,一般来说,老年人的最快心率约为 170 次/min,这是因为老年人的心室壁弹性比成年人弱,导致心室再充盈所需时间延长。②心输出量下降:老年人的动脉弹性变差,使得其收缩压值上升,后负荷增加;外周静脉滞留血液量增加,也会引起部分老年人出现舒张压升高。所以,当老年人增加其活动量时,血管扩张能力下降,回心血量减少,造成心输出量减少。

2. 肌肉骨骼系统　肌细胞因为老化而减少,加上肌张力下降,使得老年人的骨骼支撑力下降,活动时容易跌倒。老化对骨骼系统的张力、弹性、反应时间以及执行功能都有负面的影响,这是造成老年人活动量减少的主要原因之一。

3. 神经系统　老年人神经系统的改变多种多样,但是对其活动的影响程度却因人而异。老化可造成脑组织血流减少、大脑萎缩、运动纤维丧失、神经树突数量减少、神经传导速度变慢,导致对事情的反应时间或反射时间延长,这些会从老年人的姿势、平衡状态、运动协调、步态中看出。除此之外,老年人因为前庭器官过分敏感,会导致对姿势改变的耐受力下降及平衡感缺失,故老年人应注意活动的安全性。

4. 其他　老年人常患有慢性病,使其对活动的耐受力下降。如帕金森病对神经系统的侵犯可造成步态的迟缓及身体平衡感的丧失;骨质疏松症会造成活动受限,而且容易跌倒造成骨折等损伤。此外,老年人还可能因为所服用药物的作用或不良反应以及疼痛、孤独、抑郁、自我满意度低等原因而不愿意活动。因此,适当安排一些体育活动是维持良好身体状况的必要途径。

(五)老年人活动的指导

1. 老年人的活动种类和强度　老年人的活动种类可分为 4 种:日常生活活动(daily living activities)、家务活动(household activities)、职业活动(occupational activities)、娱乐活动(recreational activities)。对于老年人来说,日常生活活动和家务活动是生活的基本活动,职业活动是属于发展自己潜能的有益活动,娱乐活动则可以促进老年人的身心健康。

老年人要选择合适的活动,而科学的锻炼对人体健康最为有益。比较适合老年人锻炼的项目有:散步、慢跑、游泳、跳舞、球类运动、医疗体育、太极拳与气功等。锻炼要求有足够而又安全的活动强度,这对心血管疾病、呼吸系统疾病和其他慢性疾病病人尤为重要。老年人的活动强度应根据个人的能力及身体状态来选择。运动时的最高心率可反映人体的最大吸氧力,而吸氧力又是人体对运动量负荷耐受程度的一个指标,因而可通过心率情况来控制运动量。最简单方便的监测方法是以运动后心率作为衡量标准,即运动后最宜心率(次/min)= 170 - 年龄。身体健壮者则可用:运动后最宜心率(次/min)= 180 - 年龄。

观察活动强度是否适合的方法有:①运动后的心率达到最宜心率;②运动结束后在3 min 内心率恢复到运动前水平,表明运动量较小,应加大运动量;在 3~5 min 之内恢复到运动前水平表明运动适宜;而在 10 min 以上才能恢复者,则表明活动强度太大,应适当减少。以上监测方法还要结合自我感觉综合判断,如运动时全身有热感或微微出汗,运动后感到轻松或稍有疲劳、食欲增进、睡眠良好、精神振作,表示强度适当,效果良好;如运动时身体不发热或无出汗、脉搏次数不增或增加不多,则说明应增加活动强度;如果运动后感到很疲乏、头晕、胸闷、气促、心悸、食欲减退、睡眠不良,说明应减低运动强度;如果在运动中出现严重的胸闷、气喘、心绞痛或心率反而减慢、心律失常等应立即停止运动,并及时就医。

2.老年人活动的注意事项

(1)正确选择 老年人可以根据自己的年龄、体质、场地条件,选择适当的运动项目。活动的设计应符合老年人的兴趣并且是在其能力范围内的,而活动目标的制定则必须考虑到他们对自己的期望,这样制订出来的活动计划老年人才会觉得有价值而容易坚持。

(2)循序渐进 人体对运动有一个逐步适应的过程,所以应先选择不费力的活动开始,再逐渐增加运动的量、时间、频率,且每次进行新的活动内容时,都应该评估老年人对此项活动的耐受性。

(3)持之以恒 通过锻炼增强体质、防治疾病,要有一个逐步积累的过程,且取得疗效以后,仍须坚持锻炼,才能保持和加强效果。

(4)运动时间 老年人运动的时间以每天 1~2 次,每次 30 min 左右,一天运动总时间不超过 2 h 为宜。运动时间应选择在天亮之后 1~2 h 进行。此外,从人体生理学的角度看,傍晚锻炼更有益健康。无论是体力的发挥,还是身体的适应力和敏感性,均以下午和黄昏时为佳。饭后则不宜立即运动,因为运动可减少对消化系统的血液供应及兴奋交感神经而抑制消化功能,从而影响消化吸收,甚至导致消化系统疾病。

(5)运动场地与气候 运动场地尽可能选择空气新鲜、安静清幽的公园、庭院、湖滨等地。注意气候变化,夏季户外运动要防止中暑,冬季则要防跌倒和感冒。

(6)其他 年老体弱、患有多种慢性病或平时有气喘、心慌、胸闷或全身不适者,应请医生检查,并根据医嘱进行运动,以免发生意外。下列情况应暂停锻炼,患有急性疾病、出现心绞痛或呼吸困难、精神受刺激、情绪激动或悲伤之时。

3.患病老年人的活动 老年人常因疾病困扰而导致活动障碍,特别是卧床不起的病人,如果长期不活动很容易导致失用性萎缩等并发症。因此,必须帮助各种患病老年人进行活动,以维持和增强其日常生活的自理能力。

(1)瘫痪老年人 对这类老年人要借助助行器等辅助器具进行训练。一般说来,手杖适用于偏瘫或单侧下肢瘫痪病人,前臂杖和腋杖适用于截瘫病人。步行器的支撑面积较大,较腋杖的稳定性高,多在室内使用,选择的原则是:两上肢肌力差、不能充分支撑体重时,应选用腋窝支持型步行器;上肢肌力较差、提起步行器有困难者,可选用前方有轮型步行器;上肢肌力正常,平衡能力差的截瘫病人可选用交互型步行器。

(2)为治疗而采取制动状态的老年人 制动状态很容易导致肌力下降、肌肉萎缩等并发症,因此应确定尽可能小范围的制动或安静状态在不影响治疗的同时,尽可能地做肢体的被动运动或按摩等,争取早期解除制动状态。

(3)不愿甚至害怕活动的老年人 唯恐病情恶化而不愿活动的老年人为数不少,对这类老年人要耐心说明活动的重要性以及对疾病的影响,让其理解"生命在于运动"的真理,并鼓励其一起参与活动计划的制订,尽量提高其满意度让老年人愿意自己主动去做。

(4)痴呆老年人 人们常期望痴呆老年人在一个固定的范围内活动,因而对其采取了许多限制的方法,其实这种活动范围的限制,只能加重病情。护理人员应该认识到,促进痴呆老年人的活动能力,增加他们与社会的接触机会,可以延缓病情的发展。

二、饮食与营养

(一)老年人饮食原则

1. 平衡膳食 老年人要易患消化系统、心血管系统及各种运动系统疾病,这类疾病往往与不良饮食有关。因此,保持营养的平衡,应适当限制热量的摄入,保证足够的优质蛋白、低脂肪、低糖、低盐、高维生素和适量的含钙、铁食物的摄入。

2. 饮食易于消化吸收 老年人由于消化功能减弱,咀嚼能力也因为牙齿松动和脱落而受到一定的影响,因此要求食物应细、软、松,既给牙齿咀嚼的机会,又便于消化。

3. 食物温度适宜 老年人消化道对食物的温度较为敏感,饮食温度以温偏热为佳,两餐之间或入睡前可加用热饮料,以解除疲劳,增加温度。

4. 良好的饮食习惯 依据老年人的生理特点,在饮食上老年人应少量多餐,避免暴饮暴食或过饥过饱;膳食内容的改变也不宜过快,要照顾到个人爱好;由于老年人肝脏中存储肝糖原的能力较差,对低血糖的耐受能力不强,容易饥饿,可在两餐之间适当增加点心;晚餐不宜过饱,因为夜间的热能消耗较少,如果摄入高热量而又较难消化的蛋白质、脂肪会影响睡眠和导致体重增加。

5. 增加食物对感官的刺激 由于衰老会带来感觉(视觉、听觉、味觉、嗅觉)的减退,从而影响老人对食品的摄入,因此,在烹饪时力争做到食品色、香、味俱佳,以增加老年人的食欲,从而增加营养的摄入。

(二)老年人营养要求

营养是维持、恢复和促进健康的基本手段。在营养摄入的同时还会给老年人的精神上带来满足和享受。合理营养可减缓衰弱和预防老年多发病,在日常生活护理中占有重要的地位。

1. 糖类 随着年龄增加、体力活动和代谢活动会逐渐减低,对热能的消耗也逐渐减少。一般来说,60岁以后热能的供应较年轻时减少20%,70岁以后减少30%,若热能过剩可导致超重或肥胖,并诱发一些常见的老年病。老年人摄入的糖类以多糖为宜(谷物和薯类含有丰富的多糖),在摄入多糖的同时,还可提供维生素、膳食纤维等其他营养素。

2. 蛋白质 优质而少量的摄入是老年人摄入蛋白质的原则。老年人的体内代谢过程以分解代谢为主,需要较为丰富的蛋白质来补充蛋白质的消耗,但由于衰老导致老年人体内的胃胰蛋白酶分泌减少,过多的摄入蛋白质可加重老年人消化系统和肾脏的负担。

3. 脂肪 一方面老年人胆汁酸的分泌减少,脂酶活性降低,对脂肪的消化功能下降,且老年人体内脂肪组织随年龄增加而逐渐增加,因此膳食中过多的脂肪摄入不利于心血管、消化系统的健康;另一方面,若进食脂肪过少,又将导致必需脂肪酸缺乏而发生皮肤疾病,并影响到脂溶性维生素的吸收,因此脂肪的适当摄入也十分重要。在日常生活中应指导老人,在脂肪的选择上尽量选用含不饱和脂肪酸较多的植物油类,而减少含饱和脂肪酸和胆固醇较丰富的油类,如尽量选用植物油而减少或避免动物油的摄入。

4. 无机盐

(1)钙 老年人容易发生钙代谢的负平衡,特别是绝经后的女性,由于内分泌功能的衰减,骨质疏松的发生将进一步增加。应强调适当增加富含钙质的食物摄入,并增加户外活动以帮助钙的吸收。由于老年人体内胃酸较少,且消化功能减退,因此应选择容易吸收的钙质,如摄入奶制品、豆制品和坚果等食物。

(2)铁 铁参与氧的运输与交换,缺乏可引起贫血,应注意选择含铁丰富的食物,如瘦肉、动物肝脏及黑木耳等,同时增加维生素C的摄入,以促进人体对铁的吸收。

(3)钾 味觉的减退导致老年人往往喜好偏咸的食物,过多的摄入食盐会导致钾不足,钾缺乏可使肌力下降,导致老年人有倦怠感和安全隐患。在日常生活中应注意选择富含钾的食物,如紫菜、香蕉等。

(4)钠(食盐) 钠的摄入量与高血压呈正相关,钾与钠有拮抗作用。因此健康的老年人每日的摄入量≤6 g;高血压、冠心病的老人每日摄入量不宜超过5 g。

5. 维生素 维生素在维持身体健康、调节生理功能、延迟衰老过程中起着极其重要的作用。富含维生素 A、维生素 B_1、维生素 B_2、维生素 C 的饮食,可增强人体的抵抗力,特别是 B 族维生素能增加老年人的食欲。蔬菜、水果和薯类中含有丰富的维生素的同时还含有丰富的膳食纤维,使老年人每天在获得维生素的同时还能起到改善便秘的作用。

6. 膳食纤维 主要包括淀粉以外的多糖,存在于谷、薯、豆、蔬菜和水果等食物中。膳食纤维虽然不易被人体吸收,但在帮助通便、吸附由细菌分解胆酸等而生成的致癌物质、促进胆固醇的代谢、防止心血管疾病、降低餐后血糖和防止热能摄入过多方面,起着重要的作用。

7. 水分 失水10%就会影响人体功能,失水20%即可威胁人的生命。如果水分不足再加上老年人生理功能的减退(老年人结肠、直肠的肌肉萎缩、肠道中黏液分泌的减少)很容易发生便秘,严重时还可发生电解质失衡、脱水等。但过多饮水又会增加心、肾功能的负担,因此老年人每日饮水量,一般以1 500 mL左右为宜(除去饮食中的水分,如粥、汤类食品)。

（三）老年人饮食护理

1. 进餐时的一般护理　进餐时,室内空气要新鲜,必要时应通风换气,排除异味;老年人单独进餐会影响食欲,如果和他人一起进餐则会有效增加进食量;鼓励自行进食,对卧床的老年人要根据其病情采取相应的措施,如帮助其坐在床上并使用特制的餐具(如床上餐桌等)进餐;在老年人不能自行进餐,或因自己单独进餐而摄取量少,并有疲劳感时,照顾者可协助喂饭,并注意尊重其生活习惯,掌握适当的速度与其相互配合。

2. 特殊人群的饮食护理

（1）吞咽功能低下者的饮食护理　吞咽功能低下者很容易将食物误咽入气管,尤其是卧床老年人,更易引起误咽。因此进餐时老人的体位非常重要,应尽量保持坐位或半卧位,瘫痪卧床的老人可采取健侧卧位;并督促老年人在进餐过程中集中注意力;吞咽功能低下者主要是对清水或固体块状食物吞咽困难,对于吞咽功能严重低下者可在清水中加入藕粉或少量的面粉,使清水变的黏稠;也可将固体块状食物碾碎以减少误咽;进餐过程中应由专人观察、照料,以防发生意外,若发生呛咳,应帮助老人拍背;若异物进入喉部,应及时在剑突下、脐上用手向上推挤数次,使异物排出,防止发生窒息。

（2）咀嚼、消化功能低下者的饮食护理　咀嚼、消化功能低下的老人,在食物烹饪时要尽量采取“煮”或“炖”的方法。但由于易咀嚼的食物对肠道的刺激作用减少,很容易引起便秘,因此应敦促老人多食用含膳食纤维比较丰富的蔬菜、水果和薯类。考虑到老人咀嚼、消化功能低下可采取榨汁的方法,用榨汁机将蔬菜或水果榨碎,供老人食用,以增加维生素及膳食纤维的摄入。

（3）上肢障碍者的饮食护理　老年人患有麻痹、挛缩、变形、肌力低下、震颤等上肢障碍时,自己摄入食物易出现困难,可以将普通勺把用纱布缠上变粗后以利于握持;对于使用筷子的老人,为防止滑脱可用绳子将两根筷子连在一起,以便于老人使用。

（4）视力障碍者的饮食护理　对于视力障碍的老人首先要向老人说明餐桌上食物的种类和位置,可按时钟平面图放置食物。

（5）味觉、嗅觉等感觉功能低下者的护理　味觉、嗅觉等感觉功能低下的老人喜好味道浓厚的饮食,而因此过多的摄入盐、糖和食用油反而影响健康。为改善老人的这种不良饮食习惯,可在烹饪食物时使用醋、姜、蒜来刺激食欲。

（6）卧床者的饮食护理　卧床的老人应将头转向一侧喂食。面部偏瘫的老人,食物应从健侧放入,食物尽量送到舌根部;喂汤时,从唇边送入,不可从口正中直入以免呛咳。进食的温度要适宜,防止烫伤。进流食者,可用吸管吸吮进食。进食后禁止立即翻身、捶背和吸痰,以免食物反流。

三、生活环境

（一）室内环境一般要求

注意室内温度、湿度、采光、通风等方面,让人感受到安全与舒适。室温应以

22～24 ℃为宜,湿度以50%±10%较为适宜。室内有充足的采光,并保持适当的夜间照明,如保证走廊和厕所的光线,在不妨碍睡眠的情况下安装地灯等,以免老人发生安全问题。老年人对色彩感觉的残留较强,可在墙上用各种颜色画线以指示厨房、厕所等的方位;楼梯设置扶手,台阶上下分明,高度不超过15 cm;居室要经常通风以保证室内空气新鲜,特别是在室内排便或有大小便失禁时,应注意及时清理排泄物及被污染的衣物,并打开门窗通风。

（二）室内设备

老年人居室内的陈设不可太多。如屋内家具杂乱,容易磕碰、绊倒老年人,而且也会污染室内空气,一般有床、柜、桌、椅即可。且家具的转角处应尽量用弧形,以免碰伤老年人。家庭日常生活用品及炊具等尽可能不在老年人居室内存放。

床的高度应便于老年人上下床活动,其高度应是老人坐在床沿时两脚足底全部着地,膝关节成直角为宜,一般以从床褥上面至地面50 cm,这也是老年人的座椅应选择的高度。床上方应设有床头灯和呼唤铃,床的两边均应有活动的护栏。

室内应有冷暖设备,并注意这些设备的正确使用,是否会影响老年人的健康。

（三）厕所、浴室与厨房

1. 厕所　由于老年人泌尿系统的退行性改变,易产生尿急、尿频和夜尿增多等症状。厕所应设在卧室附近,从卧室至厕所之间的地面不要有台阶和障碍物,并应设扶手以防跌倒。夜间应有照明以看清便器的位置。若是使用轮椅的老年人还应将厕所改造成适合其个体需要的样式。

2. 浴室　老年人身体的平衡感下降,浴室周围应设有扶手,地面铺以防滑砖。如使用浴盆,应带有扶手或放置浴板,浴盆底部还应放置橡皮垫,以免老人在使用浴盆时发生意外;对于不能站立的老年人也可用淋浴椅。沐浴时浴室温度应保持在24～26 ℃,水温40 ℃左右,并设有排风扇以便将蒸汽排出,防止湿度过高而影响老年人的呼吸。

3. 厨房　厨房地面也应注意防滑;水池与操作台的高度应适合老年人的身高;厨房中所有设备的操作应尽可能做到简单、易于操作,以方便老人的使用,如煤气开关应尽可能设有醒目的"开""关"按钮标志,使老人安全、方便的操作。

四、生活方式

（一）影响生活方式的因素

老年人离退休后,脱离原有紧张有序以社会为主的生活环境,面临着松散无序以家庭为主的生活环境。合理安排好离退休后的生活,建立规律的生活习惯,有利于提高人体的生理功能,延缓衰老的进程,对维护和促进老年人的健康,提高老年人的生活质量有着不容忽视的作用。

良好生活方式建立时,老人常能体验到舒适的感觉。表现出情绪稳定、心情舒畅、精力充沛、感到安全和完全放松,身心需要均能得到满足。反之,老人则常会呈现出烦躁不安、紧张、精神不振、消极失望、孤独失眠、疼痛、乏力等症状。以下几方面将影响老年人的生活方式。

1.生活习惯　老年人在漫长的一生中,形成了自己的生活习惯,这些固定的习惯对老年人来讲很难改变。

2.心理因素　老年人常见的心理问题如焦虑、抑郁、脑衰弱综合征、离退休综合征、空巢综合征、心理压力和老化导致的记忆力减退、遗忘、意志缺乏等影响良好生活方式的建立。

3.生理因素　随着年龄的增长,老年人身体发生进行性、衰退性变化,影响老年人的生活方式。特别是人体与感知和认识相关系统的老化性改变、与营养和排泄相关系统的老化性改变、与休息和活动相关系统的老化性改变,严重影响老人的生活方式。

4.健康状况　老年人大多患有慢性疾病,这些疾病影响着老年人正常节律的维持,如老年人存在智力下降、认知功能下降、人格改变、长期卧床等情况时,正常生活方式将不能维持。

5.居住环境　老年人居住方式(与家人同住、夫妻共同居住或丧偶独居等形式的居住方式)影响着老年人的生活方式。如老年人离退休后与家人生活在一起时,其家人的生活习惯影响和改变着老年人的生活方式。另外,老年人居住的周围环境、房屋结构、个人空间等也影响着老年人的生活方式。

6.支持系统缺乏　家人的态度、社会支持系统影响老年人良好生活方式的建立。

7.社交活动　老年人是否继续工作,是否参加娱乐、集体活动,以及交友的多少和程度都会影响着老年人的生活方式。

（二）老年人生活方式的指导

建立良好的生活方式,需要调整好活动与休息的关系。在考虑到老年人爱好和兴趣的基础上安排好老年人的活动的同时,还应注意根据老人的健康状况和活动耐受性安排好老人的休息。帮助老年人建立良好的生活方式主要注重以下4个方面:①合理的休息;②适量活动;③科学饮食;④维护心理-精神健康。

（于　雁）

第八节　老年人安全用药的护理

随着年龄增长,老年人各组织器官在结构和生理功能上逐渐发生退行性改变,人体对药物的吸收、分布、代谢和排泄也受影响,使药物的半衰期延长。老年人常患多种疾病,用药品种较多,容易发生不良反应或药物中毒。因此,指导老年人合理用药,防止或减少用药发生不良反应是非常重要的。

一、老年人药物代谢动力学

老年人药物代谢动力学(pharmacokinetics in the elderly)简称老年药动学,是研究药物在老年体内的吸收、分布、代谢和清除过程及药物浓度随时间变化规律的科学。其特点体现在以下几个方面。

(一)药物的吸收

药物的吸收(absorption of drug)是指药物从给药部位转运至血液的过程。老年人药代动力学过程降低,绝大多数药物的被动转运吸收不变、主动转运吸收减少。大多数药物都通过口服给药,经胃肠道吸收后进入血液循环,到达靶器官而发挥效应。老年人随年龄增长,其胃肠道环境改变或功能的改变可影响药物的吸收。

1. 老年人胃酸分泌减少导致胃液 pH 值升高,影响药物离子化程度,改变药物的溶解性,使药物在胃中吸收减少,影响疗效。如弱酸性药物阿司匹林在正常胃酸情况下,在胃内不易解离,吸收良好;但当胃酸缺乏时,其离子化程度加大,在胃内吸收减少。

2. 胃蠕动减慢、排空速度变缓,延长药物到达小肠的时间,致药物在胃内吸收量的改变,并对在小肠远端吸收的药物或肠溶片产生影响。

3. 胃肠道血流量减少,可减少或延长药物的吸收;肝血流量减少影响药物的首关效应,使血药浓度升高。

4. 肠蠕动减慢,药物在肠道内停留时间延长,增加药物的吸收。

(二)药物分布

药物分布(distribution of drug)是指药物吸收进入体循环后向各组织器官及体液转运的过程。影响药物分布的主要因素有以下几点。

1. 老年人身体总水量减少,脂肪组织增加,因而水溶性药物如对乙酰氨基酚、地高辛、吗啡等分布容积减小,血药浓度增加;脂溶性药物如地西泮、利多卡因、苯巴比妥等分布容积增大,药物作用持续较久,容易发生蓄积中毒。

2. 老年人血浆蛋白降低,影响药物的效应。血中结合型药物含量下降,非结合型(游离型)药物增多,由于进入细胞产生药物效应的是非结合型药物,故在同样的血药浓度下,因游离药物浓度增高使老年人的药效增强,易引起不良反应,如抗凝药物华法林在老年人使用时应减少剂量。

3. 老年人心排出量降低,血流灌注减少,影响药物到达组织器官的浓度。

4. 药物与血浆蛋白的结合能力影响药物的分布。老年人常患多种疾病,须同时服用 2 种以上药物,因不同药物对血浆蛋白结合的竞争性,可改变其他游离型药物的浓度,易引起不良反应。

（三）药物的代谢

老年人药物代谢能力减弱。药物代谢（metabolism of drug）是指药物在体内发生化学变化，又称生物转化。肝脏是药物代谢的主要器官，老年人肝细胞数量和肝血流量明显减少，肝脏的药物氧化酶活性降低，影响药物的代谢，使药物的血浆半衰期延长，一些主要经肝脏代谢的药物容易蓄积。如普萘洛尔、利多卡因、保泰松和异戊巴比妥等，老年人使用这些药物时，血药浓度增高，半衰期延长，如连续应用易出现毒性反应。

（四）药物的清除

药物的清除是指药物在体内经吸收、分布、代谢后，通过排泄器官或分泌器官排出体外。老年人药物排泄能力降低，药物清除的半衰期延长，血药浓度增高。肾脏是排泄药物的重要器官，老年人肾体积减小，肾血流量减少，其血流量仅为成人的50%，肾小球滤过率下降，肾小管分泌和重吸收功能降低，使主要经肾脏以原形排泄的药物在体内蓄积，药物的排泄时间延长，清除率降低。故在使用卡托普利、地高辛、呋塞米、雷尼替丁、苯巴比妥、氨基苷类抗生素、青霉素 G 及大剂量服用头孢菌素类等药物时，用药剂量应减少，给药间隔应适当延长。

二、老年人药效学特点

药效学是研究药物对机体的作用和作用机制的科学。老年药效学改变是指人体效应器官对药物的反应随年龄增长而发生的改变，其特点主要表现为：靶器官对多种药物的敏感性增强、药物耐受性下降、不良反应发生率升高。老年人对常用的各类药物的效应改变简述如下。

（一）心血管系统药物

由于心血管系统压力感受器的敏感性降低，血压调节功能不全，对水、电解质平衡的调解能力也下降，故老年人对降压药的敏感性增强，多数降压药包括吩噻嗪类、β 受体阻断药、肾上腺素能神经阻断药、亚硝酸盐类血管扩张药等可引起体位性低血压。老年人心脏 β 受体对肾上腺素受体激动剂与阻断剂的敏感性均降低，临床应用受体激动剂如异丙肾上腺素和阻断剂如普萘洛尔时，剂量要适当增加。对洋地黄类强心苷的毒性反应敏感性增强，用药时应谨慎。

（二）中枢神经系统药物

由于老年人脑细胞数量及血流量减少、高级神经功能衰退较早，因此对中枢神经系统药物敏感性增强，包括镇静催眠药、抗精神病药、抗抑郁药和镇痛药。如老年人应用巴比妥类和安定类药，易出现精神错乱和共济失调。

（三）内分泌系统药物

对激素类药物的敏感性增强。应用糖皮质激素引起骨质疏松、消化道溃疡、出血和穿孔的概率较年轻人增加，对胰岛素耐受性下降，降糖药物易引起低血糖反应。

（四）其他

对支气管扩张药沙丁胺醇的敏感性增强；对利尿剂呋塞米、多巴胺等的敏感性下降；对抗凝药物肝素和华法林的敏感性增强，可能引起凝血功能障碍，甚至有自发性出血的危险；对耳毒性药物如氨基糖苷类抗生素特别敏感，易致听力损害。

三、老年人用药注意事项

（一）服药依从性下降

1. 记忆力下降　容易漏服、重服、误服、错服或服用过量。老年人脑细胞、脑血流量均随年龄增长而有所减少，使认知能力下降、记忆力减退，常因多种疾病须用多种药物，容易吃错药或吃错剂量，或者会忘记是否服药。

2. 自理能力受限　家庭社会支持不够，经济因素影响，陈规心理不接受未用过的药物，凭经验用药等，使服药的依从性下降。

（二）药物不良反应发生率高

老年人药物代谢和排泄能力降低，药物易在体内蓄积，人体对药物的敏感性增强，多科室就诊、多种药物同时应用可发生药物的相互作用，盲目进补等均使不良反应的发生率提高。

（三）老年人用药原则

老年人身体老化易患疾病，由于不适当用药或错误用药，致药物不良反应的发生率较高。因此，掌握老年人安全用药的原则是很重要的。

1. 受益原则　包括：①明确疾病诊断，确定用药的适应证；②选择合适的药物，使用药的受益大于风险；③选择疗效明确而毒副作用小的药物。

2. 联合使用原则　用药应依据主要疾病选择，联合用药一般控制在 3 ～ 4 种，不超过 5 种。多药合用不仅增加老年人的经济负担，更大的风险是增加药物的相互作用，产生不良反应。如抗抑郁药、抗精神病药、抗胆碱药、抗组胺药都具有抗胆碱作用，联合使用后更易发生口干、视物模糊、便秘、尿潴留和各种精神症状的不良反应；镇静剂、利尿剂、血管扩张剂、降压药的联合应用很易导致发生体位性低血压，使用时应慎重。长期用药的老年人，应定期检查肝、肾功能，以便及时调整用药。

3. 使用最小有效剂量和剂量个体化　应遵循从小剂量开始逐渐调整到适宜于个体的最佳剂量。中国药典规定老年人的用药量为成人量的 3/4，应用时从成人量的 1/4 ～ 1/3

开始,逐渐调整剂量到疗效满意而无不良反应。一般 60 岁以上老年人多采用成年人剂量的 3/4,或采用随年龄递增而递减药量的方法:65 岁剂量减少 10% ,75 岁减少 20% ,85 岁减少 30% 。另外,还要根据老年人的具体情况,实行剂量个体化的原则,主要根据老年人的年龄、健康状况、体重、肝肾功能、患病情况及用药反应等进行综合考虑。根据个体化原则,把药量掌握在最低有效量,是老年人安全用药的保障。

4.用药时间　为最大程度发挥药物效应、减少毒副作用,应根据疾病发作的规律、药物代谢动力学和药效学的昼夜变化节律,选择合适的用药时间进行治疗。如治疗变异型心绞痛可在睡前应用长效钙拮抗剂,而治疗劳力型心绞痛则应在早晨使用 β 受体阻滞剂、钙拮抗剂等,糖尿病病人在用降糖药时,二甲双胍应饭后服用,拜糖平宜饭时服用,而格列本脲则宜在饭前半小时服用。

5.暂停用药　在用药期间应严密观察有无新的症状出现,一旦发现新症状应暂时停药,并根据情况(观察新症状属于药物的不良反应还是病情发展)停药或是增加药物。

6.忌滥用药物、补品　长期使用广谱抗生素、糖皮质激素,易使人体产生耐药性而影响疗效或抵抗力低下,引起新的疾病或并发症。忌盲目乱用偏方、秘方以免耽误病情甚至导致药物中毒。

(四)加强安全用药指导

1.影响老年人安全用药的因素

(1)人体老化程度　随年龄增长人体各系统发生退行性改变,各脏器功能退化,视力、听力、理解力、记忆力、阅读能力、吞咽能力、发现不良反应的能力下降,手足活动能力、取物能力等受限,老年人记不住服药的品种、顺序、药量、时间等,影响药物的安全应用。

(2)作息习惯与饮食习惯　作息是否规律,饮食习惯、进食时间与所服药物是否有冲突。

(3)经济因素　老年人退休后收入降低,可因家庭经济状况而自行减量、减少药物种类或停止用药,或者服用已过期的药物等。

(4)心理因素　因期待药物的疗效而依赖于药物,或既往用药史使老年人对用过或常用的药物产生依赖感,对新药不信任、不愿服用,或担心药物的不良反应不敢服用而影响疾病治疗。

2.评估老年人用药情况　详细询问老年人的用药史,建立完善的用药记录,内容包括过去及现在的用药情况,尤其是曾发生过不良反应和过敏现象的药物,评估病人对所用药物的了解程度。详细评估病人各脏器的功能情况,如肾功能、肝功能的状况等,判断药物应用的合理性,如有肾功能明显减退的病人,应尽量避免使用经肾脏排泄的药物,以避免药物蓄积而造成药物中毒。评估老年人的服药能力、对药物的心理反应、家庭经济状况等,选择合适的药物及用药途径。

3.选择合理的用药途径　治疗疾病有多种用药途径,须根据病情、老年人身体状况、经济条件等综合考虑。

(1)口服给药　是常用的给药途径,服药方法简单、安全性高但药物吸收较慢,不适用于危重病人和吞咽能力明显减弱的老年病人,另外有些药物刺激性强、易引起严重的恶心呕吐,也不宜口服给药。

(2)静脉给药　静脉给药包括静脉滴注、静脉注射,能使药物迅速达到全身,对于急性病人及危重病人常用此法,或应用于因药物浓度高、刺激性大、量多而不宜采取其他注射方法,及疾病诊断、试验检查时的静脉用药,或输液、输血和静脉营养治疗时。常用的静脉有肘窝的贵要静脉、正中静脉、头静脉,或手背、足背、踝部等处浅静脉。应用过程中应注意观察有无过敏或其他不良反应,尤其静脉滴注时应注意输液速度和输液量,特别是对心肺功能低下的老年人,避免加重心肺功能受损。多药合用时注意药物的配伍禁忌。

(3)肌内注射　肌内注射能使药物迅速达到病变部位发挥疗效,主要用于不宜或不能做静脉注射或要求比皮下注射更迅速发挥疗效者。常有注射部位是臀大肌,其次为臀中肌、臀小肌、股外侧肌及三角肌。注射时须精确定位避免损伤,尤其是臀大肌注射应避免损伤坐骨神经。长期肌内注射的病人,要经常更换注射部位防止局部形成硬结,如已形成硬结,可局部湿热敷、理疗等促进消散。

(4)皮下注射　在不能或不宜经口服给药而需要迅速发挥药效时采用此法,如糖尿病病人应用胰岛素皮下注射,如果胰岛素口服会在胃肠道内被消化酶破坏失去疗效;或应用于预防接种、局部麻醉或术前用药。皮下注射部位多在上臂三角肌下缘、上臂外侧、腹部、后背及大腿外侧。

(5)其他给药途径　根据病情选择雾化吸入、舌下含化、直肠给药、局部外用等途径。

4.指导老年人正确用药

(1)用药指导　给药的方式尽量简单,配合老年人的自理能力及生活习惯,尽量采用口服方式,让病人可以自行给药。根据老年人的情况,以老年人能够理解接受的方式,告知医嘱上的药物种类、名称、服用时间、药物作用、不良反应、用药方式、药物失效期、用药禁忌证等,务必使其完全了解。必要时,以书面的方式,把用药时的注意事项以醒目的颜色标示于药袋上,以达到安全有效的护理目标。指导合理的服药时间,嘱按时按量服药。服药期间多与老年人沟通,了解老年人是否有不适或异常感觉,一旦有上述情况及时检查并给予调整。

(2)服药方法　不可用果汁、牛奶、饮料等服药;刺激性大或异味较重的药品,可将药物溶于水,用吸管饮服,服用后可含糖块或饮用果汁减轻不适感;服药后要多饮水;对服药种类较多的老年人,要协助其分次服用,以免发生误咽或呛噎。

(3)药品保管　药物不要放在老年人的床头柜上,避免老年人在睡意蒙眬之际吃错药或服药量过大。药物分类保管,内服与外用药分开,避免用错。经常整理药柜,检查药品的有效期,指导老年人只保留其常用的药物和正在服用的药物,而将其他已部分用过的药物和变质及超过有效期的药物弃去。

四、观察药物不良反应

(一)药物不良反应种类

药物不良反应(adverse drug reaction, ADR)是指在预防、诊断、治疗疾病或调节生理功能过程中,应用正常剂量的药物时出现的任何有害的和与用药目的无关的反应。有以下几种类型。

1. **副作用** 是指在应用治疗剂量时出现的与治疗目的无关的反应。如麻黄碱在治疗支气管哮喘时,能兴奋中枢神经引起失眠;异丙嗪治疗过敏时引起嗜睡(镇静作用)。

2. **毒性作用** 是用药引起的机体功能异常或发生病理变化。毒性反应的程度与用药时间、药物剂量密切相关,可引起肝肾功能、中枢神经、血液、循环、呼吸等系统的损害。消化系统毒性反应最常见,如应用铁剂、氨茶碱等可引起恶心、呕吐、腹痛、消化不良等反应;应用阿司匹林、吲哚美辛、呋塞米等可诱发十二指肠溃疡,导致出血甚至穿孔。而氨基糖苷类抗生素则具有耳毒性,可造成听力减退或永久性耳聋。

3. **变态反应** 是病人对某种药物的特殊反应,表现因人而异,常见的表现为皮疹、皮炎、发热、血管神经性水肿、哮喘,严重者导致过敏性休克等。如青霉素、普鲁卡因、破伤风抗毒素等引起的过敏反应属于此类。

4. **继发反应** 是指治疗作用之后出现的不良反应,也称为治疗矛盾。如长期使用广谱抗生素后导致菌群失调,引起肠炎或继发性感染。

5. **特异性体质反应** 是指受遗传因素影响的、用药后发生与药理作用完全无关的反应。如服用磺胺类药物发生溶血,使用异烟肼引起周围神经炎等。

6. **成瘾性** 指长期应用某些药物后对药物产生依赖性,如巴比妥类、麻醉药品等。

(二)常用药物的不良反应

抗生素类药物最易发生不良反应,其他依次是神经系统用药、心血管系统用药、中成药等。老年人发生药物不良反应的程度和后果往往较重,有时与原发疾病不易鉴别,须注意观察。

1. **氨基糖苷类抗生素** 主要用于革兰氏阴性细菌感染,链霉素、庆大霉素、新霉素、卡那霉素等均属于此类药物。有耳毒性和肾毒性的不良反应,可导致听力下降、耳聋、蛋白尿、血尿等,在老年人使用时更易发生,故老年人使用氨基糖苷类抗生素须谨慎。

2. **催眠、抗焦虑药物** 多用苯二氮䓬类制剂,小剂量有抗焦虑作用,中等剂量起到镇静、催眠作用。常见不良反应为常规剂量时引起轻度头晕、乏力、困倦、口干、腹泻、便秘及视力模糊等,大剂量可引起精神错乱、共济失调、意识障碍,甚至导致昏迷、呼吸抑制。老年人因肝肾功能减退,对中枢神经系统药物敏感性增强,药物半衰期延长,因此对老年人应用此类药物时,剂量应为成年人的1/2。

3. **强心剂** 多用洋地黄类制剂,如毛花苷C、地高辛等。资料报道老年人服用地高辛的半衰期平均为70 h,比中、青年30～40 h高1倍,而且老年人地高辛中毒者增多,故老年人应用地高辛应谨慎,用药时最好监测地高辛的血药浓度。洋地黄类药物常见的不良反应为消化道症状(食欲缺乏、恶心、呕吐)、黄绿视、视力障碍及各种心律失常,常见为期前收缩、二联律或心室率低于60 次/min,或突然增快至120 次/min以上。

4. **硝酸甘油** 适用于心绞痛发作时,舌下含服,药物在2～3 min内迅速生效。不良反应是可引起血压下降、心动过速、皮肤潮红、血管搏动性头痛、头晕。

5. **降压药** 临床用药有氢氯噻嗪、β受体阻滞剂、血管紧张素转化酶抑制药(ACEI)、钙拮抗剂等,除可引起体位性低血压的不良反应外,不同种类药物影响有所区别。氢氯噻嗪适用于轻、中度高血压,其不良反应同利尿药。普萘洛尔、阿替洛尔属于 β 受体阻滞剂,适用于轻、中度原发性高血压或伴心律失常、心绞痛者,不良反应是易诱发心动过缓及诱发、加重心力衰竭。卡托普利、依那普利、氯沙坦钾属于血管紧张素转化酶抑制药,长期使用对糖代谢及脂肪代谢无影响,不良反应主要是引起头晕、头痛、大便次数增多、皮疹、干咳、高血钾(肾功能低下者)。硝苯地平是钙拮抗剂,适用于老年期高血压及伴有心绞痛者,长期应用者可致水钠潴留,临床常见的不良反应为面部潮红、头痛、头晕。

6. 利尿药　常用利尿药有呋塞米、氢氯噻嗪及保钾利尿药(螺内酯及氨苯蝶啶)等。呋塞米、氢氯噻嗪可引起高尿酸血症,用量大或长期使用时易发生低血钾及低血容量,而低血容量易致低血压,可造成全身重要脏器供血不足影响脏器功能。氢氯噻嗪与洋地黄类药同用于心力衰竭病人时,一旦发生低血钾更易诱发洋地黄中毒。氢氯噻嗪可致血糖、血脂升高,长期用药者应注意检测相应指标。

7. 降血糖药　低血糖是较易发生的不良反应,须重视预防,长期注射胰岛素者还可发生注射部位的红肿、硬结。

8. 糖皮质激素　易致老年人发生消化道溃疡、出血和穿孔以及骨质疏松。

9. 中药　近年来,中药制剂尤其是针剂发生不良反应的病例时有出现,应引起注意。

五、家庭用药指导

随着医药制度的改革,非处方(over the counter,OTC)药在我国已经普遍实行。非处方药是指不需要医师处方,病人或家属可以直接购买使用,使轻微疾病与慢性疾病能及时得到治疗或缓解的药物。非处方药的种类包括感冒药、解热镇痛药、镇咳药、助消化药、抗胃酸药、消炎药、维生素、驱肠虫药、滋补药、避孕药、通便药、外用药、保健药等。在选择使用非处方药时,应根据病情谨慎进行,不能随意购买、滥用。家庭用药的注意事项有以下几方面。

(一)药物的针对性强

根据身体不适表现和既往经验,在咨询药剂师后选择合适的药品。仔细阅读药品说明书,根据所列出的药品适应证、禁忌证、不良反应、用法等判断是否适用于所患病症。如果病情较复杂,一般药品不能治疗时,应及时就医确诊,正确用药。

(二)选择合适的药物

往往一些药物能同时治疗几种不同的疾病,而一种疾病有好几种药物可选择应用,应根据病情、病因、体质、经济因素等选择适用的、疗效明显、毒性小的药物。不要受广告影响而盲目选择药物,不盲目听信偏方、秘方。

(三)注意药物联用的相互影响

老年人多同时使用多种药物,应注意一些药物之间的相互影响,避免错误用药。如阿司匹林与格列本脲、吲哚美辛不能同时服用,牛黄解毒丸与四环素同服可降低疗效等。

(四)注意食品对药物的影响

应用药物时,应注意到某些药物与食品之间的相互影响而适当调整饮食。

(五)指导正确的用药方法

老年人用药的剂量应低于年轻人,可按成人剂量的 1/3、1/2、2/3、3/4 等顺序应用,不可自行随意加量。掌握正确的服药方法,不用热水,宜用温水服药,但注意止咳糖浆服后不宜喝水。服药姿势以站立、坐位为宜,避免服药后立即躺床上休息(至少应间隔5 min)。避免夜间服用片剂或胶囊类药物。注意药物的服用间隔,掌握最佳服药时间,避免漏服、重复服用。

(六)保健品的选择

随着生活条件的改善和年龄的增长,人们对保健品的重视度不断提高。常用保健品分为补气类、补血类、滋阴类、壮阳类、减肥降脂类和增强免疫力制品等,可根据保健品的组成与作用,在专家指导下因人而异的选择,应避免滥用、误用。

(济源职业技术学院　冯仁梅)

第九节　老年常见健康问题与护理

一、意外伤害

意外伤害是指外来的、突发的、非本意的、非疾病的使身体受到伤害的客观事件。意外伤害是老年人主要死亡原因之一,是继呼吸系统疾病、循环系统疾病、肿瘤之后排在第4 位的 60 岁以上老年人死亡原因,由于其死亡属非正常死亡,给社会安定、家庭幸福带来很大的影响,因此老年人意外伤害作为一个重要的公共卫生问题越来越受到人们的关注。常见意外有:跌倒、进食意外、烫伤、坠床、交叉感染、交通意外等。

【病因】

1. 生理性老化所致

(1)感觉器官结构与功能的改变　老年人视力下降、视野变窄、光感的阈值增加,对声音感应的迟钝、错误,前庭功能的退行性变等,导致老年人感知觉及反应能力下降而发生意外。

（2）骨骼肌肉系统的改变　骨骼韧带等的结构改变和功能受限,降低了人体的稳定性,易受伤;肌肉弹性改变、关节劳损等导致下肢无力、肌张力平衡失调、关节僵硬易跌倒;因食管蠕动缓慢,吞咽反射差,易噎呛。

（3）神经传导功能下降　导致反应速度减退,易发生意外。

2.心理因素　一是不服老,心里感觉自己能行,但实际无法完成想要做的事;二是不愿麻烦别人,凡是都亲力亲为,但因身体无法胜任而发生意外。

【常见护理诊断/问题】

1.有受伤的危险　与身体功能减退有关。
2.焦虑、恐惧　与担心疾病的愈后有关。
3.潜在并发症　吸入性肺炎、骨折、烫伤等。

【护理措施】

由于意外伤害严重威胁老年人的身体健康,影响老年人的生存质量,给家庭和社会带来经济负担和心理负担。

1.预防跌伤　改善老年人的居住条件,老年人最好居住在楼下,如住高楼,楼梯不能太陡,扶手要稳,地板、浴盆不宜太光滑。年龄较大的,患有高血压、帕金森病、慢性病、体能较差、步态不稳、服降压药等老年人需家人或护理人员随时照顾,关心老年人的健康。

2.防进食意外　根据老年人身体状况,尽量取坐位或半坐位;食物要选择易在口腔内移动,软而易于消化的食物如蛋羹、菜粥等;进食时注意力集中。生活能自理的老人,应鼓励其自己进餐,家人给予必要的协助。卧床的老人应使其头部转向一侧,对面部偏瘫的老人,食勺应从健侧放入,尽量送到舌根部。喂汤时,从唇边送入,不要从口正中直入以免呛咳;每勺的食物量不要太多,速度不宜过快;进食后指导老人保持坐位 30 min 以上,协助漱口,保持口腔清洁。对于易呛咳者,应把食物加工成糊状,摄入水分应混在食物中。对于反复发生的吸入性肺炎,应该给予鼻饲。

3.防坠床　由于失眠、头晕、体胖、翻身幅度过大、痴呆、脑血管病后遗症、夜尿增多增加起床次数等原因,使老年人易发生坠床。因此,痴呆、脑血管病后遗症等意识障碍的老年人应加床挡以防发生意外。

4.防烫伤　老年人感觉迟钝,对冷热感觉不灵敏,沐浴、使用热敷、热水袋时,应严格掌握温度及时间,以防烫伤。

5.注意交通安全　老年人外出要严格遵守交通法规,听力较差者要配戴助听器,严重视力下降者要有人陪同。老年人单独外出活动时,最好随身备有姓名卡、亲属姓名及联系电话和地址。外出活动时,可借助手推车或手杖协助行走,注意避开人多拥挤的高峰时间,以免人多冲撞而发生意外。

6.防止交叉感染　老年人免疫功能低下,对疾病的抵抗力弱,应预防感染性疾病。在感染性疾病流行期间,尽量少到公共场所活动。

【健康教育】

居家环境(厨房设备)安全、家具的高度和位置合理,地面平坦防滑,楼梯、走廊、卫生间安装扶手,老年人穿的鞋应合脚、防滑。在活动时,借助手杖或助行器。帮助老年人学习伤害预防知识,参加体育锻炼,提高运动协调能力,注意合理的膳食营养,从心理上多与老人沟通或进行干预。

二、跌倒

跌倒是指突发、不自主的、非故意的体位改变,倒在地上或更低的平面上。按照国际疾病分类(ICD-10)方法,跌倒包括以下 2 类:①从一个平面至另一个平面的跌落;②同一平面的跌倒。跌倒是老年人最常见的健康问题,即使是身体状况良好的老年人也容易跌倒。跌倒是人体功能下降,某些急慢性疾病的非特异性表现,是衰老引起的一种意外伤害,也是导致老年人伤残的主要原因。

【病因】

老年人的跌倒,经常是多种因素合并而引起。如年龄、疾病和环境因素等,危险因素越多,跌倒的风险也越大。

1. 器官功能衰老　与运动有关器官因年龄增长而退化,随着年龄的增长,关节发生退行性变、感觉平衡功能失调、反应迟钝、步态不稳、夜尿增多,容易造成姿势不稳而跌倒;心肺功能不良、体力衰退、认知功能减退以及感觉反应能力不佳等,均易导致老年人跌倒事件的发生。

2. 疾病引起的平衡失调

(1)中枢神经疾病　任何中枢神经系统的疾病都会影响人体的稳定能力,如脑血管意外、脑肿瘤、震颤性麻痹引起的平衡能力的降低,以及痴呆、帕金森病、脑积水、维生素 B_{12} 缺乏、脊柱病变引起的步态异常。此外,直立性低血压、糖尿病等引起的一过性脑缺氧,短暂性脑缺血发作可影响大脑的供血,引起间断性头晕,老年人从卧位或坐位突然站起,导致大脑暂时供血不足引起头晕、眩晕、视物不清等,极易站立不稳而跌倒。

(2)心血管病变　冠心病、心力衰竭、心律失常等导致血流动力学改变,阿-斯综合征发作而跌倒。

(3)骨骼肌肉的病变　下肢髋、膝、踝的退行性关节炎,导致步态和肌肉失常;腰背脊柱的劳损退变使脊柱对下肢的重新调整代偿能力下降;足部疾病(骨刺、滑囊炎、趾甲畸形等)可提供错误的下肢本体感觉信息,诱发跌倒;老年骨质疏松是老年人跌倒的重要危险因素。

(4)感觉功能障碍　老年人常见的有白内障、青光眼、老视、听力减退、肢体感觉异常等。

3. 药物的作用　老年人常患有多种慢性疾病,须服用各种药物,如降血压药、控制血糖药、安眠药、镇静剂等,特别是镇静催眠药、抗精神病药和麻醉镇痛药,这些药物均可影响脑部供血、人体的平衡功能。被公认为是跌倒的显著危险因素。

4.环境的因素 地面潮湿、积水、光线不足、地面不平、楼梯台阶高低不适等,行走时稍有不慎极易导致跌倒。同时,家具的防范设施不足,如马桶、浴池边无扶手、走廊内无扶栏、床铺过高、座椅过低,而对住院的老年人来说,对新的环境不熟悉,病床未加用床边护栏等均增加老年人跌倒的发生率。

5.心理因素 精神状态和认识能力与人体对环境、步态、平衡的控制能力有关。当判断能力受损或对周围的环境忽略时,跌倒的危险性增加。

【常见护理诊断/问题】

1.有受伤的危险 与衰老、疾病、心理和环境因素引起的跌倒有关。
2.疼痛 与跌倒后损伤有关。
3.恐惧 与害怕跌倒给身体造成损害有关。

【护理措施】

1.确定重点保护人群 对65岁以上老年病人进行跌倒高危性的评估,从年龄、神志、自理能力、活动能力、既往史、应用药物方面评估。危险因素越多,发生跌倒的机会就越大。

2.采取各种必要的安全措施

(1)加强日常生活指导 老年人应穿防滑鞋,选择合身的衣裤,对行动不便的老年人,行走时要有人搀扶,有专人陪护,尤其老年人外出时一定要有人陪同。在陪护老人时要随时观察老人的表现,如面色、表情、说话和动作等,如有异常应停止行走,及时坐下休息。提醒老年人生活起居做到:醒后30 s再起床,起床后30 s再站立,站立后30 s再行走,预防跌倒的发生。

(2)改善居住环境,减少环境中危险因素 保持房间整洁,照明充足,物品摆放有序;床高度合适,配有床栏,床旁呼叫器放于病人枕旁;地面平坦、干燥、无水迹;走廊通畅,不堆物,设有扶手;厕所、浴室应使用防滑地砖,设有扶手,安装呼叫器;厕所应有坐式便器,防止病人站立蹲下时跌倒。

(3)指导病人正确、合理用药 由于疾病需要用药时,要严格按医嘱服药,告知用药的注意事项,并注意药后的反应,让老年人掌握自己有哪些跌倒的倾向因素,给予预见性的指导,有助于减少跌倒的发生。

(4)积极配合治疗慢性疾病 减轻老年人平衡功能的损害,有助于减少跌倒的发生。有效的控制慢性病则是预防跌倒的重要措施。

3.加强心理护理 老年人跌倒一次后,就会产生恐惧心理从而害怕跌倒而限制活动,有的因本身疾病长期卧床不起,而易产生消极心理,对这类老年人除加强肌力和平衡功能的锻炼外,心理护理更为重要。

【健康教育】

1.引起社会、家人和护理人员的高度重视 护理人员应向跌倒的高危人群及其家属讲解跌倒的不良后果及提供教育,加强公共卫生环境的管理,是预防跌倒的有效护理措施。

2. 增加体力锻炼 大多数老年人最早改变是举步高度降低,常常在高低不平的路上跌倒。部分原因是肢体协调能力呈增龄性减退,而骨盆运动减少则是重要因素。因此,增加髋部活动和做平衡体操有助于防止跌倒。

3. 保持精神活动 社交活动多的老年人跌倒发生率明显低于社会活动少的老年人,提示保持旺盛的精神活动可预防跌倒的发生。痴呆和抑郁症病人因注意力不集中,纠正不平衡的能力降低,以及对环境不易产生危险感等原因,往往容易发生跌倒。

4. 避免用不适当的药物 凡是能够引起跌倒的药物,老年人应禁用或慎用,以避免药源性跌倒的发生。

三、肥胖

肥胖(obesity)是由于各种原因导致体内脂肪积聚过多和(或)分布异常导致体重超过正常值的20%或体重指数大于25的一种疾病症状。根据脂肪组织积聚的部位不同,肥胖可分为中心型肥胖和外周型肥胖。中心型肥胖通常多见于男性,脂肪分布主要在腰部以上,以颈项部、躯干部为主;外周型肥胖多见于女性,脂肪分布主要在腰部以下,以下腹部、臀部、大腿部为主。

随着年龄的增长肥胖症的发病率越来越高。老年性肥胖一般从更年期开始,发病原因与人体内分泌代谢紊乱、饮食、生活习惯、遗传因素及经济条件的改善等方面有一定关系,肥胖对老年人影响很大,可以引起气急、体力活动减少、关节痛、肌肉酸痛等不适,还可伴发心血管疾病、糖尿病及内分泌与代谢紊乱等疾病,所以肥胖对老年人来说不是"福",老年人一旦出现肥胖症要积极治疗,包括控制治疗原发疾病、限制饮食和增加运动,同时辅以行为治疗、药物治疗等。

【病因】

1. 家族史 了解家族人群肥胖情况,老年性肥胖约60%的有家族遗传倾向。

2. 内分泌和代谢因素 高胰岛素血症与肥胖症有密切的关系,多数肥胖症病人血中胰岛素水平升高。此外激素水平的变化也与激素分泌有一定关系,如老年人的生长激素分泌减少,女性雌激素水平下降会导致老年人体重增加。

3. 生活方式 随年龄增长,老年人活动量减少,缺乏运动、锻炼的意识和行为,长时间看电视,使体重难以控制。

4. 营养因素 饮食结构不合理,脂肪进食量较多,引起热量入超,加上代谢下降,导致人体内脂肪沉淀、脂肪细胞增多引起肥胖。

5. 其他因素 中枢神经系统可调节食欲、营养物质的消化和吸收。此外,生长因素、某些药物如糖皮质激素等也与肥胖有关。

【肥胖标准】

1. 体重指数（BMI） BMI＝体重（kg）/身高^2（m^2），是目前评价人体营养状况及肥胖程度最常用、简便、可靠的方法。1997年世界卫生组织公布：正常BMI为18.5～24.9；大于25为超重；25～29.9为肥胖前期；30.0～34.9为Ⅰ度肥胖（中度）；35.0～39.9为Ⅱ度肥胖（重度）；大于40.0为Ⅲ度肥胖（极严重）。2000年国际肥胖特别工作组提出了亚洲成年人BMI正常范围为18.5～22.9；小于18.5为体重过低；大于23为超重；23～24.9为肥胖前期；25～29.9为Ⅰ度肥胖；大于30为Ⅱ度肥胖。

2. 腰臀围比值（WHR） WHR＝腰围/臀围，测量肋弓下缘至髂前上棘之间的中点的径线（腰围）与股骨粗隆水平的径线（臀围）。正常成人WHR男性<0.90，女性<0.85。腰臀围比值>0.72时可以认为是肥胖。将高WHR者称为中心型脂肪分布，低WHR称为周围型脂肪分布。老年人肥胖常属高WHR。

3. 理想体重 理想体重（kg）＝身高（cm）－105。实际体重超过理想体重的20%者为肥胖；超过理想体重10%又不到20%者为超重。

【常见护理诊断/问题】

1. 营养失调：营养摄入高于机体需求 与活动量减少和代谢需要量降低、消耗失衡有关。

2. 活动无耐力 与肥胖导致体力下降有关。

3. 个人应对无效 与不良饮食习惯有关。

4. 自尊紊乱 与感到自卑及他人对肥胖的看法有关。

【护理措施】

1. 饮食护理

（1）限制总热能摄入量：以减少谷类主食摄入量为主。摄入量应低于消耗量，以使体重逐步下降。采用高蛋白、低脂肪和低糖饮食，蛋白质、脂肪和糖类的供能比例分别占总热能的20%、20%～25%、55%～60%。

（2）改变不良饮食习惯：不进食油煎、油炸食品等，少食甜食等；可适当增加胡萝卜、芹菜、苹果等低热能蔬菜、水果以满足饱腹感。进食时尽量使用小容量的餐具，细嚼慢咽。

2. 活动与锻炼 长期坚持体育锻炼，最好选择一些有氧运动如散步、慢跑、游泳、练太极、跳舞、做广播体操等，其中散步是最适合于老年人的活动。指导病人固定每日运动的时间，每天间歇活动的时间应累计30 min以上。逐渐增加活动量，避免运动过量、过猛。

3. 用药护理 药物治疗适合于年龄在60～69岁、BMI≥28、有糖尿病等严重并发症，经饮食、运动方式治疗半年以上无明显效果的病人。

【健康教育】

1. 向病人说明体重超重对健康的危害性，使其坚信个体的主观动机是减轻体重计划获得成功的根本保证。鼓励病人家属共同参与计划的制订和实施。

2.使病人认识营养知识、饮食卫生,避免不良的饮食习惯。

3.指导病人坚持运动,继续从事一些力所能及的劳动,参加社会活动。

四、消瘦

消瘦(emaciation)是指机体的肌肉组织、脂肪储备不足,体重较标准体重低 10% 或以上者。由于社会、经济因素影响以及衰老而导致的生理变化,使老年人容易发生各类营养缺乏性疾病。其中较为突出的是蛋白质-能量营养缺乏症。消瘦使老年人的免疫力低下,而且加速衰老进程,危害很大。

【病因】

常见引起消瘦的危险因素有药物、疾病和社会、心理因素。

1.药物影响　使食欲减退的药物(排钾类利尿药、地高辛、肼苯达嗪等),引起恶心的药物(抗生素、阿司匹林等),增加能量代谢致使病人体重下降的药物(甲状腺素、茶碱等)。

2.疾病影响　代谢亢进性疾病(如甲状腺功能亢进等)、消耗增多性疾病(如结核、肿瘤等)或吸收不良性疾病(如躁狂症、神经性厌食症、痴呆症等)。

3.社会-心理因素　人际交往减少,造成孤独、失落感,贫困,丧偶,缺少精神安慰,生活兴趣减少,这些均可使食欲减退,进食减少,体重减轻;同时老人自理能力减低、酗酒、营养知识缺乏等也是影响进食和体重变化的因素。

【临床表现】

1.常见症状　可表现为胃纳差,显著的肌肉消耗,低体重,皮肤干燥,弹性差,毛发纤细、干燥、无光泽,可有轻度贫血等。

2.血清蛋白质含量测定　白蛋白 29～35 g/L 为轻度营养不良,21～28 g/L 为中度营养不良,<21 g/L 为重度营养不良。

治疗主要是以饮食调节为主,必要时应用药物治疗,有原发疾病的,要积极治疗原发病,以增进食欲,阻止恶性循环,增强病人的免疫力。

【消瘦标准】

体重指数(BMI):BMI = 体重(kg)/身高^2(m^2)。BMI 在 17.0～18.4 为轻度消瘦,BMI 在 16.0～16.9 为中度消瘦,BMI<16.0 为重度消瘦。

【常见护理诊断/问题】

1.营养失调:低于人体需要量　与获取食物能力减弱(人体障碍、经济受限)、病人味嗅觉减退、服药所致的食欲减退、进食障碍、人体吸收障碍或消耗过多(疾病原因)有关。

2.活动无耐力　与糖、脂肪、蛋白质代谢紊乱有关。

【护理措施】

1. **饮食护理** 根据老年人的特点,提供有足够营养的饮食,以保证人体蛋白质和热量的需求。食物种类要多样化,除了所含的蛋白质、热量要比消耗的量多外,同时还要含有多种维生素和充足的微量元素;根据营养食谱制作饭菜,注意菜肴的色、香、味及营养的搭配。选择新鲜、清洁、口感好的食品,经常更换食品的类型和烹调方法,以增进食欲。老年人胃肠功能差,要注意使食物软、烂一些,保证食物易于消化。老年人一次进食量不要太多,须少量多餐。

2. **用药指导** 定期测体重,积极治疗原发病,在医生的指导下用药,注意观察药物的作用与不良反应。

3. **提供就餐帮助** 对不能自行采购、烹饪的老年人给予必要的帮助。为老年人提供良好的就餐环境,保持餐厅空气新鲜,根据老年人习惯,最好安排家人与其一起进餐。重视老年人的心理因素的影响,有针对性的做好心理疏导,保持老年人心情愉快,增进食欲。

【健康教育】

1. **饮食指导** 尊重老年人饮食习惯,合理饮食,老年人饮食要有规律,不饥饿不过饱,进食定时定量,细嚼慢咽。多吃新鲜蔬菜和水果。避免咖啡(会降低食欲)、碳酸饮料(导致饱胀感)、干硬、油炸或油腻食品。

2. **注意卫生** 嘱病人晨起、睡前、进食前后刷牙漱口,保持口腔卫生。同时注意饮食卫生,餐具卫生;不吃腌制、烟熏、烧焦、发霉的食物。适当多食富含纤维素的食物,以预防便秘的发生。

3. **运动与活动** 根据老年人的体力、年龄、爱好,选择适度的运动与活动,以改善情绪,增进食欲。

4. **教会老年人和家属及早发现疾病表现** 嘱老年人注意消瘦以外的人体特征,如消瘦同时出现咳嗽、咳血、盗汗、潮热等应警惕是否患有结核病;有多饮、多食、多尿、体重减轻、疲乏无力等症状时应检查是否患有糖尿病;有不明原因的进行性消瘦应做全面检查,以排除恶性肿瘤因人体消耗过大而出现消瘦的可能性。老年人如出现上述情况,嘱其及时就医。

五、白内障

老年性白内障(senile cataract)指中年以后因晶体蛋白变性浑浊引起的视功能障碍,是一种最常见的白内障,发病率随年龄增长而增加,故又称年龄相关性白内障。多发生在50 岁以上的老人,是最主要的致盲原因之一。我国现有白内障盲人 400 万,其中绝大多数是老年人。老年性白内障的病因尚不十分明确,据研究资料显示,主要与晶状体老化、物理因素、维生素及微量元素缺乏、遗传、全身性疾病(如糖尿病、高血压和营养代谢)等因素有关。

【病因】

老年性白内障发生与下列因素有关:遗传、外伤、紫外线强烈照射、营养因素等有关。

【临床表现】

老年性白内障为双眼病,但双眼的发病可有先后及轻重不等。视力障碍出现的时间及程度与晶体浑浊的部位、浑浊轻重不同而不等,主要表现为无痛性、渐进性视力下降。

患病初期眼前出现固定不动的黑点,也可有单眼复视或多视、屈光改变等症状。通过眼底镜检查可明确诊断。

【治疗要点】

成熟期手术摘除晶状体,初发期和肿胀期可试用维生素类及影响晶状体代谢的药物治疗。如术时未置入人工晶状体者,应配镜恢复或提高视力。

【常见护理诊断/问题】

1. 感知改变　视力减退,与晶状体浑浊有关。

2. 自理缺陷、持家能力障碍　沐浴或卫生、穿着或修饰及如厕自理缺陷;并难以将其家庭保持舒适。与晶状体浑浊导致视力减退有关。

3. 潜在并发症　继发性闭角性青光眼。

【护理措施】

1. 一般护理　为老年人创造一个安全、有序的生活环境。给予优质蛋白、低脂饮食,戒烟、控制饮酒量,减少咖啡因食物的摄入。睡眠要充足,充足的睡眠有助于眼的保健。适当活动,劳逸结合。

2. 保护视力　老年人在暗淡的照明或刺眼的强光下都会感到视物困难。所以,尽量不要长时间在昏暗环境中阅读和工作。在室外阳光下活动时,须戴有檐帽或用遮阳伞,或戴有色眼镜。看书、报、电视的时间不宜过长,阅读材料的印刷清晰、字体较大,最好选用淡黄色纸张的书来阅读,避免反光。

3. 病情观察　慎用散瞳剂如阿托品,尤其在膨胀期容易诱发急性青光眼。

4. 心理护理　老年性白内障病人年龄大、视力差及行动不便,更需要耐心细致的照顾和护理。多做些心理疏导及语言沟通,减少其孤独感。对自理缺陷者,协助做好各种生活必需的项目;协助熟悉周围环境,减少外伤的可能。

5. 术后护理

(1)术后观察病人疼痛情况　如有突然疼痛、恶心、呕吐等症状,应注意是否有伤口出血,眼压升高等,发现问题及时报告医生给予处理。

(2)注意观察局部敷料的变化　如有松脱、移位或渗血、渗液应及时处理。

(3)每天换药1次　术后第2日按医嘱给予点眼药。

【健康教育】

1.积极治疗相关疾病 包括与视觉功能改变有关的全身性慢性疾病和眼科疾病。

2.定期接受眼科检查 对近期自觉视力减退或眼球胀痛伴头痛的老年人,应立即做眼科检查。对患糖尿病、心血管疾病的老年人,应每半年检查1次。对于无糖尿病、心血管疾病病史和家族史,且近期无自觉视力减退的年龄>65岁的老年人,应每年检查1次。以明确视力下降程度,帮助老年人制订生活计划。

3.指导正确使用滴眼剂 使用滴眼剂前应检查有无浑浊、沉淀,是否超过有效期。正确的滴眼剂使用方法是:洗净双手,用示指和拇指分开眼睑,眼睛向上看,将滴眼剂滴在下穹隆内,闭眼,再用示指和拇指提起上眼睑,使滴眼剂均匀地分布在整个结膜腔内。滴药时注意滴管不可触及角膜。

4.手术时机选择 一般视力低于0.1或0.3、0.4者也可进行手术。

六、听力减退

老年性听力减退,是一种生理现象。由于人体的逐渐衰老,内耳及耳蜗也受到严重影响。由于感受器、耳蜗管萎缩,内淋巴畸变,螺旋神经节萎缩,以致老年人对高频音的听力衰减,造成老年人在沟通时的困难,而渐渐地一些中和低频率的声音也会受到影响,此称为老年性重听,在50岁以后变得较明显。老年人听力下降,早期往往自己不易觉察。

随着年龄的进一步增长,老年性听力减退将进一步加重转变为老年性耳聋。老年性耳聋是指随着年龄增长,双耳听力对称性进行性下降,以高频听力下降为主的感音神经性聋。其主要原因是听觉器官的退化所致。随着我国人口老龄化的发展趋势,老年性耳聋的发病率也在增加,严重影响了老年人的日常生活。因此,认识老年性耳聋,有针对性地对老年人提供帮助,有利于提高老年人的生活质量。

【病因】

1.耳郭及外耳道 老年人首先出现耳郭软骨和软骨膜的弹性纤维减少,弹性减退。耳郭表面皱襞松弛,凹窝变浅,收集声波和辨别声音方向的能力降低。

2.中耳和内耳 骨质逐渐变硬和增生,鼓膜和前庭窗上的膜变厚,弹性消失。内耳血管壁增厚、管腔变小,导致内耳缺血,听力逐渐下降,出现老年性耳聋。

3.听神经及听觉中枢 听神经功能逐渐减退,声波传导障碍,使老年人听力逐渐下降甚至丧失。

4.其他 除增龄性老化外,还与环境噪声、慢性疾病、劳动强度、生活条件、气候变化、精神紧张、吸烟和用药等因素有关。老年性疾病,如高血压、动脉硬化、高脂血症和糖尿病等是加速老年性耳聋的重要因素。

【临床表现】

根据病变的不同,可分为感觉性、神经性、血管纹性和耳蜗传导性耳聋。

1. **症状**　表现为60岁以上出现原因不明的双侧对称性听力下降,进展缓慢,以高频听力下降为主。听人说话,喜慢怕快,喜安静怕嘈杂;常有听觉重振现象,即"低音听不见,高音又感觉刺耳难受";言语理解不连贯,常常打岔,常伴有高频性耳鸣,开始为间歇性,渐渐发展成持续性,使老年人的睡眠受到严重影响。

2. **体征**　耳部有压痛,耳道充血、肿胀。

【辅助检查】

1. **纯音听力检查**　通过测得的听力图以了解病人的听力损伤情况,测得的数值可为配戴助听器提供参考。

2. **其他检查**　触压耳部以了解有无压痛;用耳窥镜检查耳道,观察充血、肿胀、耳垢栓塞及鼓膜形状;听力评估检查,明确传音性耳聋或感音性耳聋。

【护理评估】

1. **健康史**

(1)疾病影响　高血压、冠心病、糖尿病、中耳炎等慢性病均可促进听觉感受器和(或)蜗后听神经系统受损,加速老年性听力减退及耳聋的发生发展。

(2)药物影响　链霉素、庆大霉素、多黏菌素、奎宁、阿司匹林等药物,对听神经均有毒性作用。

(3)噪声接触情况　询问有无噪声接触史。长期接触高分贝的噪声可引起听觉器官的血流改变或缺血,使听觉器官供血不足而致听力下降及耳聋。

2. **身体状况**

(1)触按耳部　了解有无触压痛存在。用耳窥镜检查耳道,观察有无充血、肿胀、分泌物、囊肿、异物、耳垢栓塞及鼓膜的形状。

(2)听力评估　测试者先用耳塞塞住老人听力较差的耳朵,站在约50 cm处对另一侧耳朵发出两音节的数字,让老人重述。测试者的声音强度可有柔软的耳语增加到柔软、中度、大声的发音,测试者的脸部不能面对老人的眼睛。进一步可进行纯音测听、响度重振试验、语音音素退化测试等检查。

3. **心理及社会评估**　听力下降,严重影响老年人的正常交流,导致老人性情急躁、抑郁寡欢或产生与社会隔绝感和孤独感,对生活失去信心,严重损害老年人的身心健康。

【常见护理诊断/问题】

1. 感知改变、听力下降　与血供减少,听觉器官退行性病变有关。

2. 社交障碍　与听力下降有关。

3. 知识缺乏　与缺少信息、缺乏正确指导有关。

【护理措施】

治疗和护理的总体目标是老年人能避免听力减退的因素,减缓听力退化的速度,适应听力减退的生活,能够进行有效的沟通。其具体护理措施如下。

1.一般护理

（1）合理膳食 饮食要清淡,减少脂类食物特别是动物脂肪的摄入,少食过甜、过咸食物,多吃新鲜蔬菜、水果。

（2）局部按摩 教会老年人用手掌和手指按压耳朵,手指环揉耳屏,每日3～4次,以增加耳膜活动,促进局部血液循环。

（3）戒烟限酒 烟、酒对听神经均有毒害作用,尤其是烟中的尼古丁进入血液,使小血管痉挛、血流缓慢、黏度增加、内耳供血不足。

（4）沟通技巧 指导家属与老年人正确沟通:首先沟通的环境宜安静,交谈时说话吐字清楚且速度稍缓,不高声喊叫。对老年人不理解的语言,应给予解释而不是简单重复原话。多用眼神或身体语言交流,如说话时倾身向前以表示对老人的话题感兴趣,适时夸大面部表情以传达各种情绪,激发老人交谈的欲望和增进理解交谈的内容。对视力较好的老年人可借助写字板、字卡或其他辅助器具与老人交谈。适度使用触摸传递信息,以表示对老年人的热情和关爱。

2.症状护理 协助配戴合适的助听器,以改善老年人的听力。

（1）配戴助听器的适应证 验配助听器前,必须由专业医生全面的检查,根据听力损害程度,选择适合的助听器,不可自行选购随意配戴,以免损害残存的听力。一般情况下,具有中度至重度感觉神经性耳聋,精神及身体状况较好,语言分辨率较高的老年人适合配戴。

（2）配戴时间及调整 首先指导老年人掌握助听器的各种开关的功能。老年人配戴助听器需要有一个适应过程,为3～5个月。适应期内,助听器的音量应尽量要小,使用2～3个月后重新调整音调和各种控制装置。注意初戴助听器时,应每天先戴1～2 h,几天后逐渐延长配戴时间,而且上午、下午应分开,待完全适应后再整天配戴。

（3）对话训练 开始时先让病人在安静的环境中训练听自己的声音,适应后练习听电视或收音机播音员的讲话,逐步收听其他节目,然后训练对话。训练时,开始要在安静环境下一对一地进行,适应后可进入较多人的环境中进行练习。最后练习在嘈杂环境中听较多人说话。老年人的感觉功能下降常为多种因素并存,因此需要对话训练时间较长,要帮助消除老年人急躁情绪。

3.心理护理 老年人听力下降,造成与人交往困难,易引发抑郁等情感障碍,逐渐与朋友、家人疏远,与社会隔绝,甚至促成老年性痴呆。因此,要耐心地给予老年人帮助,加强与老年人的沟通交流,同时要帮助老年人接受听力减退的现实,寻找积极的生活方式,增强其生活乐趣和社会交往。

【健康教育】

1.积极治疗高血压、冠心病、动脉硬化、高脂血症、糖尿病等常见的老年性疾病。

2.避免使用氨基糖苷类抗生素等耳毒性药物。

3.噪声可使听觉疲劳,导致内耳的微细血管处于痉挛状态,内耳供血减少,听力下降。因此,应指导老年人避免长时间接触噪声,看电视、戴耳机听音乐时不宜把音量放得过大。

4.助听器是一种提高声音强度的装置,有助于某些听力减退的病人充分利用残余听力。应指导老年人合理选择和正确使用助听器。

七、歧视与虐待

随着我国逐渐进入老龄化社会,老年人口日益增多,歧视与虐待老人的现象在现实社会中时有发生。歧视,就是不平等地看待。老年歧视就是对老年人不公平、不公正的待遇,或者持有固定的偏见。虐待,老年人虐待是指那些任何妨碍老年人健康的暴力行为或具有威胁性的暴力倾向,其暴力行为为蓄意的身体或生理上的伤害。

【原因】

1. 社会因素　受社会一些不良风气的影响,导致一些青年人尊老、爱老意识淡薄,甚至对老年人产生敌对、仇视心理。

2. 照顾者的压力及负担　随着老龄化社会的不断进展,老年人的数量越来越多,导致照顾者的压力及负担越来越大,在这种情况下照顾者就容易对老人进行口头、精神及身体的歧视与虐待。

3. 家庭环境与暴力　家庭成员居住拥挤等,易造成生活矛盾,日久相互之间的感情将日趋淡漠,老年人容易受到排斥渐发展成歧视,甚至遭受家庭暴力。

【临床表现】

1. 与人沟通减少　由于长期受到歧视和虐待致使老人产生心理障碍,从而不愿与别人沟通交流,表现为昏沉、混乱、恐惧或害怕与人沟通。

2. 有受伤的表现　由于受到歧视及虐待,老年人身上可出现无法解释的伤痕、瘀青或破皮,有时甚至有扭伤、骨折和摔伤。

3. 营养状况较差　由于受到歧视及虐待,老人常常是吃不饱、吃不好,久而久之老人将出现过度消瘦、虚弱等表现。

【常见护理诊断/问题】

1. 绝望　与老人长期受到歧视和虐待有关。

2. 有受伤的可能　与施虐者使用暴力手段有关。

3. 社交孤立　与老年人害怕报复、无力寻求帮助、受到虐待时不能自我照顾有关。

4. 创伤后综合征　与老年人长期受到身体、心理、生理虐待有关。

【护理措施】

1. 帮助老年人提高自信心　认识自身的价值,勇敢地维护老年人合法权益。如若自己的身心、金钱、财产受到侵害时,应积极向社区或乡镇处寻求帮助。

2. 鼓励老年人多进行户外活动　多参加社会活动,多与人沟通交流,广交朋友。当自己受到歧视与虐待时,要积极寻求帮助。若因歧视和虐待而受到了伤害,应及时看医生,并如实告诉医生、护士受伤的情况。

3. 帮助老人慎重的选择照顾者　不要与有暴力倾向或有精神病、酗酒、毒瘾、药瘾等有虐待性格特征的人同住。

4. 教育家属和照顾者　要尊重、关心、爱护老年人,要让照顾者认识到尊老、爱老、赡养老人是中华民族的传统美德,同时也是我们每个人的义务和责任。指导照顾者要调整心态,缓解压力,减轻负担,加强社会交往,减轻因照顾老年人而产生的身心压力。

【健康教育】

1. 老年人在生活中要提高自信心,认识自身的价值,勇敢地维护老年人合法权益。
2. 老年人多进行户外活动,多参加社会活动,多与人沟通交流,广交朋友。
3. 照顾者要调整心态,缓解压力,减轻负担,加强社会交往,减轻因照顾老年人而产生的身心压力。

（于　雁）

思考与练习

1. 张某,男,82 岁,半年前妻子去世,仅有一子,在国外工作,目前独居,经济状况尚好,自理能力差。平素体健,半年来体重下降 5 kg,医院体检示无明显器质性病变。追问平日生活,自诉妻子过世后很少外出,食欲有所减退,无明显饥饿感,食量减少。

思考:

(1)该老人现存的心理问题有哪些?

(2)该老人的消瘦可能与哪些因素有关?

(3)采用哪些措施可有效改善老人的营养状况?

2. 姚老伯,65 岁,丧偶,子女均在国外。文化程度:大学。去年退休。退休前为一家杂志社的编辑。除外出购物,不爱活动。白天大部分时间在家看书报或电视节目。喜欢吃肉,不爱吃蔬菜,嗜辣。最近一次体检是在 1 个月前。检查结果显示,除血脂偏高外,无其他异常。最近一段时间排便困难,每周排便 2 ~ 3 次,大便干结,自己曾到药房购买酚酞片服用,但自觉效果不佳,食欲略有下降,故前来就诊。

思考:

(1)根据现有资料,考虑老人出现了什么问题?

(2)分析出现心理问题的原因。

(3)讨论应该如何帮助其纠正。

3. 李某,男,68 岁,在晨起时突然跌倒,急送医院检查诊断为脑血栓,经治疗基本康复出院,嘱出院后遵医嘱用药、加强锻炼。有高血压、高血脂、冠心病史。家属反映该病人平时吃药不严格遵守医生要求,有时只吃一种药物,有时自行停药,不听家属劝解。

思考:

(1)该病人用药不规范,易导致何种问题发生?

(2)对该病人应如何进行用药的护理?

(3)对该病人及病人家属进行哪些用药知识教育？

4.王大妈,72岁,身体一向很健壮,动作麻利,一天早上像往常一样在天蒙蒙亮时,外出到公园去晨练,在下楼梯时不小心摔倒,当时右手着地,感觉右手和腰部疼痛,在家人陪伴下到医院就诊,X射线显示:右手腕和腰椎骨折,需要住院手术治疗。

思考：

(1)王大妈发生跌倒及发生骨折的原因有哪些?

(2)根据目前老人的情况制定护理措施。

(3)对于老年人如何进行健康教育预防跌倒的发生?

（于　雁）

第三章
血液系统疾病病人的护理

血液系统疾病系指原发或主要累及血液和造血器官的疾病,简称血液病。其种类较多,包括红细胞疾病、白细胞疾病以及出血性疾病。多表现为外周血中的血细胞、血浆成分的病理性改变及出凝血机制的障碍,还可出现骨髓、肝、脾、淋巴结等造血组织和器官的结构和功能异常。近年来随着基础医学研究的不断深入和发展,使血液病的诊断、治疗等方面达到更高的水平,如造血干细胞移植有望根治恶性血液病,联合化疗、靶向治疗使治愈血液肿瘤成为可能。此外,血液病的专科护理如无菌层流室的管理、各种化疗药物的配制与应用、成分输血的护理也得到较快的发展。随着医改的深入和医疗保障水平的提高,血液病病人的生存期延长、生活质量逐渐提高。

第一节　概述

血液系统由血液和造血器官组成。血液由血浆及悬浮在其中的血细胞组成。胚胎早期,肝、脾为机体主要的造血器官,出生后主要造血器官是骨髓、胸腺、脾和淋巴结。骨髓造血干细胞是各种血细胞的起始细胞,具有不断自我更新、多向分化与增殖的能力,骨髓基质细胞、细胞因子及细胞外基质组成了造血微环境,调节造血干细胞的增殖与分化,为造血干细胞提供营养和黏附的场所。血液系统疾病的共同特点多表现为骨髓、脾、淋巴结等器官的病理损害,周围血细胞成分质和量的改变,以及出凝血机制障碍。

一、血液组成及血细胞的生理功能

血液由血细胞和血浆组成。其中血浆占血液容积的55%,为一种淡黄色的透明液体;血细胞占血液容积的45%,包括红细胞、白细胞及血小板。

成熟红细胞呈双凹圆盘形,内无细胞核和细胞器,胞质内充满血红蛋白,有结合与输送 O_2 和 CO_2 的功能。网织红细胞是一种存在于外周血液中尚未完全成熟的红细胞。其胞浆内有残留的核糖体,尚存一些合成血红蛋白的功能。网织红细胞计数是反映骨髓造血功能的重要指标,对贫血等血液病的诊断及预后估计有一定的临床意义。若红细胞数目明显减少,可导致机体重要器官和组织缺氧,并引起功能障碍。

白细胞的种类多,形态和功能各异,包括中性粒细胞、嗜酸性粒细胞、嗜碱性粒细胞、单核细胞及淋巴细胞。白细胞具有变形、趋化、游走及吞噬等生理特性,是机体防御系统的重要组成部分。其中,中性粒细胞的含量最多,主要功能为吞噬异物尤其是细菌,是机体抵御入侵细菌的第一道防线。单核细胞的功能为清除死亡或不健康的细胞、微生物,以及这些细胞破坏后的产物及微生物的产物,是机体抵御入侵细菌的第二道防线。嗜酸性粒细胞具有抗过敏、抗寄生虫的作用。嗜碱性粒细胞可释放组胺及肝素。T 淋巴细胞约占淋巴细胞的 75%,参与细胞免疫,并具有调节免疫的功能。B 淋巴细胞又称抗体形成细胞,受抗原刺激后增殖分化为浆细胞,产生抗体,参与体液免疫。当白细胞数目减少,尤其是粒细胞减少时,易诱发各种感染。

血小板具有黏附、释放、聚集、收缩与吸收的生理特性,主要参与机体的止血与凝血过程。血浆成分复杂,含有多种蛋白质、凝血因子、抗凝因子、补体、抗体、酶、电解质、激素及营养物质。若血小板减少、血小板功能障碍或各种凝血因子缺乏,均可导致出血。

二、血液病的分类

血液系统疾病一般分为以下几类。

1. 红细胞疾病　如各类贫血和红细胞增多症等。

2. 粒细胞疾病　如粒细胞缺乏症、惰性白细胞综合征及类白血病反应等。

3. 单核细胞和巨噬细胞疾病　如炎症性组织细胞增多症、恶性组织细胞病等。

4. 淋巴细胞和浆细胞疾病　如各类淋巴瘤、急慢性淋巴细胞白血病、多发性骨髓瘤等。

5. 造血干细胞疾病　如再生障碍性贫血、阵发性睡眠性血红蛋白尿、骨髓增生异常综合征、骨髓增殖性疾病以及急性非淋巴细胞白血病等。

6. 出血性及血栓性疾病　如血管性紫癜、血小板减少性紫癜、凝血障碍性疾病、弥散性血管内凝血以及血栓性疾病等。

7. 其他　脾功能亢进。

三、血液系统疾病常见症状体征的护理

血液系统疾病常见症状有贫血、出血及出血倾向、继发感染。

(一)出血或出血倾向

血小板数目减少及其功能异常、毛细血管脆性或通透性增加、血浆中凝血因子缺乏以及循环血液中抗凝物质增加,均可导致出血或出血倾向。

【病因】

1.血管壁功能异常　如过敏性紫癜等。

2.血小板减少或功能异常　如特发性血小板减少性紫癜、再生障碍性贫血、白血病等;血小板功能异常如尿毒症等。

3.凝血机制异常　如血友病、肝病导致凝血因子缺乏,溶栓药物过量等。

【临床特点】

病人多表现为自发性出血或轻度受伤后出血不止。出血部位可遍及全身,以皮肤、牙龈及鼻腔出血最为多见。还可发生关节腔、肌肉、眼底出血及女性月经过多。重者消化道及泌尿道等内脏出血,甚至颅内出血而死亡。血管脆性增加所致的出血多表现为皮肤黏膜瘀点、瘀斑;凝血因子缺乏所致的出血常有关节腔出血或软组织血肿。

【常见护理诊断/问题】

1.有损伤的危险　出血与血小板减少、凝血因子缺乏、血管壁异常有关。

2.恐惧　与出血量大或反复出血有关。

【护理目标】

住院期间不发生出血或一旦发生能及时救治;病人恐惧感减轻或消失。

【护理措施】

1.有损伤的危险

(1)病情观察　注意观察病人出血的部位,如皮肤、黏膜、鼻腔、牙龈有无出血,关节有无血肿,有无阴道出血、呕血、便血、血尿,甚至颅内出血的症状与体征。了解实验室检查结果,如外周血象、骨髓细胞学、出凝血时间等检查结果。当病人血小板低于 $20 \times 10^9/L$ 时,可发生自发性出血,特别是内脏出血,甚至是致命性的颅内出血。

(2)生活护理　①休息:有出血或出血倾向的病人,应增加休息,避免外伤;若血小板低于 $50 \times 10^9/L$,应减少活动,增加卧床休息时间;严重出血或血小板低于 $20 \times 10^9/L$ 者,必须绝对卧床休息,协助做好各种生活护理。②饮食:鼓励病人进食高蛋白、高维生素的清洁易消化的软食或半流质饮食,禁食过硬而粗糙的食物,防止口腔黏膜擦伤和消化道出血。保持大便通畅,便秘时用开塞露或缓泻剂促进排便,避免排便用力致腹内压增高而引起内脏出血。

(3)对症护理

1)皮肤出血的预防与护理:为预防出血,应保持床单平整,被褥衣服轻软,避免皮肤摩擦及肢体受压。帮助病人修剪指甲,以免抓伤皮肤。保持皮肤清洁,沐浴或清洗时避免水温过高及过于用力擦洗皮肤。高热病人禁用乙醇擦浴降温。尽量减少注射次数;静脉穿刺时,应避免用力拍打及揉擦,扎止血带不易过紧和时间过长;注射或穿刺部位拔针后须适当延长按压时间,并观察有无渗血情况;注射或穿刺部位应交替更换,以防局部血肿形成。发生出血时,定期检查出血部位,注意出血点、瘀斑的消长情况。

2)鼻出血的预防与护理:①防止鼻黏膜干燥而出血:保持室内相对湿度在50%~60%左右,秋冬季节可局部使用液状石蜡或抗生素软膏。②避免人为诱发出血:嘱病人勿用手挖鼻痂和用力擤鼻以及外力撞击鼻部。③少量鼻出血时,可用棉球或明胶海绵填塞,无效者可用 1 g/L 肾上腺素棉球或凝血酶棉球填塞,并局部冷敷。出血严重时,尤其是后鼻腔出血可用凡士林油纱条做鼻腔填塞,术后定时用无菌液状石蜡滴入,以保持黏膜湿润,术后 3 d 可轻轻取出油纱条,若仍出血,须更换油纱条再填塞。病人鼻腔填塞后,被迫张口呼吸,因此应加强口腔护理,保持口腔湿润,增加病人舒适感,同时可避免感染发生。

3)口腔、牙龈出血的预防与护理:指导病人用软毛牙刷刷牙,忌用牙签剔牙,以防牙龈损伤出血;尽量避免食用煎炸、带刺、带壳的坚硬食物,以防口腔黏膜损伤。牙龈渗血时,可用 1 g/L 肾上腺素或凝血酶棉球、明胶海绵片贴敷牙龈或局部压迫止血,并及时用生理盐水或 10 g/L 过氧化氢清除口腔内陈旧血块,以避免口腔异味而影响病人的食欲和情绪,鼓励病人进餐前后用该液体漱口,加强口腔护理。

4)内脏出血的护理:消化道少量出血者,可进食温凉的流质食物,大量出血时应禁食,并建立静脉输液通道,做好配血和输血的准备,以保证液体和血液的输入。准确记录出入量。月经量过多时,可遵医嘱给予三合激素治疗。

5)关节腔出血或深部组织血肿的预防与护理:应减少活动量,避免过度负重和创伤性运动。一旦出血,立即停止活动,卧床休息,抬高患肢、固定于功能位,给予冰袋冷敷或采取绷带压迫止血,测量血肿范围及带血敷料的重量,以估计出血量。当出血停止后,应改为热敷,以利于瘀血消散。

6)眼底及颅内出血的预防与护理:若眼底出血时,应减少活动,尽量让病人卧床休息,嘱病人不要揉擦眼睛,以免引起再出血。若病人突然视力模糊、头晕、头痛、呼吸急促、喷射性呕吐,甚至昏迷,提示颅内出血的可能,应及时与医生联系,并配合处理。方法如下:立即去枕平卧、头偏向一侧;随时吸出呕吐物或口腔分泌物,保持呼吸道通畅;吸氧;按医嘱快速静脉滴注或注射 0.2 g/mL 甘露醇、0.5 g/mL 葡萄糖液、地塞米松、呋塞米等,以降低颅内压;观察并记录病人的生命体征、意识状态及瞳孔大小。

7)输血或成分输血的护理:若病人出血明显时,依据病人出血的原因不同,遵医嘱输入浓缩血小板悬液、新鲜全血、新鲜血浆或抗血友病球蛋白浓缩剂等。输血前认真核对;血小板取回后,应尽快输入;新鲜血浆于采集后 6 h 输完;抗血友病球蛋白浓缩剂用等渗盐水稀释,沿瓶壁轻轻注入,勿剧烈冲击或震荡,以免泡沫形成而影响注射。观察有无输血反应发生,如溶血反应、过敏反应等。

2.恐惧　　向病人解释出血原因,加强与病人及其亲属的沟通,让亲属了解护理计划的内容,以便共同做好病人的思想工作。当病人出现恐慌时,应给予心理支持,分散病人注意力。如发现出血,护士应首先保持镇静,告知医生,迅速采取各种止血措施,尽快清除血迹,以免恶性刺激。

（二）继发感染

【病因】

主要原因是骨髓病变影响成熟白细胞的形成,致成熟白细胞数减少和(或)功能缺陷,同时免疫抑制剂的应用、贫血、营养不良等致人体抵抗力下降也是病人易于发生感染的原因。

【临床表现】

1. 致病因素　最常见的致病菌为革兰氏阴性杆菌,长期应用抗生素者,易致真菌感染;免疫功能缺陷者可致病毒感染。

2. 常见部位　感染可发生在各个部位,如口咽部、牙龈、鼻腔、肺部及尿路感染、肛周炎亦常见,少数重症病人形成菌血症或败血症。

3. 常见表现　发热是感染最常见的症状,热型不定,热度不一,可低热亦可高热,一般抗生素治疗效果不理想。

【常见护理诊断/问题】

1. 有感染的危险　与正常粒细胞减少、免疫功能下降有关。
2. 体温过高　与感染有关。

【护理目标】

病人住院期间不发生感染,或一旦发生能及时处理使体温恢复正常。

【护理措施】

1. 有感染的危险

（1）病情观察　观察病人有无感染征象,询问有无寒战、发热、咽痛、咳嗽、咳痰、尿频、尿急、尿痛及肛周疼痛等,注意体温的变化,了解血、尿、粪常规及其他细菌培养等结果。发现有感染迹象,应及时通知医生。

（2）生活护理　①鼓励病人进食,给予高蛋白、高热量、高维生素的食物,并要注意食物要清洁、新鲜、易消化,以全面补充营养,增强人体抵抗力。②保持病室清洁、空气新鲜,温度适宜,定期进行空气消毒,用消毒液擦拭家具、地板,限制探视,防止交叉感染。如病人粒细胞绝对值低于 $0.5 \times 10^9/L$,应实行保护性隔离。告诉病人根据室内外温度变化及时调整衣着,预防呼吸道感染。

（3）对症护理　①皮肤护理:保持皮肤清洁,定期洗澡更衣,勤剪指甲,避免抓伤。执行各种注射时,应无菌操作,局部严格消毒。女病人尤应注意会阴部的清洁,每天清洗2次,经期应增加清洗次数。②口腔护理:进餐前后、睡前、晨起用生理盐水或朵贝尔液漱口;口腔溃疡时,可增加漱口次数。③肛周护理:睡前、便后用1:5 000高锰酸钾溶液坐浴,每次15~20 min,保持大便通畅,防止肛裂;发现肛周肿胀,应及时通知医生,必要时切开引流。

(4)用药护理　必要时遵医嘱输浓缩粒细胞液,增强人体抗感染的能力。

2.体温过高

(1)病情观察　观察体温的变化及热型,询问症状,了解化验结果,积极寻找感染灶,必要时做血培养。

(2)生活护理　①卧床休息,采取舒适的体位,减少人体的消耗,必要时可吸氧,维持室温在20~24 ℃、湿度55%~60%,并经常通风换气。病人宜穿透气、棉质衣服,若有寒战应给予保暖。②补充营养及水分:鼓励病人进食高热量、高维生素、营养丰富的半流质或软食,指导病人多饮水,每天至少2 000 mL,必要时遵医嘱静脉补液,以维持水和电解质平衡。若为重症贫血和慢性心力衰竭的病人,应限制液体入量并严格控制补液速度。

(3)对症护理　高热病人可先物理降温,如冰敷或乙醇擦浴大血管经过的部位,如前额、颈部、腋窝和腹股沟,伴出血者禁用乙醇擦浴,以防局部血管扩张而进一步加重出血。必要时遵医嘱给予药物降温。降温过程中注意病人体温、脉搏及血压的变化,防止发生虚脱。

(4)用药护理　遵医嘱使用广谱抗生素,并注意药物的疗效及不良反应。

(杨金峰)

第二节　贫血病人的护理

贫血(anemia)是指外周血单位容积内血红蛋白(Hb)浓度、红细胞计数(RBC)和(或)血细胞比容(HCT)低于正常范围下限的一种常见的临床症状。我国血液病学家认为在我国海平面地区,成年男性Hb<120 g/L,成年女性(非妊娠)Hb<110 g/L,孕妇Hb<100 g/L就可诊断为贫血。贫血是一种症状,而不是一种独立的疾病。因此,一旦发现贫血,必须进一步查明其发生原因。

【分类】

基于不同的临床特点,贫血有不同的分类。如按红细胞形态分大细胞性贫血、正常细胞性贫血和小细胞低色素性贫血;按血红蛋白浓度分轻度、中度、重度和极重度贫血。临床常按贫血发生的原因以及发病机制进行分类。

1.根据红细胞形态特点进行分类　主要根据病人的红细胞平均体积(MCV)及红细胞平均血红蛋白浓度(MCHC)分3类。

(1)大细胞性贫血　MCV>100 fL,MCHC=0.32~0.35(32%~35%)。见于巨幼细胞贫血、伴有网织红细胞大量增生的溶血性贫血、骨髓增生异常综合征、肝疾病。

（2）正常细胞性贫血 $MCV = 80 \sim 100$ fL，$MCHC = 0.32 \sim 0.35(32\% \sim 35\%)$。见于再生障碍性贫血、溶血性贫血、急性失血。

（3）小细胞低色素性贫血 $MCV < 80$ fL，$MCHC < 0.32(32\%)$。见于缺铁性贫血、铁粒幼细胞贫血、珠蛋白生成障碍性贫血。

2. 贫血的严重度分类标准 根据血红蛋白浓度进行划分。

（1）轻度贫血 血红蛋白浓度在 90 g/L 与正常参考值下限之间。

（2）中度贫血 血红蛋白浓度在 60 ～ 90 g/L。

（3）重度贫血 血红蛋白浓度在 30 ～ 59 g/L。

（4）极重度贫血 血红蛋白浓度 <30 g/L。

3. 根据病因和发病机制进行分类 贫血可分为以下 3 类。

（1）红细胞生成减少性贫血 造血细胞、骨髓造血微环境和造血原料的异常影响红细胞生成，可形成红细胞生成减少性贫血。

1）造血干祖细胞异常所致贫血 ①再生障碍性贫血（aplastic anemia，AA）：AA 是一种骨髓造血功能衰竭症，与原发和继发的造血干祖细胞损害有关。部分全血细胞减少症的发病机制与 B 细胞产生抗骨髓细胞自身抗体，进而破坏或抑制骨髓造血细胞有关。②纯红细胞再生障碍贫血（pure red cell aplasia，PRCA）：PRCA 是指骨髓红系造血干祖细胞受到损害，进而引起贫血。③先天性红细胞生成异常性贫血（congenital dysery thropoietic anemia，CDA）：CDA 是一类遗传性红系干祖细胞良性克隆异常所致的、以红系无效造血和形态异常为特征的难治性贫血。④造血系统恶性克隆性疾病：这些疾病造血干祖细胞发生了质的异常，包括骨髓增生异常综合征及各类造血系统肿瘤性疾病如白血病等。

2）造血微环境异常所致贫血 造血微环境包括骨髓基质、基质细胞和细胞因子。①骨髓坏死、骨髓纤维化、骨髓硬化症、各种髓外肿瘤性疾病的骨髓转移以及各种感染或非感染性骨髓炎，均可因损伤骨髓基质和基质细胞，使造血微环境发生异常而影响血细胞生成。②肾功能不全、肝病、垂体或甲状腺功能低下、肿瘤性疾病等，均可造成造血调节因子水平异常而导致慢性病性贫血。

3）造血原料不足或利用障碍所致贫血 造血原料是指造血细胞增殖、分化、代谢所必需的物质，如蛋白质、脂类、维生素（叶酸、维生素 B_{12} 等）、微量元素（铁、铜、锌等）等。任一种造血原料不足或利用障碍都可能导致红细胞生成减少。如叶酸或维生素 B_{12} 缺乏或利用障碍所致的巨幼细胞贫血。缺铁和铁利用障碍所致的缺铁性贫血，属于小细胞低色素性贫血。

（2）红细胞破坏过多性贫血 即溶血性贫血（HA）。

1）红细胞内部异常：①红细胞膜缺陷：遗传性球形红细胞增多症、遗传性椭圆形红细胞增多症、遗传性棘形红细胞增多症、阵发性睡眠性血红蛋白尿。②酶缺乏：葡萄糖-6-磷酸脱氢酶缺乏、丙酮酸激酶缺乏和其他酶缺乏、卟啉症。③珠蛋白异常（血红蛋白病）。

2）红细胞外部异常：①免疫性溶血性溶血：自身免疫性、新生儿免疫性、血型不合输血、药物性。②物理性溶血性：行军性血红蛋白尿、运动性贫血、人工心脏瓣膜、微血管病性溶血性贫血。

(3)失血性贫血　根据失血速度分急性和慢性,慢性失血性贫血往往合并缺铁性贫血。可分为出凝血性疾病(如特发性血小板减少性紫癜、血友病和严重肝病等)所致和非出凝血性疾病(如外伤、肿瘤、结核、支气管扩张、消化性溃疡、痔和妇科疾病等)所致2类。

【临床表现】

贫血的临床表现有5个方面的因素来决定,包括贫血的病因、血液携氧能力下降的程度、血容量下降的程度、发生贫血的速度和各系统对贫血的代偿和耐受能力。

1.一般表现　疲乏、困倦、软弱无力是贫血最常见和最早出现的症状,但无特异性。皮肤、黏膜苍白是贫血最突出的体征,常为病人就诊的主要原因。主要是贫血时人体通过神经体液调节进行有效血容量重新分配,相对次要脏器如皮肤、黏膜则供血减少;另外,由于单位容积血液内红细胞和血红蛋白含量减少,也会引起皮肤、黏膜颜色变淡。贫血时皮肤、黏膜的另一类表现是粗糙、缺少光泽甚至形成溃疡,可能与贫血的原发病有关。溶血性贫血,可引起皮肤、黏膜黄染。一般以检查睑结膜、口唇与口腔黏膜、舌质、手掌及甲床等部位的结果较为可靠。

2.神经系统　头晕、头痛、耳鸣、眼花、注意力不集中、失眠、多梦等,是贫血缺氧导致神经组织损害所致常见的症状。小儿贫血时可哭闹不安、躁动甚至影响智力发育。

3.呼吸循环系统　贫血时红细胞内合成较多的2,3-二磷酸甘油酸(2,3-DPG),以降低血红蛋白对氧的亲和力,使氧解离曲线右移,组织获得更多的氧。故轻度贫血无明显表现,仅活动后引起呼吸加快加深并有心悸、心率加快。贫血愈重,活动量愈大,症状愈明显。重度贫血时,休息时也可能有气短甚至端坐呼吸。长期贫血,心脏超负荷工作且供氧不足,会导致贫血性心脏病,此时不仅有心率变化,还可有心律失常和心功能不全。

4.消化系统　贫血时消化腺分泌减少甚至腺体萎缩,进而导致消化功能减低、消化不良,出现腹部胀满、食欲减低、大便规律和性状的改变等。长期慢性溶血可合并胆道结石和脾大。缺铁性贫血可有吞咽异物感或异嗜症。巨幼细胞贫血或恶性贫血可引起舌炎、舌萎缩、牛肉舌、镜面舌等。

5.泌尿生殖内分泌系统　血管外溶血出现无胆红素的高尿胆原尿;血管内溶血出现血红蛋白尿和含铁血黄素尿,重者甚至可发生游离血红蛋白堵塞肾小管,进而引起少尿、无尿、急性肾衰竭。长期贫血影响睾酮的分泌,减弱男性特征;因影响女性激素的分泌而导致女性月经异常。长期贫血会影响各内分泌腺体的功能和红细胞生成素的分泌。

【实验室及其他检查】

1.血常规检查　红细胞计数、血红蛋白量及红细胞比容是确定病人有无贫血及贫血严重程度的最基本检查。红细胞参数(MCV、MCH及MCHC)可对贫血进行红细胞形态分类,为诊断提供相关线索。网织红细胞计数间接反映骨髓红系增生及代偿情况。外周血涂片可观察红细胞、白细胞、血小板数量或形态改变,有无疟原虫和异常细胞等。

2.骨髓检查　骨髓检查是贫血病因诊断的必要检查方法,包括骨髓细胞涂片和骨髓活检。骨髓细胞涂片反映骨髓细胞的增生程度、细胞成分、比例和形态变化,骨髓活检反映骨髓造血组织的结构、增生程度、细胞成分和形态变化。骨髓检查与血常规有矛盾时,应做多部位骨髓检查。

3.贫血的发病机制检查　根据病人的不同情况选择病因相关的检查项目,如缺铁性贫血的铁代谢及引起缺铁的原发病检查;巨幼细胞贫血的血清叶酸和维生素 B_{12} 水平测定及导致此类造血原料缺乏的原发病检查;失血性贫血、溶血性贫血的原发病检查等。

【诊断要点】

根据病史、体格检查及实验室检查,首先确定病人是否存在贫血,然后进一步确定贫血的程度、类型和病因。

【治疗要点】

1.对症治疗　重度贫血病人、老年或合并心肺功能不全的贫血病人应输红细胞,纠正贫血,改善体内缺氧状态;急性大量失血病人应迅速恢复血容量并输红细胞纠正贫血。对贫血合并的出血、感染、脏器功能不全应施予不同的支持治疗;多次输血并发血色病者应予去铁治疗。

2.对因治疗　针对贫血的病因及发病机制的治疗,是贫血治疗的首要原则。如缺铁性贫血补铁及治疗导致缺铁的原发病;巨幼细胞贫血补充叶酸或维生素 B_{12};自身免疫性溶血性贫血采用糖皮质激素或脾切除术;重型再生障碍性贫血、骨髓增生异常综合征病人贫血采用造血干细胞移植等。

【常见护理诊断/问题】

1.活动无耐力　与贫血导致人体组织缺氧有关。
2.营养失调　低于人体需要量。

【护理目标】

病人活动耐力增加或恢复正常,缺氧的症状得以减轻或消失;造血营养素的缺乏得到纠正。

【护理措施】

1.活动无耐力
(1)休息与运动　指导病人合理休息与运动,减少人体的耗氧量。轻度贫血病人要注意休息,避免过度疲劳。中度贫血病人应增加卧床休息时间,适度活动,活动量以不加重症状为度。重度贫血病人应予舒适体位(如半坐卧位)卧床休息,以减少回心血量,增加肺泡通气量,缓解病人的缺氧症状。病情好转后可逐步增加活动量。
(2)给氧　重度贫血病人应予常规氧气吸入,以改善组织缺氧症状。
2.营养失调
(1)饮食护理　给予高蛋白、高维生素、易消化食物以加强营养,改善病人的全身状况。

（2）输血或成分输血的护理　遵医嘱输血或浓缩红细胞,以减轻贫血和缓解人体的缺氧症状。输注前必须认真做好查对工作;输血时应注意控制输注速度,严重贫血者输入速度应低于每小时 1 mL/kg,以防止心脏负荷过重而诱发心力衰竭。同时加强监测,及时发现和处理输血反应。

（3）预防感染　有感染倾向者应注意预防感染。

一、缺铁性贫血

缺铁性贫血（iron deficiency anemia,IDA）是体内贮存铁缺乏,导致血红蛋白合成减少而引起的一种小细胞低色素性贫血。IDA 是最常见的贫血。其发病率在经济不发达地区的婴幼儿、育龄妇女明显增高。据世界卫生组织报道,成年女性发病率为 20%,孕妇40%,儿童高达 50%,成年男性为 10%。

【铁代谢】

1. 铁的分布　人体内铁,第一种为功能状态铁,包括血红蛋白铁（占体内铁 67%）、肌红蛋白铁（占体内铁 15%）、转铁蛋白铁（3~4 mg）以及乳铁蛋白、酶和辅因子结合的铁;第二种为贮存铁（男性 1 000 mg,女性 300~400 mg）,包括铁蛋白和含铁血黄素。铁总量在正常成年男性为 50~55 mg/kg,女性为 35~40 mg/kg。

2. 铁的来源与吸收　正常人每天造血需 20~25 mg 铁,主要来自衰老破坏的红细胞释放的铁,食物中的铁也是重要来源。正常人维持体内铁平衡须每天从食物摄铁 1~1.5 mg,孕、乳妇 2~4 mg。动物食品铁吸收率高（可达 20%）,植物食品铁吸收率低（1%~7%）。铁吸收部位主要在十二指肠及空肠上段。食物铁状态（三价、二价铁）、胃肠功能（酸碱度等）、体内铁贮量、骨髓造血状态及某些药物（如维生素 C）均会影响铁吸收。

3. 铁的转运与利用　吸收入血的二价铁经铜蓝蛋白氧化成三价铁,与转铁蛋白结合后转运到组织或通过幼红细胞膜转铁蛋白受体胞饮入细胞内,再与转铁蛋白分离并还原成二价铁,参与形成血红蛋白。

4. 铁的贮存与排泄　人体内的铁除身体能利用的量外,多余的铁以铁蛋白和含铁血黄素形式贮存于肝、脾、骨髓等器官的单核巨噬细胞系统。人体每天排铁不超过 1 mg,主要通过肠黏膜脱落细胞随粪便排出,少量通过尿、汗液排出,哺乳妇女还通过乳汁排出。

【病因及发病机制】

1. 病因

（1）铁需要量增加而摄入不足　多见于婴幼儿、青少年、妊娠和哺乳期妇女。婴幼儿需铁量较大,若不补充蛋类、肉类等含铁量较高的辅食,易造成缺铁。青少年偏食易缺铁。女性月经过多、妊娠或哺乳,需铁量增加,若不补充高铁食物,易造成 IDA。长期食物缺铁也可在其他人群中引起 IDA。

（2）铁吸收障碍 胃大部切除术后，胃酸分泌不足且食物快速进入空肠，绕过铁的主要吸收部位（十二指肠），使铁吸收减少。此外，多种原因造成的胃肠道功能紊乱，如长期不明原因腹泻、慢性肠炎、克罗恩病等均可因铁吸收障碍而发生 IDA。

（3）铁丢失过多 见于各种失血，如慢性胃肠道失血、食管裂孔疝、食管或胃底静脉曲张破裂、消化性溃疡、消化道息肉、肿瘤、寄生虫感染和痔疮等；肺结核、支气管扩张和肺癌等所致的咯血；月经过多、阵发性睡眠性血红蛋白尿、反复血液透析、多次献血等。慢性失血是成人 IDA 最常见和最重要的病因。

2. 发病机制

（1）缺铁对铁代谢的影响 当体内贮铁减少到不足以补偿功能状态铁时，铁蛋白、含铁血黄素、血清铁和转铁蛋白饱和度减低、总铁结合力和未结合铁的转铁蛋白升高。

（2）缺铁对造血系统的影响 体内缺铁时，大量原卟啉不能与铁结合成为血红素，以游离原卟啉的形式积累在红细胞内，血红蛋白生成减少，红细胞胞浆少、体积小，发生小细胞低色素性贫血；严重时粒细胞、血小板的生成也受影响。

（3）缺铁对组织细胞代谢的影响 细胞中含铁酶和铁依赖酶的活性降低，进而影响病人的精神、行为、体力、免疫功能及患儿的生长发育和智力；缺铁可引起黏膜组织病变和外胚叶组织营养障碍。

【临床表现】

1. 贫血表现 常见乏力、易倦、头昏、头痛、耳鸣、心悸、气促、食欲缺乏等；伴苍白、心率增快。

2. 组织缺铁表现 精神行为异常，如烦躁、易怒、注意力不集中、异食癖；体力、耐力下降；易感染；儿童生长发育迟缓、智力低下；口腔炎、舌炎、舌乳头萎缩、口角炎、缺铁性吞咽困难；毛发干枯、脱落；皮肤干燥、皱缩；指（趾）甲缺乏光泽、脆薄易裂，重者指（趾）甲变平，甚至凹下呈勺状（匙状甲）。

3. 缺铁原发病表现 如消化性溃疡，肿瘤或痔疮导致的黑便，血便或腹部不适，肠道寄生虫感染导致的腹痛或大便性状改变，妇女月经过多，肿瘤性疾病的消瘦，血管内溶血的血红蛋白尿等。

【实验室及其他检查】

1. 血象 呈小细胞低色素性贫血。平均红细胞体积（MCV）<80 fL，平均红细胞血红蛋白量（MCH）<27 pg，平均红细胞血红蛋白浓度（MCHC）<32%。血片中可见红细胞体积小、中央淡染区扩大。网织红细胞计数正常或轻度增高。白细胞和血小板计数正常或减低。

2. 骨髓象 增生活跃或明显活跃；以红系增生为主，粒系、巨核系无明显异常；红系中以中、晚幼红细胞为主，其体积小、核染色质致密、胞浆少偏蓝色、边缘不整齐，血红蛋白形成不良，呈"核老浆幼"现象。

3. 铁代谢的生化检查 血清铁<8.95 μmol/L；总铁结合力升高，>64.44 μmol/L；转铁蛋白饱和度降低，<15%；血清铁蛋白作为早期诊断贮存铁缺乏的一个常用指标，准确

性高,敏感性强,缺铁时血清铁蛋白<12 μg/L。骨髓涂片用亚铁氰化钾染色(普鲁士蓝反应)后,在骨髓小粒中无深蓝色的含铁血黄素颗粒;幼红细胞内铁小粒减少或消失,铁粒幼红细胞<15%。红细胞游离原卟啉(FEP)>0.9 μmol/L,FEP/Hb>4.5 μg/g。

4. 其他检查　查找 IDA 的原因或原发病的相关检查。如粪便常规(包括隐血试验与寄生虫卵检查)、尿常规、肝肾功能、出凝血检查、纤维胃镜或肠镜检查、妇科 B 超等。

【诊断要点】

根据缺铁性贫血的原因、临床表现以及相关的实验室检查结果,可做出初步的临床诊断,必要时可采用诊断性治疗,以进一步明确诊断。

【治疗要点】

1. 病因治疗　是纠正缺铁性贫血、防止复发的关键环节。IDA 的病因诊断是治疗 IDA 的前提,只有明确诊断后方有可能祛除病因。如婴幼儿、青少年和妊娠妇女营养不足引起的 IDA,应改善饮食;胃及十二指肠溃疡伴慢性失血或胃癌术后残胃癌所致的 IDA,应多次检查大便潜血,做胃肠道 X 射线或内镜检查,必要时手术根治;月经过多引起的 IDA 应调理月经;寄生虫感染者应驱虫治疗等。

2. 补铁治疗　是纠正缺铁性贫血的有效措施。①首选口服铁剂,如琥珀酸亚铁 0.1 g,3 次/d,富马酸亚铁 0.2 g,2 ~ 3 次/d,餐后服用胃肠道反应小且易耐受。应注意,进食谷类、乳类和茶等会抑制铁剂的吸收,鱼、肉类、维生素 C 可加强铁剂的吸收。口服铁剂有效者,1 周左右外周血网织红细胞增多,10 d 左右达高峰,2 周后血红蛋白浓度上升,一般 2 个月左右恢复正常。铁剂治疗在血红蛋白恢复正常后至少持续 4 ~ 6 个月,以进一步补足体内贮存铁,待铁蛋白正常后停药。②若口服铁剂不能耐受、吸收障碍或病情要求迅速纠正贫血(如妊娠后期、急性大出血)的病人,可选用注射铁剂治疗。注射铁剂必须计算应补铁剂总量,避免过量导致铁中毒。计算公式为:注射用铁的总需量(mg)=〔需达到的血红蛋白浓度-病人的血红蛋白浓度(g/L)〕×0.33×病人体重(kg)。右旋糖酐铁是最常用的注射铁剂,首次给药须用 0.5 mL(相当于 25 mg 的铁)作为试验剂量,1 h 后无过敏反应可再给剩余剂量,每次 50 ~ 100 mg,每日或隔日 1 次,直至总剂量。给药方式为深部肌内注射、稀释后静脉滴注或缓慢静脉注射。

3. 中药治疗　可作为辅助性治疗,主要药物为胆矾、山楂、陈皮、半夏、茯苓、甘草等配伍服用。

【护理评估】

1. 健康史　询问其饮食习惯,有无长期偏食、素食习惯,青少年、育龄期妇女饮食中含铁量是否增加,婴幼儿是否母乳喂养,是否及时添加辅食,是否曾经接受胃大部切除手术,有无长期腹泻、消化性溃疡、钩虫病或痔疮反复出血,女性病人有无月经量过多,是否在妊娠、哺乳期,有无乏力、易倦、头昏、耳鸣、心悸、气促、食欲缺乏、注意力不集中、异食癖等贫血的表现。

2. 身体评估　检查生命体征、皮肤黏膜苍白程度、有无反甲、有无口角炎及舌炎、心率与心律的变化等。

3.实验室及其他检查　了解血象、骨髓象、铁代谢的生化检查结果,判断是否缺铁性贫血及贫血的严重程度。并了解相关的病因检查结果,尽可能做出病因诊断。

4.心理及社会评估　了解病人及其家属的心理反应、对疾病的认识与理解程度,在治疗及护理上能否配合等。

【常见护理诊断/问题】

1.营养失调:低于人体需要量　与铁丢失过多、摄入不足、需要量增加等有关。

2.活动无耐力　与贫血引起全身组织缺氧有关。

3.知识缺乏　缺乏有关人体营养需要的知识。

4.有感染的危险　与人体免疫功能低下有关。

【护理目标】

不发生铁剂治疗的不良反应,或发生后及时处理消除症状;病人的缺血、缺氧症状减轻或消失;活动耐力恢复正常;了解有关人体营养需要的知识;住院期间不发生感染。

【护理措施】

1.休息与活动　轻度贫血可适当活动,但不可疲劳;中度贫血要增加卧床时间,但生活可以自理;重度贫血(血红蛋白<60 g/L)应绝对卧床休息,同时给予氧气吸入,若有心力衰竭应给予半卧位。

2.饮食护理　纠正不良的饮食习惯;合理搭配饮食;补充含铁丰富且易吸收的食物(如动物肉类、肝脏、血、蛋黄、海带、黑木耳等);婴儿提倡母乳喂养,按时添加含铁丰富的辅食或补充铁强化食品;指导家长对早产儿及低体重儿自2个月左右给予铁剂。

3.铁剂治疗的配合与护理

(1)按医嘱应用口服铁剂时须注意　①在两餐之间服用;②可与维生素C、果汁、乳酸或稀盐酸等酸性药物或食物同服,促进铁吸收;③牛奶、茶、蛋类、抗酸药物等可抑制铁的吸收,应避免与含铁食物同服;④用吸管或服药后漱口,以防牙齿被染黑;⑤口服铁剂可致胃肠道反应,应从小剂量开始,按疗程服用;⑥服铁剂期间,粪便会变成黑色,此为铁与肠内硫化氢作用而生成黑色的硫化铁所致,应做好解释,以消除病人顾虑;⑦药物应妥善存放,以免误服过量中毒。

(2)注射铁剂的护理　注射铁剂应采用深部肌内注射,经常更换注射部位以促进吸收,为避免药液溢出而引起皮肤染色,可采用以下措施:①不在皮肤暴露部位注射;②抽取药液后,更换注射针头;③采用“Z”形注射法或留空气注射法。首次应用注射铁剂应做过敏试验,备用肾上腺素并观察有无过敏反应(如面部潮红、恶心、头痛、关节肌肉疼痛、荨麻疹等),警惕发生过敏性休克。

4.病情观察　观察病人面部、皮肤、黏膜颜色及贫血症状有无改善;观察铁剂治疗的疗效及不良反应;定期监测红细胞计数、血红蛋白浓度、网织红细胞及血清铁蛋白等指标,以判断治疗效果;积极寻找病因,观察有无继续失血的可能;贫血性心脏病病人注意观察有无呼吸困难、心率过快、水肿等心力衰竭表现,一旦出现立即报告医生处理。

5.心理护理 告知病人缺铁性贫血完全可以治愈,并且治愈后对身体没有不良影响,以减轻病人的心理压力,积极配合治疗。

【健康教育】

1.疾病知识教育 向病人说明积极查找并根治原发病的重要意义,使其主动配合检查及治疗。在易患人群中开展预防缺铁性贫血的卫生知识教育。

2.饮食指导 提倡饮食合理搭配,以保证足够的热量、蛋白质、维生素及铁的摄入,婴幼儿强调改进喂养方法,及时添加含铁丰富的食品;妊娠期、哺乳期妇女除食用含铁丰富的食品外,必要时可考虑预防性补充铁剂。

3.用药指导 指导病人按时、按量、正确应用铁剂,并注意药物的不良反应。

4.自我病情监测 监测原发病及贫血的症状、一旦症状加重、静息状态下呼吸、心跳频率加快、不能平卧、下肢水肿或尿量减少,多提示病情加重、重症贫血或并发贫血性心脏病,应及时就诊。

二、再生障碍性贫血

再生障碍性贫血(aplastic anemia,AA,简称再障)通常指原发性骨髓造血功能衰竭综合征,病因不明。主要表现为骨髓造血功能低下、全血细胞减少和贫血、出血、感染。免疫抑制治疗有效。根据病人的病情、血象、骨髓象及预后,可分为重型(SAA)和非重型(NSAA)。

AA的年发病率在欧美为(4.7~13.7)/100万人口,日本为(14.7~24.0)/100万人口,我国为7.4/100万人口;可发生于各年龄段,老年人发病率较高;男、女发病率无明显差别。

【病因及发病机制】

1.病因 发病原因不明确,可能与下列因素有关。

(1)病毒感染 风疹病毒、EB病毒、流感病毒,特别是肝炎病毒、微小病毒B19等。

(2)药物及化学物质 为再障最常见的致病因素。已知具有高度危险的药物有抗癌药、氯霉素、磺胺药、保泰松、阿司匹林、抗癫痫药、苯巴比妥、吲哚美辛等,其中以氯霉素最多见。可致再障的化学物质有苯及其衍生物、杀虫剂等。氯霉素类抗生素、磺胺类药物及杀虫剂引起的再障与剂量关系不大,但与个人敏感有关。

(3)物理因素 长期接触各种电离辐射如X射线、γ射线及其他放射性物质,可损伤造血干细胞、损伤造血微环境、影响干细胞的增殖和分化。损伤程度与接触核辐射剂量有关。

(4)其他因素 少数阵发睡眠性血红蛋白尿、系统性红斑狼疮、慢性肾衰竭等疾病可逐渐演变成再障。

2.发病机制 可能通过3种机制发病。

（1）造血干祖细胞缺陷　包括量和质的异常。AA 病人骨髓 CD34$^+$ 细胞较正常人明显减少，减少程度与病情相关；其 CD34$^+$ 细胞中具有自我更新及长期培养启动能力的"类原始细胞"明显减少。AA 造血干祖细胞集落形成能力显著降低，体外对造血生长因子（HGF）反应差，免疫抑制治疗后恢复造血不完整，此类病人须通过造血干细胞移植以恢复其造血功能。

（2）造血微环境异常　AA 病人骨髓活检除发现造血细胞减少外，还有骨髓"脂肪化"、静脉窦壁水肿、出血、毛细血管坏死；部分 AA 骨髓基质细胞体外培养生长情况差，分泌的各类造血调控因子明显不同于正常人；骨髓基质细胞受损的 AA 造血干细胞移植不易成功。

（3）免疫异常　AA 病人外周血及骨髓淋巴细胞比例增高，T 细胞亚群失衡。T 细胞分泌的造血负调控因子（IFN-r、TNF）明显增多，髓系细胞凋亡亢进。细胞毒性 T 细胞分泌穿孔素直接杀伤造血干细胞而使髓系造血功能衰竭。此类病人多数用免疫抑制治疗有效。以往认为，在一定遗传背景下，AA 可能通过 3 种机制发病：①原发、继发性造血干祖细胞（种子）缺陷；②造血微环境（土壤）；③免疫（虫子）异常。近年来认为 AA 的主要发病机制是免疫异常。T 细胞功能异常亢进，细胞毒性 T 细胞直接杀伤和淋巴因子介导的造血干细胞过度凋亡引起的骨髓衰竭是 AA 的主要发病机制。造血微环境与造血干祖细胞量的改变是异常免疫损伤的结果。

【临床表现】

主要有贫血、出血和感染三大类临床表现。

1. 重型再生障碍性贫血（SAA）　起病急，进展快，早期表现为出血和感染，随病程的延长出现进行性贫血。表现为明显的苍白、乏力、头昏及心悸。出血部位广泛，皮肤可有出血点或大片瘀斑，口腔黏膜有瘀血，有鼻出血、牙龈出血、眼结膜出血等，深部脏器出血时可见呕血、咯血、便血、血尿、阴道出血、眼底出血和颅内出血，后者常危及病人的生命。以呼吸道感染最常见，其次有消化道、泌尿生殖道及皮肤、黏膜感染等，多数病人表现发热，体温在 39 ℃以上，个别病人自发病到死亡均处于难以控制的高热之中。感染菌种以革兰氏阴性杆菌、金黄色葡萄球菌和真菌为主，常合并败血症，病情险恶，一般常用的对症治疗不易奏效。重型再障病人 33%～50% 在数月至 1 年内死亡，死亡原因为脑出血和严重感染。

2. 非重型再障（NSAA）　起病和进展较缓慢，贫血往往是首发和主要表现。出血较轻，以皮肤黏膜为主，除女性有子宫出血外，很少有内脏出血。感染以呼吸道多见，合并严重感染者少。少数病例病情恶化可演变为急性再障，预后极差。

【实验室及其他检查】

1. 血象　呈正细胞性贫血，全血细胞减少，重症较明显，但三种细胞减少的程度不一定平行。网织红细胞绝对值低于正常。白细胞计数减少，以中性粒细胞减少为主。血小板减少，出血时间延长。

2. 骨髓象　多部位骨髓增生减低，粒、红系及巨核细胞明显减少且形态大致正常，淋巴细胞、网状细胞及浆细胞等非造血细胞比例明显增高。骨髓小粒无造血细胞,呈空虚状,可见较多脂肪滴。骨髓活检显示造血组织均匀减少,脂肪组织增加。

【诊断要点】

1. AA 诊断标准 ①全血细胞减少,网织红细胞百分数<0.01,淋巴细胞比例增高;②一般无肝、脾肿大;③骨髓多部位增生减低,造血细胞减少,非造血细胞比例增高,骨髓小粒空虚。有条件者做骨髓活检,可见造血组织均匀减少;④除外引起全血细胞减少的其他疾病;⑤一般抗贫血治疗无效。

2. AA 分型诊断标准 SAA,发病急,贫血进行性加重,严重感染和出血。血象具备下述 3 项中的 2 项:①网织红细胞绝对值<15×10^9/L;②中性粒细胞<0.5×10^9/L;③血小板<20×10^9/L。骨髓增生广泛重度减低。NSAA 指达不到 SAA 诊断标准的 AA。

【治疗要点】

1. 支持治疗

(1)加强保护措施 预防感染,注意饮食及环境卫生,SAA 需要保护性隔离;避免出血,防止外伤及剧烈活动;不用对骨髓有损伤作用和抑制血小板功能的药物。

(2)对症治疗

1)纠正贫血:通常认为血红蛋白低于 60 g/L,且病人对贫血耐受较差时,可输注红细胞,但应防止输血过多。

2)控制出血:可用酚磺乙胺(止血敏),氨基己酸(泌尿生殖系统出血病人禁用)。女性子宫出血可肌内注射丙酸睾酮。输浓缩血小板对血小板减少引起的严重出血有效。当血小板输注无效时,可输注 HLA 配型相配的血小板。肝脏疾病如有凝血因子缺乏时应予纠正。

3)控制感染:及时采用经验性广谱抗生素治疗,同时取感染部位的分泌物或尿、大便、血液等做细菌培养和药敏试验,药敏试验有结果后应换用敏感的抗生素。长期广谱抗生素治疗可诱发真菌感染和肠道菌群失调。真菌感染可用两性霉素 B 等抗真菌药物。

2. 针对发病机制的治疗

(1)免疫抑制治疗

1)抗淋巴/胸腺细胞球蛋白(ALG/ATG):用于 SAA。用药前须做过敏试验,静脉滴注 ATG 不宜过快,每日剂量应维持滴注 12～16 h,用药过程中用糖皮质激素防治过敏反应和血清病;可与环孢素 A(CsA)组成强化免疫抑制方案。

2)环孢素:6 mg/(kg·d)左右,疗程一般长于 1 年。应参照病人的血药浓度、造血功能、T 细胞免疫恢复情况、药物不良反应(如肝、肾功能损害、牙龈增生及消化道反应)等调整用药剂量和疗程。

3)其他:CD3 单克隆抗体、麦考酚吗乙酯(MMF)、环磷酰胺、甲泼尼龙等治疗 SAA。

(2)促进骨髓造血治疗

1)雄激素:①司坦唑醇(康力龙)2 mg,3 次/d;②十一酸睾酮(安雄)40～80 mg,3 次/d;③达那唑 0.2 g,3 次/d;④丙酸睾酮 100 mg/d,肌内注射。应视药物的作用效果和不良反应,如男性化、肝功能损害等调整疗程及剂量。

2)造血生长因子:特别适用于 SAA。重组人粒系集落刺激因子(G-CSF),剂量为 5 μg/(kg·d);重组人红细胞生成素(EPO),常用 50～100U/(kg·d)。一般在免疫抑制治疗 SAA 后使用,剂量可酌减,维持 3 个月以上为宜。

(3)造血干细胞移植 对 40 岁以下、无感染及其他并发症、有合适供体的 SAA 病人,可考虑造血干细胞移植。

(4)其他 脾切除等。

【护理评估】

1. 健康史 询问有无苍白、乏力、头昏、心悸、出血、发热等症状及发病时间长短,起病的急缓。详细询问病人在居住区和工作环境是否接触有害物质;起病前数周至数月是否服用过易致再障的药物;是否有病毒性感染史等。

2. 身体评估 评估生命体征的变化,有无体温升高、脉搏增快、呼吸频率、节律改变及血压下降;观察皮肤、甲床、唇、睑结膜、手掌皮肤有无苍白及苍白的程度;皮肤有无出血点或瘀斑,口腔黏膜有无血疱,有无鼻出血、牙龈出血、眼结膜出血及深部脏器出血等;评估心界是否增大、心率是否增快、肺部有无啰音等。

3. 实验室及其他检查 血液检查有无全血细胞减少,网织红细胞减少。骨髓象是否多部位骨髓增生减低,粒、红系及巨核细胞明显减少。

4. 心理及社会评估 再障病人常因反复和严重的贫血、出血和感染,治疗效果差而感到生命受到威胁,常出现恐惧、紧张,情绪低落,对治疗失去信心。女青年病人常由于使用丙酸睾酮引起男性化而烦恼。还应了解家庭主要成员对疾病的认识,对病人态度及家庭经济情况。

【常见护理诊断/问题】

1. 有感染的危险 与白细胞减少有关。
2. 活动无耐力 与贫血引起的全身组织缺氧有关。
3. 有损伤的危险 与血小板减少有关。
4. 自我形象紊乱 与雄激素的不良反应有关。
5. 潜在并发症:脑出血 与血小板过低(<20×10⁹/L)有关。

【护理目标】

病人的缺血、缺氧症状减轻或消失;活动耐力恢复正常;能说出预防感染的重要性,采取正确的预防措施;减少或避免加重出血,无并发症发生。

【护理措施】

1. 休息与环境 根据病情制订活动计划,一般重度以上贫血(血红蛋白<60 g/L)要以卧床休息为主。中、轻度贫血应休息与活动交替进行。活动中如出现心慌、气短应立刻停止活动。活动时要防止碰、撞、跌跤等。保持病室清洁,空气新鲜,定期消毒。保持病人

口腔、皮肤清洁卫生,尽可能减少感染因素。

2.饮食护理　给予高蛋白、高热量、高维生素、易消化的食物,如瘦肉、蛋黄、鱼、乳类、新鲜蔬菜及水果等;多食动物骨髓特别是红骨髓;有出血倾向者给无渣半流质饮食,少食带刺骨的食物,以免刺伤导致出血和感染。

3.病情观察　详细询问病人贫血症状、持续时间。观察口唇、甲床苍白程度,心率。密切观察病人的体温。如体温升高,应进一步询问相关症状并完善检查以查明感染灶,配合医生治疗。观察病人有无脑出血先兆,如头痛、呕吐、精神烦躁不安等。若发生颅内出血,应迅速通知医生;病人平卧位,头偏一侧,保持呼吸道通畅;开放静脉,按医嘱给予脱水剂、止血药或输浓缩血小板液。

4.用药护理　遵医嘱给予病人丙酸睾酮,向病人说明该类药物的不良反应,以便消除病人的顾虑,坚持用药。不良反应及护理:①该药为油剂,须深层注射。由于吸收慢,注射部位易发生肿块,要经常检查注射部位,发现硬块要及时理疗。②男性化,如毛须增多、声音变粗、痤疮、女性闭经等。③肝功能受损,用药过程中应定期检查肝功能。慢性严重贫血可输注红细胞悬液。输血操作应严格按程序进行并观察输血反应。遵医嘱输注浓缩粒细胞悬液,增强人体的抗感染能力。遵医嘱正确应用抗生素、免疫抑制剂等,注意药物的疗效及不良反应。

5.心理护理　与病人及亲属建立信任关系,了解病人的想法,鼓励病人讲出关心的问题。向病人及亲属讲解有关用药知识,说明雄激素类药物是治疗慢性再障较有效的药物,介绍有关的不良反应,如面部痤疮、毛发增多、声音变粗、女性闭经、乳房缩小、性欲增加等,说明病情缓解后逐渐减药,不良反应会消失。帮助病人认识不良心理状态对身体康复不利,在病情允许的情况下,鼓励病人学会自我护理,适当进行户外活动,增加适应外界的能力。协调亲属和病人的关系,给予亲情和温暖,增强其战胜疾病的信心。鼓励病人要与亲人、病友多交谈,争取社会支持系统的帮助,减少孤独感,增强康复的信心,积极配合治疗。

【健康教育】

1.对长期接触有害骨髓造血物质的工作者,加强宣教,增强自我保健意识。

2.病人不可随便用药,滥用药物常是引起再障的重要原因,如氯霉素、磺胺药、保泰松、阿司匹林等,必要时要在医生指导下使用。

3.病人出院后要坚持治疗,预防出血、感染,定期门诊复查。

三、巨幼细胞贫血

巨幼细胞贫血(megaloblastic anemia,MA)是指叶酸和(或)维生素 B_{12} 缺乏或某些药物影响核苷酸代谢导致细胞核脱氧核糖核酸(DNA)合成障碍所致的贫血。国内以营养性巨幼细胞贫血多见(占90%)。主要临床特点为贫血、神经精神症状,多见于2岁以下婴幼儿。

【病因及发病机制】

1.叶酸缺乏原因 ①摄入减少:主要原因是食物加工不当,如烹调时间过长或温度过高,破坏大量叶酸;其次是偏食,食物中缺少富含叶酸的蔬菜、肉蛋类。②需要量增加:婴幼儿、青少年、妊娠和哺乳妇女叶酸需要量增加而未及时补充;甲状腺功能亢进症、慢性感染、肿瘤等消耗性疾病病人叶酸需要量也增加。③吸收障碍:腹泻、小肠炎症、肿瘤、手术及某些药物(抗癫痫药物、柳氮磺吡啶)、乙醇等影响叶酸吸收。④利用障碍:抗核苷酸合成药物(甲氨蝶呤、甲氧苄啶、氨苯喋啶、氨基蝶呤和乙胺嘧啶等)可干扰叶酸利用。⑤叶酸排出增加:如血液透析、酗酒。

2.维生素 B_{12} 缺乏原因 ①摄入减少:偏食、完全素食者维生素 B_{12} 摄入减少。②吸收障碍:此为维生素 B_{12} 缺乏最常见原因,包括内因子缺乏(如恶性贫血、胃切除、胃黏膜萎缩等)、胃酸和胃蛋白酶缺乏、胰蛋白酶缺乏、肠道疾病、先天性内因子缺乏或维生素 B_{12} 吸收障碍、药物(对氨基水杨酸、新霉素、二甲双胍、秋水仙碱和苯乙双胍等)影响、肠道寄生虫(如阔节裂头绦虫病)或细菌大量繁殖可消耗维生素 B_{12}。③利用障碍:先天性钴胺素传递蛋白Ⅱ(TCⅡ)缺乏引起维生素 B_{12} 输送障碍;麻醉药氧化亚氮可将钴胺氧化而抑制甲硫氨酸合成酶。

3.发病机制 叶酸和维生素 B_{12} 都是 DNA 合成过程中的重要辅酶。当叶酸或维生素 B_{12} 缺乏时,细胞核中的 DNA 合成障碍,DNA 复制延迟。因 RNA 合成所受影响不大,细胞内 RNA/DNA 比值增大,造成细胞体积增大,胞核发育滞后于胞浆,形成巨幼变。骨髓中红系、粒系和巨核系细胞均可发生巨幼变,分化成熟异常,在骨髓中过早死亡,导致无效造血和全血细胞减少。

【临床表现】

1.血液系统表现 起病大多缓慢,常有一般贫血症状,如逐渐发生的头晕、乏力、活动后心悸、气短,皮肤和黏膜苍白等;少数病人可出现轻度黄疸;重者全血细胞减少,反复感染和出血。

2.消化系统表现 常有恶心、食欲缺乏、腹胀、腹泻或便秘;部分病人出现口角炎、舌炎、舌质绛红(牛肉舌)或舌乳头萎缩而致舌面光滑(镜面舌)。

3.神经系统表现和精神症状因脊髓亚急性联合变性,可出现远端肢体对称性麻木,深感觉障碍(如振动感和运动感消失);共济失调或步态不稳;锥体束征阳性、肌张力增加、腱反射亢进。叶酸缺乏者有易怒、妄想等精神症状;维生素 B_{12} 缺乏者可有抑郁、失眠、记忆力下降、谵妄、幻觉、妄想甚至精神错乱、人格变态等。

【实验室及其他检查】

1.血象 呈大细胞性贫血,MCV、MCH 均增高,MCHC 正常;网织红细胞计数可正常。重者全血细胞减少。血片中红细胞大小不等、中央淡染区消失,有大椭圆形红细胞、点彩红细胞等,中性粒细胞核分叶过多,亦可见巨杆状核粒细胞。

2.骨髓象 增生活跃或明显活跃,以红系增生为主,骨髓铁染色常增多。各系造血细胞均呈巨幼变:以红系增生显著,胞体大、核大,核染色质疏松细致、胞浆较胞核成熟,呈"核幼浆老";粒系可见巨中晚幼粒细胞、巨杆状核粒细胞,成熟粒细胞分叶过多;巨核细胞体积增大,分叶过多。

3. 血清维生素 B_{12}、叶酸含量测定　血清维生素 B_{12} <100 ng/L(正常200~800 ng/L)、叶酸<3 ng/L(正常5~6 ng/L)。

【诊断要点】

根据营养史或特殊用药史、贫血表现、消化道及神经系统症状、体征,结合特征性血象和骨髓象,血清维生素 B_{12} 及叶酸水平测定等可做出诊断。若无条件测血清维生素 B_{12} 和叶酸水平,可予诊断性治疗,叶酸或维生素 B_{12} 治疗1周左右网织红细胞上升者,应考虑叶酸或维生素 B_{12} 缺乏。

【治疗要点】

1. 原发病治疗　有原发病(如胃肠道疾病、自身免疫病等)的MA,应积极治疗原发病;用药后继发的MA,应酌情停药。

2. 补充叶酸和(或)维生素 B_{12}　①叶酸缺乏者口服叶酸,用至贫血表现完全消失,如同时有维生素 B_{12} 缺乏则须同时注射维生素 B_{12},否则可加重神经系统损伤。②维生素 B_{12} 缺乏者肌内注射维生素 B_{12},若有神经系统表现维持治疗半年到1年,恶性贫血须维持治疗终生。

【护理评估】

1. 健康史　询问病人的饮食习惯,有无偏食、素食,有无婴幼儿喂养不当、食物加工不当,有无服用影响叶酸和维生素 B_{12} 吸收与利用的药物,有无甲状腺功能亢进症、慢性感染、肿瘤、慢性腹泻、胃切除、胃黏膜萎缩等影响叶酸和维生素 B_{12} 吸收的疾病。有无头晕、乏力、活动后心悸、气短,恶心、食欲缺乏、腹胀、腹泻、肢体麻木,感觉障碍、易怒、妄想等症状。

2. 身体评估　评估生命体征;皮肤黏膜有无苍白、黄疸、出血;有无口角炎、舌炎、质牛肉舌、镜面舌;评估心界有无扩大、心率有无加快;有无感觉障碍、锥体束征阳性、肌张力增加、腱反射亢进等。

3. 实验室及其他检查　评估血常规全血细胞是否减少,是否呈大细胞性贫血;网织红细胞计数是否正常;评估骨髓象是否增生活跃,以红系增生为主,各期幼红细胞是否呈巨幼变;评估血清维生素 B_{12}、叶酸含量是否降低。

4. 心理及社会评估　由于病程较长,病人容易产生焦虑等心理反应;出现神经系统和精神症状容易导致抑郁、自卑等心理反应。

【常见护理诊断/问题】

1. 活动无耐力　与贫血致组织缺氧有关。

2. 营养失调:低于机体需要量　与维生素 B_{12} 和(或)叶酸摄入不足、吸收不良等有关。

3.感知改变　与维生素 B_{12} 缺乏引起神经系统损害有关。

【护理目标】

病人活动耐力恢复正常,与组织缺氧有关的表现消失;造血营养素的缺乏得到纠正;感觉障碍减轻或有所缓解。

【护理措施】

1.休息与活动　参见本章"缺铁性贫血"。

2.饮食护理　补充叶酸和维生素 B_{12} 丰富的食物,叶酸缺乏者多摄绿叶蔬菜、水果、谷类和动物肝肾,维生素 B_{12} 缺乏者多食动物肝肾、禽蛋、肉类和海产品等;改善烹调技术,避免过度烹煮或腌制食物;戒酒,避免偏食和长期素食;食欲减退、腹胀者进食温凉、清淡的软食,少量多餐、细嚼慢咽;口腔炎、舌炎注意口腔清洁,饭前、饭后用朵贝尔液或生理盐水漱口,以防止感染并增进食欲。

3.病情观察　观察贫血的表现与程度,观察各项检测指标的动态变化,观察药物的不良反应。

4.用药护理　肌内注射维生素 B_{12} 偶有过敏反应,表现为皮疹、药物疹,应注意观察,一旦出现应立即停药,并根据病情给予抗过敏治疗。口服叶酸时同服用维生素 C 可以提高疗效,因维生素 C 有促使叶酸变成氢叶酸从而促进叶酸利用的作用。注意观察药物疗效,用药后 1~2 d 食欲好转,网织红细胞 2~4 d 增加、1 周左右达高峰并开始出现血红蛋白上升,4~6 个月血红蛋白恢复正常,1~2 个月血象、骨髓象恢复正常,半年到 1 年神经系统症状得到改善。严重贫血者在补充叶酸及维生素 B_{12} 治疗后,血钾可大量进入新生成细胞内,从而导致血清钾突然下降,对老年人、有心血管疾病者和不能进食者,尤应注意有无低血钾表现,多食含钾丰富的食物,必要时遵医嘱补钾。

5.心理护理　向病人介绍疾病的相关知识,给予病人生活上的帮助,以消除病人的焦虑、紧张心理,使其能积极配合治疗和护理。

【健康教育】

向病人介绍本病的表现和预防措施,强调预防的重要性,提供营养指导。积极治疗和祛除影响维生素 B_{12} 和叶酸吸收的因素。合理用药。

(杨金峰)

第三节　血友病病人的护理

血友病是一组最常见的遗传性凝血因子缺乏的出血性疾病。病理机制为凝血因子基因缺陷导致其水平和功能低下,而使血液不能正常地凝固,临床主要表现为自发性关节和组织出血,以及出血导致的畸形。根据病人所缺乏凝血因子的种类,区分为血友病 A、血友病 B 及遗传性 FXI 缺乏症,其中以血友病 A 最为常见,约占 80%,血友病 B 约占 15%,遗传性 FXI 缺乏症则极少见。血友病的社会人群发病率为 5～10/10 万,婴儿发生率约 1/5 000。血友病 A、血友病 B 及遗传性 FXI 缺乏的发病率比为 16∶3∶1。虽然血友病目前还是不可治愈的遗传性疾病,但通过及时或预防性补充因子、防治出血并发症和其他综合关怀的治疗原则,可使病人获得接近正常人的生活质量与生存期。

【病因及发病机制】

血友病为遗传性疾病,血友病 A 又称遗传性抗血友病球蛋白缺乏症或 FⅧ∶C 缺乏症,为凝血因子Ⅷ缺乏;血友病 B 为凝血因子Ⅸ缺乏,均为 X 连锁隐性遗传,由女性传递,男性发病。绝大多数男性患病,女性是缺陷基因携带者。常见的遗传方式有 2 种:①血友病男性与正常女性结婚,其女儿 100% 为携带者,儿子均为正常人;②正常男性与携带者女性结婚,其儿子有 50% 概率为血友病病人,女儿有 50% 概率为携带者。遗传性 FXI 缺乏症则极少见,为常染色体显性或不完全性隐性遗传,男女均可发病和传递疾病。

【临床表现】

1. 出血 出血的轻重与血友病类型及相关因子缺乏程度有关。血友病 A 出血较重,血友病 B 则较轻。血友病的出血多为自发性或轻度外伤、小手术后(如拔牙、扁桃体切除)出血不止,且具备下列特征:①与生俱来,伴随终身,但罕有出生时脐带出血;②常表现为软组织或深部肌肉内血肿;③负重关节如膝、踝关节等反复出血尤为突出,最终可致关节肿胀、僵硬、畸形,可伴骨质疏松、关节骨化及相应肌肉萎缩(血友病关节)。重症病人可发生呕血、咯血,甚至颅内出血。但皮肤紫癜罕见。

2. 血肿压迫症状及体征 血肿压迫周围神经可致局部疼痛、麻木及肌肉萎缩;压迫血管可致相应供血部位缺血性坏死或瘀血、水肿;口腔底部、咽后壁、喉及颈部出血可致呼吸困难甚至窒息;压迫输尿管致排尿障碍。

【实验室及其他检查】

本病主要为内源性途径凝血障碍,凝血时间(CT)和激活部分凝血活酶时间(APTT)延长,凝血酶原消耗时间(PCT)不良及简易凝血酶生成试验(STGT)异常。而出血时间(BT)、血小板计数(PLT)均正常。

【诊断要点】

1. 男性病人、有家族史、自幼年发病。

2. 自发性深部组织出血现象。

3. 实验室检查凝血时间(CT)正常或延长,激活部分凝血活酶时间(APTT)延长、凝血酶原消耗时间(PCT)和简易凝血酶生成试验(STGT)多数异常。

【治疗要点】

血友病目前尚无根治方法且须终身治疗,最有效的治疗方法仍是替代治疗,最好的治疗方式是预防性治疗。替代治疗的目的是将病人缺乏的凝血因子提高到止血水平,以预防或治疗出血。其原则是尽早、足量和维持足够时间。

1.一般处理　局部出血早期应采用加压冷敷或绷带压迫止血,还可以抬高和固定患肢。肌肉出血常为自限性,不主张进行血肿穿刺,以防感染。

2.替代疗法　即补充凝血因子,是防止血友病出血的最重要措施。主要制剂有新鲜冷冻血浆(含所有的凝血因子)、冷沉淀物、凝血酶原复合物或基因重组的纯化 F$_{\text{Ⅷ}}$等。

3.药物治疗　①抗纤溶药物,如6-氨基己酸,通过保护已形成的纤维蛋白凝块不被溶解而发挥止血作用。②去氨加压素(DDAVP),改善血小板黏附、聚集功能,并有稳定血浆 F$_{\text{Ⅷ}}$:C 和提高 F$_{\text{Ⅷ}}$:C 水平的作用。③糖皮质激素通过改善血管通透性及减少抗 F$_{\text{Ⅷ}}$:C 抗体的产生而发挥作用。适用于反复接受凝血因子输注治疗而疗效渐差的病人。

4.家庭治疗　血友病病人的家庭治疗在国外已广泛应用。除有抗 F$_{\text{Ⅷ}}$:C 抗体、病情不稳定、小于 3 岁的患儿外,均可安排家庭治疗。血友病病人及其家属应接受有关疾病的病理、生理、诊断及治疗知识的教育,家庭治疗最初应在专业医师的指导下进行。除传授注射技术外,还包括血液病学、矫形外科、精神、心理学以及艾滋病、病毒性肝炎的预防知识等。

5.外科治疗　有关节出血者应在替代治疗的同时,进行固定及理疗等处理。对反复关节出血而致关节强直及畸形的病人,可在补充足量凝血因子的前提下,行关节成型或人工关节置换术。

6.其他　现正在研究的基因疗法等。

【护理评估】

1.健康史　询问病人亲属中有无血友病病人、首次发病年龄、是否自幼有轻微创伤后出血不止、出血的部位等;有无关节活动障碍、畸形等。

2.身体评估　评估软组织、肌肉和负重关节出血情况,有无鼻出血、呕血、便血及血尿等。

3.实验室及其他检查　查阅出血时间(BT)、凝血时间(CT)、血小板计数(PLT)是否异常,激活部分凝血活酶时间(APTT)是否延长,是否有凝血酶原消耗时间(PCT)不良及简易凝血酶生成试验(STGT)异常。X 射线检查关节有无畸形。

4.心理及社会评估　由于血友病病人终身有出血倾向,反复出血造成关节变形、活动受限,病人常担心丧失劳动力或害怕危及生命而易出现恐惧、焦虑等心理反应。评估家属对疾病的认识及对病人的态度。

【常见护理诊断/问题】

1.有损伤的危险:出血　与凝血因子缺乏有关。

2.有失用综合征的危险　与反复多次关节腔出血有关。

3．疼痛：肌肉、关节疼痛　与深部组织血肿或关节腔积血有关。

4．焦虑　与终身出血倾向、丧失劳动能力有关。

【护理目标】

能采取预防措施，避免或减少出血；未出现关节畸形；疼痛程度减轻或消除；情绪稳定，焦虑减轻；病人能正确认识疾病，能说出预防出血的重要性。

【护理措施】

1．病情观察　注意观察肌肉及关节血肿引起的表现，判断其程度，协助医生进行相应处理。定期监测血压、脉搏，观察病人有无呕血、咯血等内脏出血的征象；注意颅内出血的表现，如头痛、呕吐、瞳孔不对称，甚至昏迷等，一旦发现，及时报告医生，并配合紧急处理。

2．用药护理　输注凝血因子，应在凝血因子取回后立即输注；使用冷沉淀物时，应在37 ℃温水中10 min内融化，并尽快输入；输注过程中注意观察有无输血反应。遵医嘱用药，禁忌使用阿司匹林、双嘧达莫等抑制血小板聚集或使血小板减少的药物，以防加重出血。

3．对症护理

（1）预防出血　①防止外伤，预防出血。不要过度负重或做剧烈的接触性运动（拳击、穿硬底鞋或赤脚走路）；当使用刀、剪、锯等工具时应戴手套；避免手术治疗，必须手术时，应根据手术大小调节补充凝血因子的用量。②尽量采用口服用药，不用或少用肌内注射和静脉注射，必须时，在注射完毕至少压迫针刺部位5 min，不使用静脉留置套管针，以免针刺点出血。③注意口腔卫生，预防龋齿，避免拔牙；不食带骨、刺以及油炸的食物，避免刺伤消化道黏膜。

（2）局部出血处理的配合　按医嘱实施或配合止血处理，具体措施详见本章第一节。

（3）关节的护理　关节腔积血导致关节不能正常活动时，应局部制动并保持肢体于功能位。在肿胀未完全消退、肌肉力量未恢复之前切勿使患肢负重。在关节腔出血控制后，帮助病人进行主动或被动关节活动。向病人及家属说明功能锻炼的目的是防止关节挛缩、强直、肌肉萎缩和功能丧失，与病人一起制订活动计划，使其主动配合。

4．心理护理　向病人及家属解释本病的发生、发展及预后，鼓励病人树立战胜疾病的信心。动员家属及其他社会力量给予病人适当的心理支持。

【健康教育】

1．教育病人日常适度的运动是有益的，如游泳、散步、骑自行车等，可反复地锻炼股四头肌，能有效地预防肌肉无力和关节腔反复出血。但应避免剧烈的接触性运动，如足球、篮球、拳击等，以降低外伤和出血的危险。

2．指导病人注意口腔卫生，防止因拔牙等而引起的出血。告诉病人一定要避免使用阿司匹林或任何含有阿司匹林的药物，因此类药能减弱血小板功能，增加出血的频率和严重度。

3．教给病人及家属出血的急救处理方法，有出血时及时就医。病人外出远行时，应携带写明血友病的病历卡,以备意外时及时处理。

4.病人结婚前后应到血友病遗传咨询门诊,血友病病人和女性携带者不宜婚配,以减少本病的遗传。携带者妊娠早期通过检查,可了解胎儿是否患血友病,从而决定是否终止妊娠。

（信阳职业技术学院　王　虹）

第四节　特发性血小板减少性紫癜病人的护理

特发性血小板减少性紫癜(idiopathic thrombocytopenic purpura,ITP)是由于外周血的血小板免疫性破坏过多及其寿命缩短,造成血小板减少的出血性疾病。临床主要表现为皮肤、黏膜、内脏出血,分急性及慢性两型,急性型多见于儿童,慢性型多见成人,以40岁以下女性常见。

【病因及发病机制】

ITP的病因迄今未明,与发病相关的因素如下。

1.感染　细菌或病毒感染与ITP的发病有密切关系:①急性ITP病人,在发病前2周左右常有上呼吸道感染史;②慢性ITP病人,常因感染而致病情加重。

2.免疫因素　将ITP病人血浆输给健康受试者可造成后者一过性血小板减少。50%~70%的ITP病人血浆和血小板表面可检测到血小板膜糖蛋白特异性自身抗体。目前认为自身抗体致敏的血小板被单核巨噬细胞系统过度吞噬破坏是ITP发病的主要机制。

3.脾　是自身抗体产生的主要部位,也是血小板破坏的重要场所。

4.其他因素　鉴于ITP在女性多见,且多发于40岁以前,推测本病发病可能与雌激素有关。现已发现,雌激素可能有抑制血小板生成和(或)增强单核巨噬细胞系统对与抗体结合的血小板吞噬的作用。

【临床表现】

本病分急性型和慢性型。

1.急性型　半数以上发生于儿童。

(1)起病方式　多数病人发病前1~2周有上呼吸道等感染史,特别是病毒感染史。起病急骤,部分病人可有畏寒、寒战、发热。

(2)出血

1)皮肤、黏膜出血　全身皮肤瘀点、紫癜、瘀斑,严重者可有血疱及血肿形成。鼻出血、牙龈出血、口腔黏膜及舌出血常见,损伤及注射部位可渗血不止或形成大小不等的瘀斑。

2)内脏出血　当血小板<$20×10^9$/L 时,可出现内脏出血,如呕血、黑便、咯血、尿血、阴道出血等,颅内出血(含蛛网膜下腔出血)可致剧烈头痛、意识障碍、瘫痪及抽搐,是本病致死的主要原因。

3)其他　出血量过大,可出现程度不等的贫血、血压降低甚至失血性休克。

2.慢性型　主要见于成人。

(1)起病方式　起病隐匿,多在常规查血时偶然发现。

(2)出血倾向　多数较轻且局限,但易反复发生。可表现为皮肤、黏膜出血,如瘀点、紫癜、瘀斑及外伤后止血不易等,鼻出血、牙龈出血亦很常见。严重内脏出血较少见,但月经过多较常见,在部分病人中可为唯一的临床症状。病人病情可因感染等骤然加重,出现广泛、严重的皮肤黏膜及内脏出血。

(3)其他　长期月经过多可出现失血性贫血。病程半年以上者,部分可出现轻度脾肿大。

【实验室及其他检查】

1.血象　血小板计数减少程度不一,急性型常低于 $20×10^9$/L,失血多可出现贫血,白细胞计数多正常,嗜酸性粒细胞可增多。

2.骨髓象　①急性型骨髓巨核细胞数量轻度增加或正常,慢性型骨髓象中巨核细胞显著增加;②巨核细胞发育成熟障碍,急性型者尤为明显,表现为巨核细胞体积变小、胞浆内颗粒减少、幼稚巨核细胞增加;③有血小板形成的巨核细胞显著减少(<30%);④红系及粒、单核系正常。

3.其他　出血时间延长,血块回缩不良,束臂试验阳性。血小板寿命明显缩短,最短者仅几小时,血小板相关免疫球蛋白(PAIg)增高。

【诊断要点】

1.广泛出血累及皮肤、黏膜及内脏。
2.多次检验血小板计数减少。
3.脾不大。
4.骨髓巨核细胞增多或正常,有成熟障碍。
5.泼尼松或脾切除治疗有效。
6.排除其他继发性血小板减少症。

【治疗要点】

1.一般疗法　血小板明显减少,出血严重者应卧床休息,避免使用降低血小板数量及抑制血小板功能的药物。感染时应使用抗生素。

2.糖皮质激素　为本病首选药物,近期有效率约为80%。

(1)作用机制　①减少自身抗体生成及减轻抗原-抗体反应;②抑制单核巨噬细胞系

统对血小板的破坏;③改善毛细血管通透性;④刺激骨髓造血及血小板向外周血的释放。

（2）剂量与用法 常用泼尼松 1 mg/(kg·d),分次服用或顿服,病情严重者用等效量地塞米松或甲泼尼龙静脉滴注,好转后改口服。待血小板升至正常或接近正常后,逐步减量(每周减 5 mg),最后以 5~10 mg/d 维持治疗,持续 3~6 个月。国外学者多认为,ITP病人如无明显出血倾向,血小板计数$>30\times10^9$/L 者,可不予治疗。

3. 脾切除

（1）适应证 ①糖皮质激素治疗 6 个月以上无效;②糖皮质激素治疗有效,但维持量必须>30 mg/d。脾切除作用机制是减少血小板破坏及抗体的产生,脾切除治疗的有效率为 70%~90%。

（2）禁忌证 ①年龄<2 岁;②妊娠期;③因其他疾病不能耐受手术。

4. 免疫抑制剂 不宜作为首选。适应证:①糖皮质激素或脾切除疗效不佳;②有使用糖皮质激素或脾切除禁忌证;③与糖皮质激素合用以提高疗效及减少糖皮质激素的用量。主要药物如下。

（1）长春新碱 为最常用者。除具免疫抑制作用外,还可能有促进血小板生成及释放的作用。每次 1 mg,每周 1 次,静脉注射,4~6 周为一疗程。

（2）环磷酰胺 50~100 mg/d,口服,3~6 周为一疗程,出现疗效后渐减量,维持4~6周,或 400~600 mg/d 静脉注射,每3~4 周 1 次。

（3）硫唑嘌呤 可致粒细胞缺乏,宜注意。

（4）环孢素 主要用于难治性 ITP 的治疗。250~500 mg/d,口服,维持量 50~100 mg/d,可持续半年以上。

（5）霉酚酸酯(MMF,骁悉) 难治性 ITP 可试用,0.5~1.0/d,口服,要注意粒细胞减少的不良反应。

（6）利妥昔单克隆抗体(rituximab) 抗 CD20 的人鼠嵌合抗体,375 mg/m^2。静脉注射,可有效清除体内 B 淋巴细胞,减少自身抗体生成,有人认为可替代脾切除。

5. 输血和输血小板 适用于危重出血、血小板$<20\times10^9$/L 者,脾切除术准备或其他手术及严重并发症,输新鲜血或浓缩血小板悬液有较好的止血效果。

6. 其他 ①达那唑:为合成的雄性激素,300~600 mg/d,口服,与糖皮质激素有协同作用。作用机制与免疫调节及抗雌激素有关。②氨肽素:1 g/d,分次口服。有报道其有效率可达 40%。

7. 急症的处理 适用于:①血小板低于20×10^9/L 者;②出血严重、广泛者;③疑有或已发生颅内出血者;④近期将实施手术或分娩者。

（1）血小板输注,成人按 10~20 U/次给予,根据病情可重复使用(从 200 mL 循环血中单采所得的血小板为 1 U 血小板)。有条件的地方尽量使用单采血小板。

（2）静脉注射免疫球蛋白 0.4 g/kg,静脉滴注,4~5 d 为一疗程。1 个月后可重复。作用机制与单核巨噬细胞 Fc 受体封闭、抗体中和及免疫调节等有关。

（3）大剂量甲泼尼龙 1 g/d,静脉注射,3~5 次为一疗程,可通过抑制单核巨噬细胞系统而发挥治疗作用。

（4）血浆置换 3~5 d 内,连续 3 次以上,每次置换 3 000 mL 血浆,也有一定的疗效。

【护理评估】

1. 健康史　评估病人的年龄、性别;仔细询问发病前 1～2 周是否有呼吸道感染,特别是病毒感染史;女病人尤其需要注意询问月经史;询问有无鼻出血、牙龈出血,有无呕血、黑便、咯血、尿血、阴道出血等,有无剧烈头痛、意识障碍、瘫痪及抽搐等。了解既往健康状况。

2. 身体评估　评估生命体征,评估出血部位、范围,是全身性分布,还是局限于某部。是否伴有肝、脾、淋巴结肿大等。

3. 实验室及其他检查　了解血常规结果,了解血小板计数减少的程度,了解骨髓穿刺结果,有无骨髓巨核细胞增多或是正常,有无巨核细胞发育成熟障碍,PAIg 是否阳性等。

4. 心理及社会评估　评估病人是否因反复发生的广泛出血或出血不止,而引起的焦虑、恐惧情绪,随着病情的迁延、精神折磨,病人可变得脾气粗暴、固执,易迁怒他人。评估家属对疾病的认识及对病人的态度。

【常见护理诊断/问题】

1. 组织完整性受损　皮肤、黏膜出血与血小板减少有关。
2. 有皮肤完整性受损的危险　与血小板减少有关。
3. 焦虑　与反复发作血小板减少有关。
4. 自我形象紊乱　与长期服用肾上腺皮质激素有关。
5. 潜在并发症:脑出血　与血小板过低($<20×10^9$/L)有关。

【护理目标】

病人损伤危险因素减少,发生损伤时及时发现、报告;心理压力减轻,情绪稳定;能说出自我保健方面的知识;避免或减少并发症的发生,一旦发生能及时配合医生处理。

【护理措施】

1. 休息与活动　血小板计数在($30～40$)$×10^9$/L 以上者,出血不重,可适当活动。血小板在($30～40$)$×10^9$/L 以下者,要少活动,卧床休息,保持心情平静。

2. 饮食　富含高蛋白、高维生素、少渣饮食。

3. 病情观察　注意出血部位、范围、出血量及出血是否停止,有无内脏出血,尤其密切观察有无剧烈头痛、呕吐、意识障碍、瘫痪及抽搐等颅内出血相关症状,发现异常及时报告医生。监测血小板计数。

4. 对症护理　皮肤出血者不可搔抓皮肤;鼻腔出血不止,要用油纱条填塞;便血、呕血、阴道出血须卧床休息,对症处理;便秘、剧烈咳嗽会诱发脑出血,故便秘时要用泻药或开塞露,剧咳者可用镇咳药。

5. 用药护理　本病首选药物为糖皮质激素,用药期间向病人及家属解释药物不良反应(库欣综合征),说明在减药、停药后不良反应可以逐渐消失,以避免病人忧虑。还应定期为病人检查血压、血糖、白细胞计数,发现可疑不良反应要及时报告医生。输注血小板前认真核对;血小板取回后应尽快输入;观察有无输血反应,如溶血反应、过敏反应等。

【健康教育】

1.慢性病人适当限制活动;血小板低于 50×10^9/L,勿做较强体力活动,可适当散步,预防各种外伤。

2.避免使用损伤血小板的药物,如阿司匹林、双嘧达莫、吲哚美辛、保泰松、右旋糖酐等。

3.指导病人预防损伤。不玩尖利的玩具和使用锐利工具,不做剧烈的、有对抗性的运动,常剪指甲,选用软毛牙刷等。教会家长识别出血征象和学会压迫止血的方法,一旦发现出血,立即到医院治疗。

4.定期门诊复查,坚持治疗。服药期间不与感染病人接触,去公共场所时戴口罩,避免感染,以防加重病情及复发。

(杨金峰)

第五节　过敏性紫癜病人的护理

过敏性紫癜(anaphylactoid purpura)是一种常见的血管变态反应性疾病。主要表现为皮肤紫癜、黏膜出血、腹痛、便血、皮疹、关节痛及血尿,多为自限性。本病多见于儿童及青少年,春秋季多发。多数病人仅有轻度肾损害,能逐渐恢复,肾型病人预后主要与肾脏损害程度有关,少数可转为慢性肾炎或肾病综合征,预后较差,死亡率低于 5%,主要死因为肾衰竭、肠套叠及肠梗阻。

【病因及发病机制】

1.病因　致敏因素甚多,与本病发生密切相关的主要有以下因素。

(1)感染　①细菌:主要为 β 溶血性链球菌。以呼吸道感染最为多见。②病毒:多见于发疹性病毒感染,如麻疹、水痘、风疹等。③其他:寄生虫感染。

(2)食物　是人体对异性蛋白过敏所致。如鱼、虾、蟹、蛋、鸡、牛奶等。

(3)药物　①抗生素类:青霉素(包括半合成青霉素如氨苄西林等)及头孢菌素类抗生素等。②解热镇痛药:水杨酸类、保泰松、吲哚美辛及奎宁类等。③其他药物:磺胺类、阿托品、异烟肼及噻嗪类利尿药等。

(4)其他　花粉、尘埃、菌苗或疫苗接种、虫咬、受凉及寒冷刺激等。

2.发病机制　目前认为是免疫因素介导的一种全身血管炎症。蛋白质及其他大分子致敏原作为抗原,刺激人体产生抗体,抗体与抗原结合成抗原抗体复合物,沉积于血管内膜,激活补体,导致中性粒细胞游走、趋化及一系列炎症介质的释放,引起血管炎症反应。小分子致敏原作为半抗原与人体内某些蛋白质结合构成抗原,刺激人体产生抗体,此类抗体吸附于血管及其周围的肥大细胞,当上述半抗原再度进入体内时,即与肥大细胞上的抗体产生免疫反应,致肥大细胞释放一系列炎症介质,引起血管炎症反应。此种炎症反应除见于皮肤、黏膜小动脉及毛细血管外,还可累及肠道、肾及关节腔等部位小血管。

【临床表现】

多数病人发病前1~3周有全身不适、低热、乏力及上呼吸道感染等前驱症状,随之出现典型临床表现。

1.单纯型(紫癜型) 为最常见的类型。主要表现为皮肤紫癜,局限于四肢,尤其是下肢及臀部,躯干极少累及。紫癜常成批反复发生、对称分布,可同时伴发皮肤水肿、荨麻疹。紫癜大小不等,初呈深红色,按之不褪色,可融合成片,形成瘀斑,数日内渐变成紫色、黄褐色、淡黄色,经7~14 d逐渐消退。

2.腹型 除皮肤紫癜外,因消化道黏膜及腹膜脏层毛细血管受累而产生一系列消化道症状及体征,如恶心、呕吐、呕血、腹泻及黏液便、便血等。其中腹痛最为常见,常为阵发性绞痛,多位于脐周、下腹或全腹,发作时可因腹肌紧张及明显压痛、肠鸣音亢进而误诊为外科急腹症。幼儿可因肠壁水肿、蠕动增强等而致肠套叠。腹部症状、体征多与皮肤紫癜同时出现,偶可发生于紫癜之前。

3.关节型 除皮肤紫癜外,因关节部位血管受累出现关节肿胀、疼痛、压痛及功能障碍等表现。多发生于膝、踝、肘、腕等大关节,呈游走性、反复性发作,经数日而愈,不遗留关节畸形。

4.肾型 病情最为严重,发生率12%~40%。在皮肤紫癜的基础上,因肾小球毛细血管祥炎症反应而出现血尿、蛋白尿及管型尿,偶见水肿、高血压及肾衰竭等表现,称过敏性紫癜肾炎。肾损害多发生于紫癜出现后1周,亦可延迟出现。多在3~4周内恢复,少数病例因反复发作而演变为慢性肾炎或肾病综合征。

5.混合型 皮肤紫癜合并上述2种以上临床表现。

6.其他 少数本病病人还可因病变累及眼部、脑及脑膜血管而出现视神经萎缩、虹膜炎、视网膜出血、水肿及中枢神经系统相关症状、体征。

【实验室及其他检查】

1.毛细血管脆性试验 半数以上阳性,毛细血管镜可见毛细血管扩张、扭曲及渗出性炎症反应。

2.尿常规检查 肾型或混合型可有血尿、蛋白尿、管型尿。

3.血小板计数、功能及凝血相关检查 除BT可能延长外,其他均为正常。

4.肾功能 肾型及合并肾型表现的混合型,可有程度不等的肾功能受损,如血尿素氮升高、内生肌酐清除率下降等。

【诊断要点】

1. 发病前 1~3 周有低热、咽痛、全身乏力或上呼吸道感染史。
2. 典型四肢皮肤紫癜，可伴腹痛、关节肿痛及血尿。
3. 血小板计数、功能及凝血相关检查正常。
4. 排除其他原因所致的血管炎及紫癜。

【治疗要点】

1. 消除致病因素　防治感染,清除局部病灶(如扁桃体炎等),驱除肠道寄生虫,避免可能致敏的食物及药物等。

2. 一般治疗

(1) 抗组胺药　盐酸异丙嗪、氯苯那敏(扑尔敏)、阿司咪唑(息斯敏)、去氯羟嗪(克敏嗪)、西咪替丁及静脉注射钙剂等。

(2) 改善血管通透性药物　大剂量维生素 C、曲克芦丁、卡巴克络等。

3. 糖皮质激素　糖皮质激素有抑制抗原-抗体反应、减轻炎症渗出、改善血管通透性等作用。一般用泼尼松 30 mg/d,顿服或分次口服。重症者可用氢化可的松或地塞米松静脉滴注,症状减轻后改口服。糖皮质激素对腹型和关节型疗效较好,疗程一般不超过 30 d,肾型者可酌情延长。

4. 对症治疗　腹痛较重者可予阿托品或山莨菪碱(654-2)口服或皮下注射;关节痛可酌情用止痛药;呕吐严重者可用止吐药;伴发呕血、血便者,可用奥美拉唑等治疗。

5. 其他　如上述治疗效果不佳或近期内反复发作者,可酌情使用免疫抑制剂,如硫唑嘌呤、环孢素、环磷酰胺等;抗凝疗法,适用于肾型病人,初以肝素钠静脉滴注或低分子肝素皮下注射,4 周后改用华法林口服,2 周后改用维持量治疗 2~3 个月;中医中药,以凉血、解毒、活血化瘀为主,适用于慢性反复发作或肾型病人。

【护理评估】

1. 健康史　询问病人有无家族过敏史,近期有无上呼吸道感染史,发病前有无接触变应原等病史。在皮肤紫癜的基础上是否伴有腹痛、腹泻、便血、血尿及关节肿痛等症状。

2. 身体评估　评估皮肤、黏膜出血的部位、特点,关节肿胀的部位、程度,有无腹肌紧张、压痛及反跳痛等

3. 实验室检查及其他检查　评估毛细血管脆性试验是否阳性,血小板计数、出血时间、凝血时间是否正常。尿常规检查有无血尿、蛋白尿、管型尿。肾功能检查结果是否异常。

4. 心理及社会评估　病情迁延、反复发作的病人,常因经常服药、担心预后产生焦虑情绪。若广泛出血或出血不止,病人可有紧张、恐惧等心理。评估家属对疾病认识及对病人的态度。

【常见护理诊断/问题】

1.组织完整性受损　与血管壁通透性增加致皮肤、黏膜出血有关。

2.疼痛:腹痛、关节痛　与局部过敏性血管炎性病变有关。

3.知识缺乏　缺乏有关病因预防的知识。

4.潜在并发症　消化道出血、肾功能损害等。

【护理目标】

能采取有效预防措施,皮肤、黏膜出血减少或停止;疼痛减轻或缓解;了解病因预防方面的知识;避免或减少并发症的发生,一旦发生能及时配合医生处理。

【护理措施】

1.休息　嘱其适当减少活动,避免外伤。对急性期病人,安置其卧床休息,防止创伤出血,并提供必要的生活护理。

2.饮食　避免食用易引起过敏的鱼、虾、牛奶等食物及药物;指导病人摄取流质、半流质、少渣饮食,有消化道出血者,应避免过热饮食,必要时禁食。

3.病情观察　观察皮肤黏膜出血的部位、分布及严重程度;观察尿量、尿色有无异常,定期做尿液一般检查;观察病人使用药物后出血是否逐渐减轻;观察腹痛的性质、部位、程度及持续时间,有无伴随症状,粪便颜色,并定时测量血压、脉搏;听肠鸣音,记录便血量,如肠鸣音消失,出现腹胀和腹肌紧张,应警惕有肠梗阻或肠穿孔发生的可能,若肠鸣音活跃,或伴脉搏细速、血压下降及血便,则提示再次便血可能;观察关节局部肿、热、痛的情况。

4.对症护理　置病人于安静舒适的环境,以减少因环境刺激产生焦虑而加重疼痛。腹痛时遵医嘱皮下注射阿托品以缓解疼痛;关节型病人应保持病变部位避免受伤。置受累关节于合适位置,尽量减少活动,以减轻疼痛,促进出血的吸收。

5.用药护理　遵医嘱应用糖皮质激素等药物,观察药物的疗效及不良反应,注意加强护理,预防感染。嘱应用环磷酰胺的病人多饮水,并注意观察小便量及色泽改变。及时建立静脉通道,做好补液、配血与输血的护理。

【健康教育】

1.预防上呼气道感染。花粉季节,过敏体质者宜减少外出,外出时应戴口罩。不要滥用药物,用药前仔细阅读说明书,对有引起过敏反应的药物应避免使用,最好遵医嘱用药。

2.指导病人经常参加体育锻炼,增强体质,保持心情轻松愉快。

3.饮食宜清淡,主要以大米、面食、玉米面为主,多食瓜果蔬菜,注意营养和饮食卫生,避免食用不洁食物,饭前洗手,预防肠道寄生虫感染。对病人使用后曾发生过敏的食物,如鸡蛋、牛奶、鱼、虾、蟹及其他海产品等绝对禁忌,过敏体质者应避免食用。

4.不慎接触变应原时,应仔细观察反应,发现症状及时就诊。

(杨金峰)

第六节　血液系统疾病常用诊疗技术及护理

一、造血干细胞移植的护理

造血干细胞移植(hematopoietic stem cell transplantation,HSCT)是指对病人进行全身照射、化疗和免疫抑制预处理后,将正常供体或自体的造血细胞(hematopoietic cell,HC)经血管输注给病人,使之重建正常的造血和免疫功能。HC 包括造血干细胞(hematopoietic stem cell,HSC)和祖细胞。HSC 具有增殖、分化为各系成熟血细胞的功能和自我更新能力,维持终身持续造血。HSCT 经过 40 余年的不断发展,已成为临床重要的有效治疗方法。

【造血干细胞移植分类】

1. 按 HC 取自健康供体还是病人本身,HSCT 被分为异体 HSCT 和自体 HSCT。异体 HSCT 又分为异基因移植和同基因移植。后者指遗传基因完全相同的同卵孪生间的移植,供受者间不存在移植物被排斥和移植物抗宿主病等免疫学问题,此种移植概率仅约占 1%。

2. 按 HSC 取自骨髓、外周血或脐带血,分为骨髓移植(bone marrow transplantation,BMT)、外周血干细胞移植(peripheral blood stem cell transplantation,PBSCT)和脐血移植(cord blood transplantation,CBT)。

3. 按供受者有无血缘关系而分为血缘移植(related transplantation)和无血缘移植(unrelateddonor transplantation,UDT)。按人类白细胞抗原(human leucocyte antigen,HLA)配型相合的程度,分为 HLA 相合、部分相合和单倍型相合移植。

【适应证】

1. 非恶性病　①重型再生障碍性贫血(SAA):对年龄<40 岁的重或极重型再障有 HLA 相合同胞者,宜首选 HSCT。美国西雅图的结果显示,移植后 8 年无病生存率(DFS)为 90%。②重型海洋性贫血:HLA 相合同胞 HSCT 的 DFS 为 72%,但有肝大和门静脉纤维化者影响疗效。③重型联合免疫缺陷病:DFS 为 70%~80%。④其他疾病:从理论上讲,HSCT 能够治疗所有先天性淋巴造血系统疾病和酶缺乏所致的代谢性疾病,如范科尼(Fanconi)贫血、镰形细胞贫血、戈谢病等;对严重获得性自身免疫病的治疗也在探索中。

2. 恶性病　①造血系统恶性疾病:急性白血病、慢性粒细胞白血病、恶性淋巴瘤、多发性骨髓瘤、慢性淋巴细胞白血病等。已充分证实 HSCT 治疗急性白血病的疗效高于普通化疗,异体 HSCT 有可能治愈慢性粒细胞白血病,淋巴瘤、骨髓瘤多采用自体移植,也可进行异体移植。②其他对放、化疗敏感实体肿瘤也可考虑做自体 HSCT。

【方法】

1.供者的选择及准备

(1)供者的选择　这是异基因造血干细胞移植的首要步骤。其原则是以健康供者与受者的人白细胞抗原(HLA)配型相合为前提。首选 HLA 相合同胞,次选 HLA 相合无血缘供体,若有多个 HLA 相合者,则选择年轻、健康、男性、巨细胞病毒(CMV)阴性和红细胞血型相合者。

(2)供者的准备　根据造血干细胞的采集方法及其需要量的不同,可安排供者短期留观或住院。若须采集外周血造血干细胞者,为进一步扩增外周血中造血干细胞的数量,常于造血干细胞采集前 5～7 d 给予供体皮下注射造血生长因子,如粒-巨噬细胞集落刺激因子或其他动员剂。

2.病人预处理　目的是杀灭病人外周血液和(或)骨髓中的免疫活性细胞、肿瘤细胞或白血病细胞,抑制病人免疫反应,避免移植物排斥,从而允许供者造血干细胞植入而使其骨髓的造血功能重建。预处理主要采用全身照射、细胞毒药物和免疫抑制剂。根据预处理的强度,移植又分为传统的清髓性造血干细胞移植和非清髓性造血干细胞移植。非清髓性造血干细胞移植主要适用于疾病进展缓慢、肿瘤负荷相对小,且对移植物抗白血病(GVL)较敏感、不适合常规移植、年龄较大(>50 岁)的病人。年轻人的恶性病仍采用传统的清髓性预处理。

3.造血干细胞的采集

(1)骨髓　骨髓采集已是常规成熟的技术。按病人体重,$(2～4)×10^8$/kg 单个核细胞(MNC)数为一般采集目标值。为维持供髓者血流动力学稳定、确保其安全,一般在抽髓日前 14 d 预先保存供者自身血,在手术中回输。少数情况下供者须输入异基因血液时,则须将血液辐照 25～30Gy,灭活淋巴细胞后输注。供受者红细胞血型主要不合时,为防急性溶血反应,须先去除骨髓血中的红细胞。对自体 BMT,采集的骨髓血须加入冷冻保护剂、液氮保存或-80 ℃深低温冰箱保存,待移植时复温后迅速回输。

(2)外周血　在通常情况下,外周血液中的 HC 很少,因此外周血造血干细胞是通过血细胞分离机经多次采集而获得。采集前须用粒细胞集落刺激因子(G-CSF)动员,使血中 $CD34^+$HC 升高。异体外周血造血干细胞移植的同胞供体应是健康人,须检查排除感染性、慢性系统性疾病等不适于捐献情况并签署知情同意书。予以 G-CSF(非格司亭),5 μg/(kg·d),分 1～2 次,皮下注射 4 d,在第 5 天开始用血细胞分离机采集外周造血干细胞,一般连续采集 2 d,每次采集前 2 h 肌内注射 G-CSF,5 μg/kg。自体外周血造血干细胞移植的供者是病人,可予化疗(CTX,VP 16 等)进一步清除病灶并促使干细胞增殖,当白细胞开始恢复时,按前述健康供体的方法动员采集造血干细胞。自体外周造血干细胞的保存方法同骨髓。

无血缘供体动员采集过程须住院约 7 d。第 1 天体检,应该对供体发生并发症的可能因素进行仔细评估,全面告知。供体应在没有任何压力下签署知情同意书。此后几天按上述健康供体的方法动员和采集外周造血干细胞。无血缘造血细胞捐献过程安全,无严重的不良事件报告;不会降低供者的抵抗力,不影响供体健康;采集干细胞的管道不重复使用,不会传播疾病。输给病人的造血干细胞数量是成功植活的保证,采集量为单个核细胞数达到 $5×10^8/kg$。

（3）脐带血 脐血中的 HC 和免疫细胞均相对不成熟,脐血移植后移植物抗宿主反应（GVHD）相对少。因细胞总数相对少,不植活者相对多,造血重建速度较慢,对大体重儿童和成人进行脐血移植尚有问题。

【术前护理】

1.供者的选择和准备 详见【方法】。

2.异体供者的心理护理 由于担心大量采集骨髓或提取外周造血干细胞时可能带来的痛苦和危险,供者常出现紧张、恐惧和矛盾心理,须及时给予解释和疏导,既要详细介绍造血干细胞移植的目的、意义、操作方法、注意事项,又要告诉供者造血细胞捐献过程安全,不影响供体健康,减轻顾虑。

3.病人入无菌层流室前的护理

（1）无菌层流室准备 室内及其一切物品及空间均须严格清洁、消毒、灭菌处理。室内不同空间采样行空气细菌学检测,合格后方可以进病人。常将造血干细胞移植病人安置于 100 级空气层流洁净室内进行严密的保护性隔离。

（2）病人准备

1）心理护理:解释造血干细胞移植的必要性、要求、程序、可能出现的并发症以及预防并发症的措施,鼓励病人树立信心,减少其紧张及孤独感。

2）消毒入室物品:衣被、药、食具、便器、书报等,均须消毒处理,以防外源性感染。

3）全面检查:特别要注意检查有无感染灶,发现感染或者带菌情况应该积极治疗,彻底清除慢性和潜在的感染病灶。

4）清洁身体:①入室前 3 d:每天口服不吸收抗生素,食消毒饮食,每天用 1:2 000 氯己定液擦浴,便后清洗或坐浴;每天 2 次 0.5 g/L 碘伏擦试外耳道、鼻腔及 5 g/L 卡那霉素和 1 g/L 利福平眼药水滴眼。②入室前 1 d:修剪指（趾）甲、剃毛发。③入室当天:清洁灌肠。沐浴后经 1:2 000 氯己定液药浴 20 min,更换无菌衣、裤、拖鞋方可入室。

5）预处理:造血干细胞移植前,受者需要常规接受一个疗程超剂量的化疗和（或）全身放射线照射,称为"预处理"。

6）静脉置管:移植前 1 d 行颈外静脉或锁骨下静脉置管术,备用。

【术中护理】

1.造血干细胞输注地点 造血干细胞输注在无菌层流室进行。

2.输注前 遵医嘱给予地塞米松 5 mg 静脉注射,以减少输注反应。

3.输注时间 异基因造血干细胞在采集后当日用输血器经中心静脉插管静脉滴注,速度要慢,观察 15~20 min 无不良反应再调整滴速快速静脉滴注,护理人员要在床旁监护,注意有无过敏、溶血反应等;自体干细胞或脐血干细胞,在深低温下保存的置 40 ℃水浴中迅速解冻静脉回输,4 ℃保存的在 48 h 内静脉回输。

4.中和肝素　输注骨髓造血干细胞时另建一静脉通路输注鱼精蛋白以中和骨髓液中肝素。

【术后护理】

1.移植早期护理　是整个治疗过程的关键,一般指预处理到移植后 20 d 左右。此阶段病人免疫力极度低下,容易发生严重感染、出血等并发症。因此,应严格执行消毒隔离制度;认真观察病情变化,每日测体温、脉搏各 4 次,测血压、体重各 1 次,详细记录出入量。观察病人皮肤黏膜有无出血,有无恶心、呕吐及呕吐物和大小便的色、质、量的改变。嘱病人绝对卧床休息。

2.移植物抗宿主病(GVHD)护理　GVHD 是异基因造血干细胞移植成功后最严重的并发症。系植入的供者 T 细胞与受者组织发生免疫反应,引起受者组织损伤破坏。发生 GVHD 后治疗常较困难,死亡率很高。单独或联合应用免疫抑制剂和清除 T 淋巴细胞是预防 GVHD 最常用的 2 种方法。

(1)急性 GVHD　主要表现为皮肤(手掌、足掌、耳后、面部、颈部突发广泛性斑丘疹)、肠道(持续性厌食、腹泻)的改变和肝功能异常,通常发生在移植后 100 d 内,发生越早,预后越差。护理上应做好:给予无刺激、清淡、少渣半流质饮食;皮肤护理;注意观察病人大便次数和量的改变,大量便血者应观察血压和心率变化;定期检测肝功能,注意有无黄疸及严重程度。

(2)慢性 GVHD　发生于移植后 100 d 之后,主要累及皮肤、肝、肌肉、口腔和食管。护理上应做好:遵医嘱按时按量坚持应用免疫抑制剂,注意观察药物不良反应。密切观察皮肤、肝、肌肉、口腔和食管病变情况,发现异常及时通知医生,做好各种救治工作。

3.移植后恢复期　正常情况下病人的白细胞、血小板回升,一般情况转好。但因长期卧床,体质仍较弱,生活不能完全自理,且仍有消化道症状,应帮助病人做好生活护理,鼓励进食高蛋白、高热量、高维生素、易消化的饮食,协助进行适当活动,增强人体抵抗力。

二、骨髓穿刺术护理

骨髓穿刺术是常用的一种诊疗技术,检查内容包括细胞学、原虫和细菌学等几个方面,以协助诊断血液病、传染病和寄生虫病;亦可了解骨髓造血情况,为化疗和免疫抑制剂应用提供参考,还可经骨髓给药或骨髓移植时采集骨髓液。

【适应证】

协助诊断各种贫血、造血系统肿瘤、血小板或粒细胞减少症、疟疾、黑热病等。协助某些疾病的治疗或进行骨髓移植。

【禁忌证】

血友病等出血性疾病及穿刺局部感染禁止骨髓穿刺。

【术前护理】

1. 解释签字　向病人说明穿刺目的和穿刺过程,告知病人和家属骨髓穿刺是一种微创性检查,采集的骨髓量很少,不会影响身体健康,嘱咐病人术中保持体位不变,以消除顾虑,取得合作,并请病人或家属签字同意。

2. 术前检查和皮试　骨髓穿刺前检查血小板、出血时间、凝血时间等。用普鲁卡因局部麻醉者,须做普鲁卡因皮试。

3. 用物准备　治疗盘、骨髓穿刺包(含骨髓穿刺针、2 mL 和 20 mL 注射器、7 号针头、孔巾、纱布等)、棉签、0.02 g/mL 利多卡因、无菌手套、玻片、培养基、酒精灯、火柴、胶布等。

【术中护理】

1. 协助选择穿刺部位,骨髓穿刺的常见穿刺点有髂前上棘穿刺点、髂后上棘穿刺点、胸骨穿刺点、腰椎棘突穿刺点等。

2. 根据穿刺部位协助病人采取适宜的体位,选胸骨、髂前上棘作穿刺点者取仰卧位,前者还须用枕头垫于背后,以使胸部稍突出;选髂后上棘穿刺者取侧卧位或俯卧位;选棘突穿刺点则取坐位,尽量弯腰,头俯屈于胸前使棘突暴露。

3. 协助消毒穿刺部位皮肤,术者戴无菌手套,铺无菌孔巾,用 0.02 g/mL 利多卡因做局部皮肤、皮下及骨膜麻醉。

4. 术者将骨髓穿刺针固定器固定于距针尖 1.5 cm 处(胸骨穿刺者固定于距针尖 1 cm),左手拇指和示指固定穿刺部位,右手持针向骨面垂直刺入,当针尖接触骨质后则将穿刺针左右旋转,缓缓钻刺骨质,当阻力突然消失,穿刺针固定在骨内不再晃动时,表明针尖已进入骨髓腔,此时拔出针芯,接上干燥的 10 mL 或 20 mL 注射器,用适当力量抽吸骨髓液 0.1 ~ 0.2 mL 滴于载玻片上,立即制成均匀薄片。如须做细菌培养,可再抽取骨髓液 1 ~ 2 mL,并应将注射器针座及培养基开启处通过酒精灯火焰灭菌。

5. 重新插入针芯,用无菌纱布置于针孔处,拔出穿刺针,按压 1 ~ 2 min 后,用胶布固定纱布。

【术后护理】

1. 一般嘱咐病人平卧休息 4 h,如无不适,即可正常活动。

2. 拔针后按压穿刺部位以防出血,血小板减少者至少按压 5 min,并注意观察穿刺部位有无出血。

3. 整理用物,将制成的骨髓片和骨髓培养标本及时送检。

4. 保持穿刺局部干燥,若纱布被血液或汗液浸湿,须及时更换。

5. 穿刺后 3 d 内禁止沐浴,以免污染创口。

6.指导病人观察穿刺部位,如果穿刺部位出现触痛和发红,则可能是感染的征象,应及时处理。

【注意事项】

1.严格执行无菌操作,以免发生骨髓炎。

2.注射器和穿刺针必须干燥,以免发生溶血。

3.吸出骨髓液应立即涂片,以免发生凝固。

4.骨髓液取量不应过多(除做细菌培养外),否则会使骨髓液稀释而影响结果的判断。

5.穿刺时应注意观察病人面色、脉搏、血压,如发现病人精神紧张、大汗淋漓、脉搏快等休克症状时,应立即报告医生,并停止穿刺,协助处理。

(杨金峰)

思考与练习

一、单选题

(1~3题共用题干)患儿,男,58 d。34 周早产,出生体重 2.1 kg,生后用婴儿奶粉喂养,食欲佳,目前检查血红蛋白 100 g/L,红细胞数 $2.8×10^{12}$/L。

1.护士考虑该患儿是( )。

A.生理性贫血   B.营养性巨幼红细胞性贫血

C.营养性缺铁性贫血   D.再生障碍性贫血

E.珠蛋白生成障碍性贫血

2.护士指导家长对该婴儿补充铁剂的时间是( )。

A.出生后即给   B.出生后 2 周

C.出生后 1 个月   D.出生后 2 个月

E.出生后 6 个月

3.护士对家长进行铁剂的用药指导中错误的是( )。

A.在饭前服用   B.应从小剂量服用

C.长期服用可致铁中毒   D.可与维生素 C 同时服用

E.铁剂补充至 Hb 正常后 2 个月左右停药

(4~6题共用题干)病人,女,30 岁。1 年多来反复发生双下肢瘀斑,月经量增多。血红蛋白 90 g/L,红细胞 $3.0×10^{12}$/L,血小板 $50×10^{9}$/L。既往身体健康。初步诊断为慢性特发性血小板减少性紫癜。

4.治疗时应首选( )。

A.糖皮质激素   B.脾切除

C.血浆置换   D.大剂量丙种球蛋白

E.静脉输注血小板悬液

5.入院后告知病人禁用的药物是(　　　)。

  A.泼尼松　　　　　　　　B.阿司匹林

  C.红霉素　　　　　　　　D.阿莫西林

  E.地西泮

6.与目前病情不符的护理诊断或合作性问题是(　　　)。

  A.组织完整性受损　　　　B.有受伤的危险

  C.有感染的危险　　　　　D.知识缺乏

  E.潜在并发症:颅内出血

二、病例分析

1.病人,女,15岁,学生。近1个月头晕、乏力,活动后心慌、气短明显。查体:体温 36.2 ℃,心率100 次/min,呼吸19 次/min,血压13.3 kPa/8.0 kPa(100/60 mmHg)。面色及口唇苍白,血象检查属小细胞低色素性贫血,医生诊断为缺铁性贫血。

分析思考:

(1)你认为还须进一步做哪些评估?

(2)列出目前的护理诊断。

(3)你将采取哪些护理措施?

2.病人,男,40岁。于2年前反复出现慢性周期性上腹痛,自服止痛药减轻。1年前出现头晕、记忆力减退、乏力,1周前出现上述症状加重,并伴活动后心悸、气促入院。查体:皮肤、黏膜苍白,毛发稀疏无光泽,指端苍白,指甲脆裂呈匙状。血液检查:Hb 70 g/L,RBC 3.3×10^{12}/L,WBC 6.6×10^{9}/L,PLT 130×10^{9}/L,大便隐血试验(++)。医生初步诊断为缺铁性贫血。

分析思考:

(1)该病人发生缺铁性贫血的可能原因是什么? 还须做哪些检查帮助确诊?

(2)该病人的治疗措施包括哪些? 应如何进行用药指导?

(3)如何对该病人进行饮食指导?

3.病人,男,23岁,油漆工人。因高热、皮肤黏膜出血1 d入院。病人入院2 h后,突然出现头痛、呕吐、视物模糊、呼吸急促、烦躁不安。查体:急性面容,体温39.2 ℃,心率120 次/min,呼吸28 次/min,血压16.0 kPa/9.3 kPa(120/70 mmHg),全身皮肤黏膜广泛点片状出血,浅表淋巴结不大,肝、脾未扪及。血液检查:Hb 72 g/L,RBC 3.0×10^{12}/L,WBC 28.0×10^{9}/L,PLT 82×10^{9}/L。

分析思考:

(1)该病人发生了什么情况? 应如何护理?

(2)该病人可能的医疗诊断是什么? 为了确诊还须做哪项辅助检查?

(3)应如何预防该病人出血?

(信阳职业技术学院　熊杰林)

第四章
传染病病人的护理

传染病是由病原微生物和寄生虫感染人体后产生的具有传染性的疾病。常见的病原体有病毒、细菌、衣原体、立克次体、支原体、螺旋体、真菌、原虫、蠕虫等。其中,由原虫和蠕虫感染人体后引起的疾病又称寄生虫病。

新中国成立前,我国人民生活卫生条件很差,缺医少药,传染病广泛流行,曾对人类造成很大灾难。如鼠疫、霍乱、天花等烈性传染病流行猖獗,麻疹、白喉、痢疾、疟疾、伤寒、血吸虫病等亦在我国广泛流行,传染病的死亡率居各类疾病之首,夺去了无数人的宝贵生命,给人类健康造成很大危害。新中国成立后,在"预防为主"的卫生方针指引下,许多传染病得到了控制,有的传染病已经被消灭,如天花。目前,传染病的发病率已经明显下降,但有的传染病如病毒性肝炎、结核病等仍然广泛存在,对人民健康仍有很大威胁;一些新发传染病如艾滋病、传染性非典型肺炎、人禽流行性感冒(H_5N_1)、疯牛病、埃博拉出血热等的危害已为世人共知。因此,传染病的防治工作仍是我国卫生工作的重点。

第一节　概述

传染病属于感染性疾病,但并非所有感染性疾病都是有传染性,有传染性急性疾病才是传染的。传染病的发生必然具备传染过程,传染病有其基本特征、临床特点,流行过程及影响因素等。

一、传染的过程

1. 传染过程的概念　传染过程简称传染或感染,是病原体侵入人体,人体与病原体之间相互作用、相互斗争的过程。构成传染过程必须具备3个基本因素:即病原体、人体及所处的环境。

2. 传染过程的表现　在感染过程中由于人体的防御能力强弱不同,病原体侵入的数量不同,毒力大小不同,在传染过程中的表现也不同,有 5 种表现形式或称 5 种结局。

(1)病原体被消灭或排出体外 病原体侵入人体后,在人体有效的防御作用下,如皮肤黏膜的屏障作用、胃酸的杀菌作用、多种体液成分的溶菌杀菌作用、血-脑脊液屏障和组织细胞的吞噬作用等均能使病原体在体内被消灭或通过鼻咽、气管、肠或肾排出体外,人体不出现任何病理变化和任何临床表现。

(2)隐性感染 又称亚临床感染,病原体侵入人体后,仅引起人体发生特异性免疫应答,所致病理变化很轻,临床上无任何症状、体征,甚至生化改变,只能通过免疫学检查才能发现。大多数传染病以隐性感染最常见。隐性感染后可获得对该传染病的特异性免疫力,病原体被清除。少数转变为病原携带状态,成为病原携带者。

(3)显性感染 又称临床感染。指病原体进入人体后,由于病原体的数量多,毒力强,或人体的防御能力弱,病原体在体内继续生长繁殖,致人体发生组织损伤,引起病理改变,出现临床症状、体征。显性感染后的结局各异,多数感染者体内病原体可被完全清除,人体获得特异性免疫力,不易再受感染;也有部分感染者由于病后免疫力不牢固,可再次发生感染;还有小部分感染者可成为病原携带者。

(4)病原携带状态 病原体侵入人体后,在体内某一部位生长繁殖,并不断排出体外,但不出现临床症状。按病原体种类不同可分为带病毒者、带菌者和带虫者。因不易被人们注意,故成为许多传染病如伤寒、痢疾、流行性脑脊髓膜炎、乙型肝炎等的重要传染源。按其发生在显性感染临床症状出现之前或之后,分别称为潜伏期病原携带者和恢复期病原携带者。若发生在隐性感染之后,则称为无症状病原携带者。携带病原体持续时间短于 3 个月的称为急性病原携带者;若长于 3 个月的称为慢性病原携带者。

(5)潜伏性感染 指病原体感染人体后,与人体相互斗争的过程中暂时保持平衡状态。病原体寄生在人体中某些部位,由于人体免疫功能足以将病原体局限化,而不引起显性感染,但又不足以将病原体消除,病原体可长期潜伏于体内。一旦免疫功能下降,潜伏于人体的病原体就会大量繁殖,引起病理损伤出现临床表现,成为显性感染,如带状疱疹、疟疾、结核等。潜伏性感染期间,病原体一般不排出体外,故不会成为传染源。这是与病原携带状态不同之处。

在传染的过程中不一定都导致传染病,而传染病的发生必然具备传染过程,传染病仅是传染过程的一种表现形式。上述感染的 5 种表现形式在一定条件下可以相互转化,在不同的传染病中各有侧重。一般以隐性感染最常见,病原携带状态次之,显性感染最少见,又最易被识别。

二、传染病的基本特征和临床特点

1. 基本特征 是传染病特有征象,也是确定传染病基本条件。

(1)有特异性病原体 每种传染病都是由特异的病原体引起的,包括各种微生物或寄生虫,如病毒、细菌、衣原体、立克次体、支原体、真菌、原虫等。查到病原体对传染病诊断有确认价值。

(2)有传染性 这是传染病与其他感染性疾病的主要区别。每个传染病都具有传染性,而每个传染病的强弱都不一样,如鼠疫、霍乱传染性强称为烈性传染病,在传染病的管理中属于甲类传染病。传染病病人排出病原体的整个时期称为传染期,每个传染病的传染期长短各不同,了解传染期的长短可作为隔离病人的依据。

(3)有流行病学特征 传染病的流行过程在自然因素和社会因素的影响下,表现出各种特征。

1)流行性:在一定条件下,传染病能在人群中传播蔓延的特征称为流行性。其流行强度可分为以下几种。①散发:指某传染病在某地区常年的一般发病水平,各病例间在发病时间和地点方面无明显联系地散在发生。②流行:指某传染病在某地区发病率显著高于当地常年发病率数倍(一般 3~10 倍)。③大流行:指某传染病的流行范围甚广,超出国界或洲界。④爆发:指某传染病在一个较小的范围内短时间突然出现许多同类病例。

2)季节性:指某些传染病的发生和流行受季节的影响,在每年一定季节呈现发病率升高的现象。

3)地方性:由于传染病的传播媒介受地理气候等自然因素的影响或人类生活习惯的影响,常局限在某一个地方发生。这种传染病称为地方性传染病。

(4)有免疫性 人体受病原体感染后,在一定时间内对同一种病原体不再易感染称为免疫性。

人被感染传染病后,获得免疫力强弱不同,常出现下列现象。①再感染:传染病痊愈后,经过一段时间免疫力逐渐消失,再次感染同一种病原体称为再感染。②重复感染:传染病尚未痊愈,又受同一种病原体传染,称为重复感染。③复发:传染病已经进入恢复期或痊愈初期,由于抵抗力减弱,残存在体内的病原体再次活跃繁殖,再次出现原来疾病的表现。如伤寒、疟疾等。④再燃:传染病进入缓解后期,体温尚未降至正常而再度上升,症状重新出现,称为再燃。如伤寒。

2. 临床特点

(1)病程发展的规律性 传染病从发生、发展到转归,通常分为 4 个阶段。

1)潜伏期:从病原体侵入人体起,到最早出现临床症状的时期,称为潜伏期。每一种传染病的潜伏期长短不一,了解潜伏期对确定检疫期限、协助临床诊断和进行流行病学调查有一定意义。

2)前驱期:从起病到该病出现明显症状为止的一段时间称为前驱期。在前驱期中的临床表现通常是非特异性的,如头痛、发热、乏力、食欲缺乏等,为许多传染病所共有。但有少数传染病在前驱期可有特异性表现,如麻疹可出现麻疹黏膜斑(科氏斑,Koplik spot)。前驱期一般持续 1~3 d。起病急骤者,可无前驱期。多数传染病在本期已有较强的传染性。

3)症状明显期:这期症状逐渐加重,并出现某种传染病特有的症状及体征,如典型的皮疹、肝脾肿大、脑膜刺激征和黄疸等。本期传染性较强且已产生并发症。

4)恢复期:当人体的免疫力增长至一定程度,体内病理生理过程基本终止,病人的症状及体征基本消失,临床上称为恢复期。此时血清中抗体效价也逐渐升至最高水平。病原体大多被清除,少数病人体内仍带有病原体,成为病原携带者。

有些传染病病人在恢复期结束后,某些器官功能长期都未能恢复正常的现象称为后遗症。多见于以中枢神经系统病变为主的传染病,如脊髓灰质炎、流行性乙型脑炎、流行性脑脊髓膜炎等。

(2)常见症状和体征

1)发热:发热是许多传染病所共有的症状,有的传染病就以"热"命名,如猩红热、流行性出血热等。常见热型如下。①稽留热:多为高热,体温常在40 ℃上下,24 h温差不超过1 ℃,持续数天或数周不退。常见伤寒极期。②弛张热:体温波动较大,24 h温差在1 ℃以上,但最低温未达正常水平。③间歇热:体温突然升高,可达到39 ℃以上,经数小时后又下降,间歇期体温完全正常,如此反复发作。

2)发疹:是许多传染病的特征,不同传染病皮疹的性质、形态、颜色、大小、分布以及出疹的时间、顺序、演变都不相同。发疹有助于传染病的诊断及鉴别。

如水痘、风疹多于病程的第1日出皮疹,猩红热第2日,天花第3日,麻疹第4日,斑疹伤寒第5日,伤寒第6日等。水痘的皮疹主要分布于躯干;麻疹的皮疹先出现于耳后、面部,然后向躯干、四肢蔓延。皮疹的形态主要有4种。①斑丘疹:斑疹呈红色不凸出皮肤,可见于斑疹伤寒、猩红热等。丘疹呈红色凸出皮肤,可见于麻疹。②出血疹:压之不褪色,表现为瘀点或瘀斑,见于流行性出血热、登革热、流行性脑脊髓膜炎、败血症等疾病。③疱疹:多见于水痘、天花、单纯疱疹、带状疱疹等病毒性传染病,疹内含有浆液,表面隆起为疱疹。④荨麻疹:为皮肤暂时性的、局限性隆起水肿,不规则或片块状的瘙痒性皮疹,见于寄生虫病、血清病等。

3)毒血症状:病原体的各种代谢产物,包括细菌毒素可引起发热、乏力、全身不适,厌食、头痛及肌肉、关节、骨骼疼痛等症状。严重者可有意识障碍、谵妄、脑膜刺激征、中毒性脑病、呼吸衰竭及休克等表现,有时还可引起肝、肾损害,表现为肝、肾功能的改变。这种毒血症状是多种传染病的常见共同表现。①毒血症:病原体在局部生长繁殖,产生其毒素进入血液,引起全身功能失调和中毒症状。②菌血症:病原体在局部生长繁殖后侵入血流,不出现明显症状为原发性菌血症,继而在血管内皮细胞及肝脾内大量繁殖,再次进入血流,称为第2次菌血症。③败血症:病原体在局部生长繁殖,并进入血流,在血中生长繁殖,并产生其毒素,引起全身严重中毒症状,称为败血症。④脓毒血症:当化脓性病原体引起败血症时,由于人体抵抗力明显减弱,病原体随血流引起转移性化脓灶时称为脓毒血症。

(3)临床分型　根据传染病临床过程的长短可分为急性、亚急性和慢性型;按病情轻重可分为轻型、中型、重型和极重型;发病急骤而病情严重者称暴发型;根据临床特征可分为典型与非典型,典型相当于中型或普通型,非典型则可轻可重。临床分型对治疗、隔离、护理等具有指导意义。

三、传染病的流行过程及影响因素

传染病的流行过程就是传染病在人群中发生、发展和转归的过程,它的发生需要3个基本条件,即传染源、传播途径和易感人群。流行过程本身又受社会因素和自然因素的影响。

1. 流行过程的 3 个环节

(1)传染源 指体内有病原体生长、繁殖，并能排出病原体的人和动物。传染源包括以下 4 个方面。

1)病人：是重要的传染源，病人可借其排泄物或呕吐物而促进病原体的播散。慢性病人可长期排出病原体，轻型病人虽然排出病原体的数量不多，但由于不易被发现，所以也常常是重要的传染源。

2)隐性感染者：在某些传染病中，如流行性脑脊髓膜炎、脊髓灰质炎等，隐性感染者是重要的传染源。

3)病原携带者：指没有症状却能排出病原体的人。尤其是慢性病原携带者无症状而长期排出病原体，在某些传染病中，如伤寒、细菌性痢疾等，有重要的流行病学意义。

4)受感染动物：某些动物间的传染病，如狂犬病、鼠疫等，也可传给人类，引起严重疾病。还有一些传染病，如流行性乙型脑炎、钩端螺旋体病等，受感染动物是重要的传染源。

(2)传播途径 病原体离开传染源到达另一个易感者所经历的途径称为传播途径。常见的有以下几种。

1)呼吸道传播：亦称空气传播，病原体从传染源体内排出，存在于飞沫、飞沫核及尘埃中，易感者吸入时可引起感染，如麻疹、流行性脑脊髓膜炎、结核病等。

2)消化道传播：亦称粪-口传播，病原体污染食物、饮用水或食具，易感者进食后感染，如伤寒、细菌性痢疾、霍乱等。

3)接触传播：分为直接接触与间接接触。直接接触传播：易感者与传染源不需要通过外界因素直接接触而感染，如狂犬病；间接接触传播：又称日常生活接触传播，是传染源的分泌物及排泄物污染了日常生活用品，易感者接触到被病原体污染的日常生活用品时被感染，如细菌性痢疾、病毒性肝炎等。

4)虫媒传播：分为经昆虫叮咬吸血传播及昆虫机械携带传播，被病原体感染的吸血节肢动物，如蚊子、鼠蚤等，于叮咬时把病原体传给易感者，可分别引起疟疾、流行性乙型脑炎、鼠疫等。

5)血液、体液传播：病原体存在于携带者或病人的血液或体液中，通过应用血制品、分娩或性交等传播，如疟疾、乙型肝炎、艾滋病等。

6)其他：如医源性传播、土壤传播、母婴传播等。

有些传染病只有一种传播途径，如伤寒只经饮食传播；有些传染病则有多种传播途径，如病毒性肝炎可经性传播、血液传播和母婴传播。母婴传播属于垂直传播的范畴，其他途径传播多属于水平传播。

(3)人群易感性 对某些传染病缺乏特异性免疫力的人称为易感者，他们都对该病原体有易感性。当易感者在某一特定人群中的比例达到一定水平，又有传染源和合适的传播途径时，则容易发生该传染病流行。

2. 影响流行过程的因素

(1)自然因素 自然环境中的各种因素，包括地理、气象和生态等条件，对传染病流行过程的发生和发展都有重要影响。寄生虫病和由虫媒传播的传染病对自然条件的依赖性尤为明显。传染病的地区性和季节性与自然因素有密切关系。

（2）社会因素　包括社会制度、经济状况、生活条件和文化水平等，对传染病流行过程有决定性的影响。新中国成立后，人民生活文化水平不断提高，实行计划免疫，已使许多传染病的发病率明显下降或接近消灭。目前，因人口流动、生活方式、饮食习惯的改变和环境污染等，有可能使某些传染病的发病率升高，如结核病、艾滋病、疟疾等。

四、传染病的预防

坚持做好传染病的预防工作，对减少传染病的发生及流行，达到最终控制和消灭传染病有重要的意义。预防工作应针对传染病流行过程的 3 个基本环节采取综合性措施，并且根据各种传染病的特点，抓住薄弱环节，采取适当的措施，防止传染病的传播。

1. 管理传染源　对传染病病人应尽量做到五早：早发现、早诊断、早报告、早隔离、早治疗。根据 2004 年 12 月 1 日起施行的《中华人民共和国传染病防治法》，将法定传染病分为甲、乙、丙 3 类。①甲类传染病：为强制管理的传染病，共 2 种，包括鼠疫、霍乱。②乙类传染病：包括传染性非典型肺炎、艾滋病、病毒性肝炎、脊髓灰质炎、人感染高致病性禽流感、麻疹、肾病综合征出血热、狂犬病、流行性乙型脑炎、登革热、炭疽、细菌性和阿米巴痢疾、肺结核、伤寒和副伤寒、流行性脑脊髓膜炎、百日咳、白喉、新生儿破伤风、猩红热、布鲁菌病、淋病、梅毒、钩端螺旋体病、血吸虫病、疟疾、甲型 H_1N_1 流感（2009 年新增加）。③丙类传染病：包括流行性感冒、流行性腮腺炎、风疹、急性出血性结膜炎、麻风病、流行性和地方性斑疹伤寒、黑热病、丝虫病、包虫病、除霍乱、痢疾、伤寒和副伤寒以外的感染性腹泻病，手足口病（2008 年新增加）。

根据《传染病信息报告管理规范》中的传染病报告时限规定：责任报告单位和责任疫情报告人发现甲类传染病和乙类传染病中的肺炭疽、传染性非典型肺炎、脊髓灰质炎、人感染高致病性禽流感的病人或疑似病人时，或发现其他传染病和不明原因疾病暴发时，应于 2 h 内将传染病报告卡通过网络报告；未实行网络直报的责任报告单位应于 2 h 内以最快的通讯方式（电话、传真）向当地县级疾病预防控制机构，并于 2 h 内寄出传染病报告卡。对其他乙、丙类传染病病人、疑似病人和规定报告的传染病病原携带者在诊断后，实行网络直报的责任报告单位应于 24 h 内进行网络报告；未实行网络直报的责任报告单位应于 24 h 内寄出传染病报告卡。县级疾病预防控制机构收到无网络直报条件责任报告单位报送的传染病报告卡后，应于 2 h 内通过网络直报。

《中华人民共和国传染病防治法》规定医疗机构发现甲类传染病时，应当及时采取下列措施：①对病人、病原携带者，予以隔离治疗，隔离期限根据医学检查结果确定；②对疑似病人，确诊前在指定场所单独隔离治疗；③对医疗机构内的病人、病原携带者、疑似病人的密切接触者，在指定场所进行医学观察和采取其他必要的预防措施；④拒绝隔离治疗或者隔离期未满擅自脱离隔离治疗的，可以由公安机关协助医疗机构采取强制隔离治疗措施。

医疗机构发现乙类或者丙类传染病病人，应当根据病情采取必要的治疗和控制传播措施。

对传染病的接触者，应分别按具体情况采取检疫措施，密切观察，并适当应用药物预防或预防接种。应尽可能地在人群中检出病原携带者,进行治疗、教育、调整工作岗位和随访观察。

对动物传染源,如属有经济价值的家禽、家畜,应尽可能加以治疗,必要时宰杀后加以消毒处理;如无经济价值或危害性大的动物,如鼠类、狂犬应予杀灭、焚烧处理。

2.切断传播途径　应根据传染病的不同传播途径采取不同措施,因时、因地制宜。对于消化道传染病、虫媒传染病以及许多寄生虫病来说,切断传播途径通常是起主导作用的预防措施。其中,以开展爱国卫生运动、搞好环境卫生为重点措施。

消毒是切断传播途径的重要措施。狭义的消毒是指消灭污染环境的病原体。广义的消毒则包括消灭传播媒介在内。消毒有疫源地消毒(包括随时消毒与终末消毒)及预防性消毒两大类。消毒方法有物理消毒法和化学消毒法2种,可根据不同的传染病采用。

3.提高人群免疫力　提高人群免疫力的措施包括特异性和非特异2个方面。提高人群非特异性免疫力的措施包括改善营养、锻炼身体和提高生活水平等,但起关键作用的还是通过预防接种提高人群的主动或被动特异性免疫力。接种疫苗、菌苗、类毒素等之后可使人体对相应的病毒、细菌、毒素等产生特异性主动免疫能力;免疫球蛋白可使人体获得特异性被动免疫。注射抗毒素、特异性免疫球蛋白后,可使人体具有特异性被动免疫。人类由于普遍接种牛痘苗,现已在全球消灭了天花。由于我国在儿童中坚持实行计划免疫,全面推广服用脊髓灰质炎疫苗,目前我国已极少出现脊髓灰质炎病例。免疫预防接种对传染病的控制和消灭起着关键的作用。

五、传染病的护理

【护理评估】

1.健康史　详细询问病人患病的起始时间,有无明显起因,起病方式、主要症状及特点,热型,皮疹情况,有无伴随症状及并发症,有无毒血症状等;一般情况如饮食、睡眠、体重、排便习惯有无改变等,了解病人是否具有传染病所具有的基本特征。同时注意各传染病所特有的症状和体征,如病毒性肝炎病人的黄疸、肝大,白喉病人的假膜,麻疹病人的皮疹与口腔黏膜斑等。

传染病是由特异的病原体引起的,在发病年龄、流行地区与季节方面有很大的差异性,应根据不同传染病的流行特征收集资料,包括年龄、职业、生活习惯、居住或旅游地区、发病季节、接触史、家庭或集体发病情况、既往传染病史、预防接种情况等。如血吸虫病的发生有一定的地区性,乙型脑炎的发病有一定的季节性,个人及周围卫生状况不良对肠道传染病可提供重要参考依据,患过麻疹的病人一般不会第2次患病等。

2.身体评估　评估病人的生命体征,有无发热及发热的程度,有无神志改变,营养状况如何,皮肤黏膜有无皮疹,皮疹的形态、分布、有无痒感,皮肤黏膜有无黄染,黄染的部位及程度,有无全身淋巴结肿大,心肺功能如何,肝脾大小、软硬度及有无压痛,有无腹水及神经系统体征等。

3.实验室及其他检查

(1)血、尿及粪便一般检查

1)血常规检查:用途最广的是白细胞计数及分类。白细胞总数显著增多,常见于化脓性细菌感染,如流行性脑脊髓膜炎、败血症等;革兰氏阴性杆菌感染时白细胞总数往往升高不明显或减少,如伤寒、沙门菌感染引起的食物中毒等;病毒感染时白细胞总数通常减少或正常,分类淋巴细胞增高;中性粒细胞百分比增高而白细胞总数不高,提示感染严重;嗜酸性粒细胞增多,见于寄生虫病;淋巴细胞增多见于结核病等。

2)尿常规检查:尿中出现蛋白、细胞及管型等,多见于流行性出血热、猩红热并发肾小球肾炎等。

3)粪便常规检查:可见红细胞、白细胞、脓细胞或虫卵等,多见于细菌性痢疾、寄生虫病等。

(2)血生化检查 肝功能检查是诊断病毒性肝炎的重要依据。

(3)病原学检查 根据病种和病程的不同时期,采集血液、脑脊液、痰液、骨髓、粪便和尿等标本,通过直接检查和培养分离的方法查出病原体。最好在使用抗生素前,取新鲜标本,避免污染,及时送检,以提高阳性率。

(4)免疫学检查 人受病原体感染后,体内存在特异性抗原和抗体,可在血清或其他体液中发现。应用已知的抗原或抗体检测血清或体液中的相应抗原或抗体,可判断病人是否患有相应的传染病及其免疫功能状态,也可用于调查该病的流行情况和人群的免疫水平。

1)特异性抗体检测:在传染病早期,血清中不出现特异性抗体或滴度较低,但在急性期或恢复期,抗体滴度显著升高,故在急性期及恢复期双份血清检测其抗体由阴性转为阳性,或滴度升高4倍以上时,往往有重要意义。特异性抗体IgM的检出,有助于对现有或近期感染的诊断。

特异性抗体检测的方法很多,常用的有凝聚反应、沉淀反应、补体结合试验、中和反应、免疫荧光检查、放射免疫测定(RIA)、酶联免疫吸附试验(ELISA)等。

2)特异性抗原检测:其诊断意义较抗体检测更为可靠,如检出乙型肝炎病毒e抗原,是乙型肝炎病毒感染及活动复制的证据。大多用以检测抗体的方法都可用于检测抗原,常用的有RIA、ELISA、酶免疫测定(EIA)、荧光抗体技术(FAT)等。

3)其他:皮肤试验常用于血吸虫病人的流行病学调查;免疫球蛋白检测有助于判断体液免疫功能;T细胞亚群检测常用于艾滋病的诊断。

(5)其他检查 根据需要可选用X射线、超声波、计算机断层扫描(CT)、内镜、活体组织、肾功能、脑脊液等检查等。将各种检查与临床资料综合分析,有助于对病人做出正确的评估。

4.心理及社会评估

(1)评估病人对所患传染病的认识程度,顾虑及疾病痛苦所造成的心理反应,如对该病有关知识的缺乏,不了解预后,不知道如何配合治疗与护理;由于高热、严重腹泻、黄疸、大量腹泻等均可引起病人焦虑或恐惧。

(2)了解病人对住院及隔离的认识,有无被约束、孤独及被遗弃感。

（3）询问和观察患病后是否对工作、学习、经济、日常生活、婚姻、家庭等方面造成影响及其心理反应，如患病后导致恋爱中断，住院后影响升学、工作，子女或父母无人照顾，支付医疗费用影响家庭生活等均可引起病人焦虑。

（4）观察是否因不良情绪造成食欲减退、睡眠障碍等生理反应，评估病人的应对能力和应对效果。

（5）评估病人家庭成员、同事、亲友及单位领导对传染病的认识和对病人的关怀及帮助，所在社区的医疗保健条件，能否对病人出院后的继续治疗提供帮助等。

【常见护理诊断/问题】

1. 体温过高　与病原体感染后释放致热源有关。
2. 皮肤完整性受损　与病原体和（或）代谢产物引起皮肤黏膜发疹有关。
3. 有传播感染的危险　与病原体排出有关。
4. 焦虑、恐惧　与患病对健康的威胁或担心预后有关。

【护理目标】

发热期间病人主诉舒适感增加，体温得到控制；受损组织逐渐恢复正常，出疹期间舒适感增加，病人/家属学会有关皮疹的护理方法；感染源控制在隔离单位，病人传播感染的可能性降至最低；病人焦虑、恐惧感缓解。

【护理措施】

1. 体温过高

（1）观察体温变化　一般每 4 h 测体温 1 次，体温突然升高或骤降时随时测量并记录。注意发热程度及热型变化，同时观察脉搏、呼吸、意识状态及病人身心反应，如头痛、全身酸痛、烦躁、焦虑及治疗效果等。

（2）卧床休息　以减少体力消耗，保持体位舒适。

（3）饮食护理　给予高热量、高蛋白、高维生素、易消化的流质或半流质饮食，鼓励病人多饮水，必要时静脉输液。补充水分的目的为：①补充体内丢失的水分；②有助于降温；③利于毒素排出。

（4）创造适宜的环境　经常开窗通风，保持室内空气新鲜、安静、整洁。

（5）保暖或降温措施　病人出现畏寒、寒战时，应给予保暖，如加盖被子、用热水袋或喝热饮料；高热时，采用物理降温，如温水擦浴、25%～50% 乙醇擦浴、冷敷等，按医嘱使用降温药。注意有皮疹时，禁用擦浴法。在物理或药物降温后约 30 min 测量体温 1 次，并记录。

（6）口腔、皮肤护理　协助病人在晨起、饭后、睡前漱口，必要时进行口腔护理；病人大量出汗后给予温水擦拭，必要时更换内衣等，保持皮肤清洁干燥并防止受凉。

（7）按医嘱给予病因治疗　如使用抗生素等，应了解药物的作用、用法、剂量及间隔时间等，注意观察药物疗效及不良反应。

2. 皮肤完整性受损

（1）观察皮疹特点 如形态、分布、部位、出疹顺序、时间及皮疹消退后的脱屑、脱皮、结痂、色素沉着等变化。

（2）保持局部皮肤清洁、干燥 每日用温水清洗皮肤,注意禁用肥皂水,勤换衣被,床铺保持清洁、干燥。

（3）避免局部皮肤受损 剪短病人指甲,防止抓破皮肤;鼓励病人勤翻身,避免压伤和损伤局部皮肤;皮疹消退、脱皮不完全时,可用消毒剪修剪,不可用手撕拉,以防皮肤出血、感染;瘙痒严重者,按医嘱用炉甘石等涂擦局部。

（4）口腔黏膜疹者应给予口腔护理 每日用温水或漱口液在晨起、饭后、睡前清洁口腔;合并溃疡者,局部可用 0.03 g/mL 过氧化氢溶液洗净后涂以冰硼散。

（5）眼结膜充血、水肿者应保护眼睛 用生理盐水清洁眼痂,必要时按医嘱使用氯霉素眼药水或抗生素眼膏,以保持局部清洁,防止继发感染。

3.有传播感染的危险

（1）对传染病病人按隔离种类采取不同的隔离措施,根据其传染期的长短确定隔离时间,一般隔离至症状消失或病原体检查阴性为止。

（2）严格执行消毒制度,对病人的分泌物、排泄物及污染品应严格消毒处理。

（3）遵医嘱进行病原治疗,消灭或减少病原体。

（4）向病人及家属讲解隔离、消毒的重要性及方法,取得配合治疗和护理,并严格执行探视和陪护制度,减少感染及传播机会。

4.焦虑、恐惧

（1）评估病人的焦虑程度 观察病人的焦虑表现如面部表情、坐立不安、烦躁、注意力不集中、失眠等,评估焦虑的程度。

（2）与病人进行有效沟通 主动与病人交谈,尊重病人,态度和蔼,鼓励病人说出使其不安的想法和感受,并耐心听其诉说。

（3）针对焦虑的原因进行指导和健康宣教 讲解与疾病有关的知识,如病因及诱因,目前治疗情况,有关护理方法,预后及对日常生活、工作及家庭的影响,隔离的重要性等,让病人正确认识传染病。

（4）提供控制焦虑的方法 如放松疗法、分散注意力、与家人通话等。必要时按医嘱使用镇静剂。

（郑州铁路职业技术学院 殷晓玲）

第二节 麻疹病人的护理

麻疹是麻疹病毒引起的急性呼吸道传染病,主要发生在儿童,临床上以发热、流涕、咳嗽、眼结合膜充血、口腔黏膜斑（科氏斑，Koplik spot）、全身的皮肤斑丘疹为其特征，可引起肺炎、心肌炎、喉炎、脑炎等并发症。病程多为 7～10 d。本病传染性极强，易造成地方流行，病后有持久免疫力。

【病因及发病机制】

麻疹病毒属副黏液病毒科，为核糖核酸病毒（RNA），无亚型。电镜下，呈球形或丝状。经组织细胞培养连续传代后，渐失去致病性，但仍保留其免疫性。常以人羊膜、鸡胚细胞培养传代，适当减毒后制成疫苗。麻疹病毒在体外生活力较弱，不耐热，对日光及一般消毒剂均很敏感，日光照射 20 min 即可失去致病力。含病毒的飞沫在室内空气中保持传染性不超过 2 h，对干燥、寒冷、低温有强耐受力。

麻疹病毒从上呼吸道及眼结膜侵入人体，先在黏膜上皮细胞及附近淋巴组织进行复制，引起局部炎症而后侵入血流，形成第 1 次病毒血症。病毒散布于全身单核巨噬细胞系统大量繁殖，再次侵入血流形成第 2 次病毒血症，引起全身中毒症状和皮疹。

麻疹病程可能属于迟发型超敏细胞免疫反应，同时又存在体液免疫反应。病毒被清除，人体产生 IgM、IgG 抗体，前者很快消失，后者逐渐升高，因维持时间久而免疫力持久。

麻疹主要病变为全身淋巴组织中有多核巨细胞形成，特别多见于扁桃体、脾脏与阑尾。呼吸道分泌物中可找到多核巨细胞，有助早期诊断。麻疹黏膜斑系黏膜下炎症，局部充血、渗出、细胞浸润、坏死与角化。皮疹系真皮层内毛细血管内皮细胞肿胀、增生、单核细胞浸润、毛细血管扩张、红细胞和血浆渗出所致。以后表皮细胞变性、坏死、角化、出现落屑现象。皮疹处毛细血管内血液瘀滞，红细胞破坏，遗留色素沉着，2～3 周消失。

【流行病学】

1. 传染源　麻疹病人是唯一的传染源，从出疹前 5 d 至出疹后 5 d 均有传染性，如合并肺炎，传染性可延长至出疹后 10 d。传染期病人口、鼻、咽、眼结合膜分泌物、痰、尿、血液中特别在白细胞内都有麻疹病毒。恢复期不带病毒。

2. 传播途径　主要通过呼吸道飞沫传播，密切接触者可经污染病毒的手传播，传染性很强。

3. 易感人群　普遍易感，未患过麻疹者与病人接触后绝大多数要发病，病后有持久免疫力。儿童发病率高，6 个月内婴儿很少患病。

4. 流行特征　自麻疹疫苗接种以来，发病率已显著下降，近年来麻疹的发病年龄向大年龄组推移。青少年及成人发病率相对上升。全年均可发病，以冬、春季为主，病后可获持久免疫。

【临床表现】

典型麻疹分为 4 期。

1. 潜伏期　一般 6～18 d，平均 10 d，潜伏期末可有低热、全身不适。

2. 前驱期（出疹前期）　从发热至出疹，一般 3～4 d，以发热、上呼吸道感染和麻疹黏膜斑为主要特征。患儿体温可高达 39～40 ℃，伴有流涕、咳嗽、流泪等卡他症状，结膜充血、畏光流泪及眼睑水肿是本病特点。90%以上的患儿于发疹前24~48 h出现麻疹黏膜斑,在第1白齿相对应的颊黏膜处,1 mm左右,灰白色,周围有红晕,出疹后1~2 d消失,具有早期诊断价值。

3. 出疹期　多在发热后3~4 d出现皮疹,初见于耳后发际、颈部,渐至面部、躯干、四肢及手心足底,为淡红色充血性斑丘疹,大小不等,压之褪色,可融合呈暗红色,疹间皮肤正常,3~5 d出齐。出疹时全身中毒症状加重,易并发肺炎、喉炎等。

4. 恢复期　出疹3~4 d后,皮疹按出疹的先后顺序消退,可有麦麸样脱屑及浅褐色色素沉着,7~10 d消退。体温随之下降,其他症状也随之好转。

5. 常见并发症

(1)支气管肺炎　为最常见的并发症。麻疹病毒性肺炎临床表现不严重,若并发细菌性肺炎,病情加重,有高热、咳嗽、脓痰、气急、鼻翼煽动、口唇发绀、肺部啰音等。白细胞升高,痰培养有病原菌生长,常见有金黄色葡萄球菌、肺炎球菌及流感杆菌。

(2)喉炎　麻疹病程中有轻度喉炎,但继发细菌感染可发生严重的喉炎及支气管炎,有声嘶、犬吠样频咳、呼吸困难、缺氧等呼吸道梗阻表现。

(3)心肌炎　多见婴幼儿。表现为气急、烦躁不安、面色苍白、口唇发绀、四肢厥冷、脉细速弱,心率>160次/min、心音钝、肝大等心力衰竭征象,皮疹不能透发或突然隐退。

(4)脑炎　主要见于儿童,发生率0.01%~0.05%,多发生在出疹后2~6 d,也可发生在出疹后3周内。临床表现与其他病毒性脑炎相似,常有高热、头痛、呕吐、嗜睡、神志不清、惊厥及强直性瘫痪等。多在1~5周后恢复。可留有智力障碍、瘫痪、失明及耳聋等后遗症。

(5)亚急性硬化性全脑炎　是麻疹的远期并发症,为亚急性进行性脑组织退行性病变。潜伏期2~17年,起病缓慢,先是智力减退、行为异常、烦躁、睡眠障碍,数月后逐渐发展出现持续性肌阵挛、智力异常、视听障碍、语言不清、共济失调,或局部强直性瘫痪,去大脑强直状态。脑中可查出麻疹抗原,分离出麻疹病毒。血清与脑脊液中麻疹抗生素持续呈阳性。多数病人于起病6~9 d后死亡。

【实验室及其他检查】

1. 血常规　白细胞总数减少,淋巴细胞相对增多。淋巴细胞严重减少,提示预后不良,中性粒细胞增多提示继发细菌感染。

2. 检测多核巨细胞及麻疹抗原　初期取病人的鼻咽分泌物、痰和尿沉渣涂片可见多核巨细胞;可用直接荧光抗体检测剥落细胞中麻疹病毒抗原。

3. 血清学检查　出疹1~2 d内即可从血中检出特异性IgM抗体,有早期诊断价值。

4. 病毒分离　从呼吸道分泌物中分离出麻疹病毒可做出特异性诊断。

【诊断要点】

在麻疹流行期间,接触过麻疹病人的易感者出现发热、咳嗽、流涕、流泪、畏光、结膜出血、麻疹黏膜斑、典型皮疹、疹退后糠麸脱屑、色素沉着等可诊断。

【治疗要点】

麻疹无特异疗法,以加强护理、对症治疗、预防感染为治疗原则。有并发症的给予相应治疗。补充维生素 A 可减少并发症的发生。

1.一般处理及支持治疗　卧床休息,加强护理。注意室内清洁、温暖、通风,保持空气新鲜。眼、鼻、口腔及皮肤保持清洁,饮食宜富营养易消化,鼓励多饮水。高热者输液,可酌情用小剂量解热药,咳嗽用祛痰止咳剂,烦躁不安者用安定剂。

2.中医中药治疗　根据不同病期进行辨证施治。如前驱期以透疹解表为主,宜用宣毒发表汤或葛根升麻汤加减。出疹期以清热解毒为主,可用银翘散加减;若疹出不透重用三黄石膏汤或犀角地黄汤;若皮疹色白不红、虚弱肢冷者,用人参败毒饮。恢复期宜养阴清肺,用沙参麦冬汤或竹叶石膏汤。

3.并发症治疗

(1)支气管肺炎　如继发细菌感染,最好是根据致病菌药敏结果选用抗菌药物。常用青霉素 G、氨苄西林、红霉素及复方磺胺甲噁唑等。疗程 1～2 周,或体温正常后 5 d 停药。高热、中毒症状严重者,酌情用小剂量氢化可的松静滴。进食少者可适当补液加支持疗法。

(2)喉炎　保持室内湿度,给予蒸汽吸入,止咳祛痰剂内服。选用 1～2 种抗菌药物。重症者可用泼尼松或地塞米松静脉滴注。呼吸道梗阻缺氧者吸氧,镇静剂保持安静。喉阻塞严重者应及早考虑气管切开。

(3)心肌炎　严重心肌炎,应用激素治疗。有心力衰竭者,宜早期使用速效洋地黄制剂。

(4)脑炎　对症及支持疗法。

【护理评估】

1.健康史　评估有无与麻疹病人接触史、既往有无麻疹史、疫苗接种史,皮疹出现的时间及特点,有无发热、咳嗽、流涕、流泪等症状。

2.身体评估　评估生命体征,尤其注意体温的变化。评估皮疹的分布、出疹的顺序及特点,有无麻疹黏膜斑,评估有无口唇发绀、肺部啰音、心率加快、肝大等征象。

3.实验室及其他检查　阅读血常规结果,了解白细胞总数是否减少,淋巴细胞是否增多,血清特异性抗体检查滴度是否增高等。

4.心理及社会评估　评估病人对本病的认识程度,顾虑及疾病痛苦所造成的心理反应,了解病人对住院及隔离的认识,有无被约束、孤独及被遗弃感。

【常见护理诊断/问题】

1.体温过高　与病毒血症、继发感染有关。

2.皮肤完整性受损　与皮疹有关。

3.有感染的危险　与机体免疫力低下有关。

4.潜在并发症　肺炎、喉炎、脑炎等。

【护理目标】

体温恢复正常;皮疹透发;无感染等并发症发生或并发症得到及时发现与处理。

【护理措施】

1. 病情观察 密切观察病情变化,体温高低、皮疹出疹的情况,一旦出现相关并发症表现,应及时通知医生予以相应处理。

2. 生活护理 卧床休息至皮疹消退、体温正常。保持室内安静,空气新鲜、湿润,光线柔和,保持皮肤清洁和床单的干燥、清洁,勤剪指甲,防止抓伤皮肤导致继发感染。及时评估透疹情况。保持口腔、眼、耳、鼻部的清洁,用生理盐水清洗双眼,再滴入抗生素眼液或眼膏;加强口腔护理,多喝白开水;防止呕吐物或眼泪流入耳道引起中耳炎;及时清除鼻痂。给予清淡、易消化的流食、半流食,少量多餐。鼓励多饮水,以利排毒、退热、透疹。恢复期应添加高蛋白、高维生素(特别是维生素 A)的食物,无须忌口。

3. 对症护理 处理麻疹高热时须兼顾透疹,不宜用药物或物理方法强行降温,尤其禁用乙醇擦浴、冷敷,以免刺激皮肤影响皮疹透发及体温骤降引起末梢循环障碍。体温>40 ℃时可用小量的退热剂,以免发生惊厥。烦躁不安者可酌情给镇静剂,合并肺炎出现发绀者给予吸氧等。

4. 用药护理 遵医嘱给药,并注意观察药物的疗效及不良反应。如心力衰竭者在用洋地黄制剂前,须测脉搏或心率,用洋地黄制剂的过程中,应密切观察有无恶心、呕吐、眩晕、头痛、心动过缓或心律失常等中毒症状。

5. 心理护理 与病人及家属进行沟通,让其家人了解病情及病程,积极配合医护工作,使病人早日康复。

6. 预防感染的传播

(1)隔离患儿 对麻疹病人应早期诊断,早期隔离治疗。采取呼吸道隔离至出疹后5 d,有并发症者延至出疹后 10 d。接触的易感儿隔离观察 21 d。

(2)切断传播途径 病室通风换气,空气消毒,患儿衣被及玩具等在阳光下暴晒 2 h,减少不必要的探视。医务人员接触患儿后,须在日光下或流动空气中停留 30 min 以上,才能再接触其他患儿或健康易感者。

(3)保护易感人群 对 8 个月以上未患过麻疹的小儿应接种麻疹疫苗。7 岁时进行复种。易感儿接触麻疹后 5 d 内注射免疫球蛋白,可免于发病。

【健康教育】

1. 向家长介绍麻疹的病程、隔离时间、并发症和预后,使其有充分的心理准备,积极配合治疗。

2. 无并发症的患儿可在家中治疗护理,指导家长做好消毒隔离、皮肤护理及病情观察,防止继发感染。

3. 教育家长疾病流行期间不带易感儿童去公共场所。

(殷晓玲)

第三节　水痘病人的护理

水痘是由水痘带状疱疹病毒引起的急性传染病。临床特征为皮肤和黏膜相继出现并同时存在斑疹、丘疹、疱疹和结痂,全身症状轻微。病后可获持久免疫。

【病因及发病机制】

水痘带状疱疹病毒属疱疹病毒科,呈球形,直径为 150 ~ 200 nm,核心为双股的 DNA,包以对称 20 面体的核衣壳,其周围为脂蛋白膜,含有补体结合抗原。不含血凝素及溶血素。病毒仅有 1 个血清型。该病毒体外生命力较弱,不能在痂皮中存活,能被乙醚灭活,在疱疹液中-65 ℃可存活 8 年。

病毒经口、鼻进入人体后在呼吸道黏膜细胞中复制,而后进入血流,形成病毒血症。在单核-吞噬细胞系统内再次增殖后释放入血,形成第 2 次病毒血症。由于病毒入血是间歇性的,故临床表现为皮疹分批出现,且各类皮疹同时存在。皮肤病变仅限于表皮棘细胞层,愈后不留瘢痕。

【流行病学】

1. 传染源　水痘病人是唯一的传染源。

2. 传播途径　病毒存在于患儿上呼吸道鼻咽分泌物及疱疹液中,经飞沫或直接接触传播,出疹前 1 ~ 2 d 至疱疹结痂为止均有传染性。

3. 易感人群　普遍易感,以 1 ~ 5 岁儿童发病为多。免疫力持久。

4. 流行特征　一年四季均可发病,冬春季高发。

【临床表现】

1. 典型水痘　潜伏期约 2 周,前驱期仅 1 d 左右。症状轻微,表现为低热、全身不适、咳嗽等。常在起病当天或次日出现皮疹,特点是:①皮疹分批出现,初始为红色斑疹或斑丘疹,迅速发展为清亮、椭圆形小水疱,周围伴有红晕,疱液先透明而后浑浊,疱疹易破溃,常伴瘙痒,2 ~ 3 d 开始干枯结痂。不同性状的皮疹同时存在是水痘皮疹的重要特征。②皮疹为向心性分布,躯干多,四肢少,是水痘皮疹的又一特征。③黏膜疱疹可出现在口腔、咽、结膜和生殖器等处,易破溃形成溃疡。④水痘为自限性疾病,一般 10 d 左右自愈。

2. 并发症　常见为皮肤继发性细菌感染,也可并发水痘肺炎、脑炎等。

【实验室及其他检查】

1. 血常规　白细胞总数正常或稍高。

2.血清学检查　血清特异性抗体检查滴度增高 4 倍以上可确诊。

3.疱疹刮片　可见多核巨细胞及核内包涵体。

【诊断要点】

典型病例依据临床表现及流行病学资料即可诊断。本病应与天花、丘疹样荨麻疹、脓疱疹、疱疹性湿疹等进行鉴别。

【治疗要点】

1.一般治疗　本病传染性强,患儿应加强隔离至疱疹干燥结痂为止。加强皮肤护理,避免抓伤。发热期应卧床休息,并给予补充足够水分和营养。

2.抗病毒治疗　阿昔洛韦是目前首选药物,在水痘发病后 24 h 内应用才有效。其他抗病毒药物如阿糖腺苷、伐昔洛韦或泛昔洛韦等亦可选用。若患水痘前,因其他疾病长期使用激素治疗者,应尽快减为生理剂量或停止使用。在病程后期,水痘已结痂,合并重症肺炎或脑炎时,可酌情使用以减轻症状促进早日痊愈。

3.对症治疗　皮肤瘙痒者可局部应用炉甘石洗剂或口服抗组胺药,高热时给予退热剂,有继发感染者,应尽早选用敏感的抗生素治疗。有其他并发症时进行相应对症治疗。

【护理评估】

1.健康史　评估有无与水痘病人接触史,皮疹出现的时间及特点,有无低热、全身不适、咳嗽等症状。

2.身体评估　评估生命体征,尤其注意体温的变化。评估皮疹的分布及特点,评估肺部有无干湿性啰音等。

3.实验室及其他检查　了解血常规结果,了解白细胞总数是否增高。血清特异性抗体检查滴度是否增高等。

4.心理及社会评估　评估病人对本病的认识程度,顾虑及疾病痛苦所造成的心理反应,了解病人对住院及隔离的认识,有无被约束、是否有孤独感。

【常见护理诊断/问题】

1.皮肤完整性受损　与水痘病毒引起的皮疹及继发感染有关。

2.体温过高　与病毒血症有关。

3.潜在并发症　肺炎、脑炎等。

【护理目标】

维持皮肤完整,不发生感染;体温控制正常;不发生肺炎、脑炎等并发症或并发症得到及时发现及治疗。

【护理措施】

1.病情观察　水痘临床过程一般顺利,注意观察患儿病情变化,及早发现异常通知医生予以相应治疗。

2. 生活护理　卧床休息,饮食清淡,多饮水。室温适宜,衣被不宜过厚,以免造成患儿不适,增加痒感。衣被清洁、干燥,剪短指甲,婴幼儿可戴并指手套,以免抓伤皮肤引起继发感染或留下瘢痕。

3. 对症护理　皮肤瘙痒难忍时,可分散其注意力,用温水洗浴、局部涂炉甘石洗剂或0.05 g/mL碳酸氢钠溶液,亦可遵医嘱口服抗组胺药物。疱疹破溃、有继发感染者局部用抗生素软膏,或遵医嘱给予抗生素口服控制感染。发热可用物理降温,忌用阿司匹林,以免增加Reye综合征的危险。

4. 用药护理　该病禁用激素。原来用激素治疗者,遵医嘱递减或停药。有继发感染者遵医嘱尽快给予抗生素治疗。

5. 预防感染传播　保持室内空气新鲜,定时空气消毒。无并发症的患儿多在家隔离治疗,隔离至疱疹全部结痂或出疹后7 d。易感儿接触后应隔离观察3周。

【健康教育】

1. 疾病知识教育　加强预防知识教育,如疾病流行期间少带儿童去公共场所。向家长介绍水痘隔离时间,使家长有思想准备,以免引起焦虑。

2. 饮食指导　指导家长给予患儿足够的营养和水分,饮食宜清淡。

3. 防止感染指导　为家长示范皮肤护理方法,防止继发感染。

(殷晓玲)

第四节　流行性腮腺炎病人的护理

流行性腮腺炎是腮腺炎病毒引起的急性呼吸道传染病。以腮腺肿大、疼痛为特征,多伴发热和咀嚼受限。同时可侵犯其他器官引起脑膜炎、睾丸炎、卵巢炎和胰腺炎等。多发生于儿童和青少年。

【病因及发病机制】

腮腺炎病毒属副黏液病毒,是单股核糖核酸(ssRNA)病毒,呈球形,直径为100~200 nm。有脂蛋白包膜,表面有小的突起。对低温具有相当抵抗力,在4℃时其活力保持2个月,37℃保持24 h,暴露于紫外线下迅速死亡。该病毒有V抗原(病毒抗原)和S抗原(可溶性抗原)2种,感染后出现相应抗体。S抗体在起病后1周出现,随后即下降,可保持6个月,无保护性;V抗体出现较迟,起病2~3周出现,再过1~2周达高峰,V抗体有保护作用。

人是腮腺炎病毒的唯一宿主,存在于病人唾液、血液、尿及脑脊液中。病毒经口、鼻侵入人体后,在局部黏膜上皮细胞中增殖,引起局部炎症和免疫反应,然后入血产生病毒血症,进而扩散到腮腺和全身各器官,由于病毒对腺体组织和神经组织具有高度亲和性,可使多种腺体如腮腺、颌下腺、舌下腺、胰腺、性腺等发生炎症改变。临床呈现不同器官相继出现病变的症状。因此腮腺炎是一种系统的、多器官受累的疾病。病理变化是以受累腺体非化脓炎症为特征。腺体呈间质组织水肿、点状出血、淋巴细胞浸润和腺泡坏死,腺管中充满坏死细胞、渗出物及多形核细胞。腺上皮细胞水肿、坏死,腺泡间血管有充血现象。

【流行病学】

1. 传染源　病人和隐性感染者为本病传染源。自腮腺肿大前 1 d 至消肿后 3 d 均具传染性。

2. 传播途径　病毒主要通过飞沫、直接接触传播,亦可经唾液污染的餐具、玩具等途径传播。

3. 易感人群　好发于 5 ~ 15 岁的儿童及青少年,无免疫力的成人亦可发病。

4. 流行特征　全年均可发病,以冬春季为主。在儿童机构容易造成流行。感染后可获持久免疫。

【临床表现】

1. 典型病例以腮腺炎为主要表现。潜伏期 14 ~ 25 d,平均 18 d。前驱期很短,可有低热、头痛、乏力、食欲缺乏等。腮腺肿大常是疾病的首发体征。通常先起于一侧,2 ~ 3 d 内波及对侧,也有双侧同时肿大或始终限于一侧者。肿大以耳垂为中心,向前、后、下发展,边缘不清,表面发热但不红,有疼痛及触痛,张口、咀嚼特别是食酸性食物时胀痛加剧。腮腺管口红肿,但无分泌物。腮腺肿大 3 ~ 5 d 达高峰,1 周左右逐渐消退。严重者颌下腺、舌下腺、颈淋巴结可同时受累。

2. 腮腺炎病毒常侵入神经系统、其他腺体或器官而产生下列症状。

(1)脑膜脑炎　常在腮腺肿大前、后或同时发生,表现为发热、头痛、呕吐、颈项强直等症状。脑脊液呈无菌性脑膜炎样改变。大多预后良好,重者可留有后遗症或死亡。

(2)睾丸炎　是男孩最常见的并发症,多为单侧受累,睾丸肿胀疼痛,约半数病例可发生萎缩,双侧萎缩者可导致不育症。

(3)急性胰腺炎　较少见。常发生于腮腺肿胀数日后,表现为上腹疼痛,有压痛,伴发热、寒战、呕吐等。

(4)其他　可有心肌炎、肾炎等。

【实验室及其他检查】

1. 血常规　白细胞总数正常或稍低,淋巴细胞相对增多。

2. 血清、尿淀粉酶　发病早期增高,第 2 周左右恢复正常。

3. 血清抗体检测　血清特异性 IgM 抗体阳性提示近期感染。

4. 病毒分离　病人的唾液、尿液、脑脊液、血中可分离出病毒。

【诊断要点】

根据流行情况,接触史以及腮腺肿大特征,诊断并不困难。不典型病例,可用实验室检查方法进行确诊。

【治疗要点】

本病是自限性疾病,无特殊疗法,主要是对症和支持治疗。可采用中医中药内外兼治。

1. 一般治疗　病人应隔离,休息至腮腺肿胀消退。给予流质、软食、避免酸性食物摄入。保证口腔清洁卫生,保证液体摄入量。

2. 对症治疗　高热、头痛、腮肿酸痛较重时,可给予镇静剂及小量退热剂。

3. 药物治疗　抗生素对本病无效。发病早期可应用利巴韦林,成人每日 1 g,儿童 15 mg/kg,静脉滴注,疗程 5 ~ 7 d。睾丸炎可用丁字带托起阴囊,局部冷敷,酌情用肾上腺皮质激素。发生脑膜炎时,加强支持疗法,用脱水剂降低颅内压,可考虑短期内使用激素。

4. 中医中药治疗　中药可用紫金锭、青黛散、醋调外敷,可口服普济消毒饮随症加减,或板蓝根冲剂治疗。

【护理评估】

1. 健康史　评估有无接触史,有无腮腺肿大及疼痛,有无低热、头痛、乏力、食欲缺乏等。

2. 身体评估　评估生命体征,注意体温的变化;评估腮腺肿大的程度;评估有无颈项强直、睾丸肿大、上腹压痛等。

3. 实验室及其他检查　了解血常规结果,了解白细胞总数是否降低。检查血清、尿淀粉酶是否增高,血清特异性 IgM 抗体是否阳性等。

4. 心理及社会评估　评估病人对本病的认识程度,顾虑及疾病痛苦所造成的心理反应,了解病人对住院及隔离的认识,合并睾丸炎的男性病人及家属是否因担心影响生育而出现焦虑、恐惧等。

【常见护理诊断/问题】

1. 疼痛　与腮腺非化脓性炎症有关。
2. 体温过高　与病毒感染有关。
3. 潜在并发症　脑膜脑炎、睾丸炎、胰腺炎等。

【护理目标】

腮腺肿大消失、疼痛缓解;体温恢复正常;未发生并发症或并发症得到及时发现及治疗。

【护理措施】

1. 病情观察　密切观察病情变化 注意患儿有无脑膜脑炎、睾丸炎、急性胰腺炎等临床征象,发现异常及时通知医生并采取相应护理措施。

2. 生活护理　①给予清淡、易消化的半流质饮食或软食。忌酸、辣、硬而干燥的食物,以免引起唾液分泌增多,肿痛加剧。②保持口腔清洁,鼓励患儿多饮水、勤漱口,防止继发感染。

3. 对症护理　①控制体温:高热者给予物理或药物降温。②减轻疼痛:局部冷敷可减轻炎症充血和疼痛。可用茶水或食醋调中药如意金黄散外敷患处,药物应保持湿润,以发挥药效并防止干裂引起疼痛。睾丸炎可用丁字带托起阴囊消肿或局部间歇冷敷以减轻疼痛。

4. 用药护理　遵医嘱给服普济消毒饮或板蓝根冲剂等,并注意观察药物的疗效及不良反应。

【健康教育】

1. 疾病的知识指导　向家长讲解腮腺炎的护理和隔离知识,指导家长做好隔离、用药、饮食、退热等护理,学会观察病情。

2. 预防感染传播指导　无并发症的患儿一般在家中隔离治疗,采取呼吸道隔离,隔离至腮腺肿大完全消退后 3 d 为止。对患儿的呼吸道分泌物及其污染的物品应进行消毒。流行期间应加强幼儿园与学校的晨检,及时发现并隔离患儿。易感儿接种麻疹、风疹、腮腺炎三联疫苗,能起到良好的保护作用。有接触史的易感儿应观察 3 周。

(殷晓玲)

第五节　病毒性肝炎病人的护理

病毒性肝炎是由多种肝炎病毒引起的以肝脏病变为主的传染病。目前确定的肝炎病毒有甲型、乙型、丙型、丁型、戊型,临床上以疲乏、食欲减退、恶心、腹胀、肝大、肝功能异常为主要表现,部分病例出现黄疸。甲型及戊型主要表现为急性肝炎,部分乙型、丙型及丁型可转化为慢性肝炎并可发展为肝硬化,且与肝癌的发生有密切的关系。

【病因及发病机制】

1. 病原　各种嗜肝病毒感染所致。目前已经证实,导致病毒性肝炎的肝炎病毒有甲、乙、丙、丁、戊 5 种。近年发现的庚型肝炎病毒、输血传播病毒等是否引起肝炎尚没有明确定论。

（1）甲型肝炎病毒（HAV）　属于小 RNA 病毒科的嗜肝病毒属。感染后在肝细胞内复制、HAV 直径为 27～32 nm，无包膜，对酸碱抵抗力强，对热和紫外线敏感，紫外线照射 1 h、加热 100 ℃ 5 min 或 1.5～2.5 mg/L 游离氯 15 min 可灭活。

（2）乙型肝炎病毒（HBV）　HBV 属于嗜肝 DNA 病毒科。在电镜下可见 3 种病毒颗粒：①Dane 颗粒是完整的 HBV 颗粒，又称大球形颗粒；②小球形颗粒；③管状颗粒。HBV 的抵抗力很强，对低温、干燥、紫外线及一般化学消毒剂均能耐受。但加热 100 ℃ 10 min 或用高压蒸汽，5 g/L 过氧乙酸，0.03 g/mL 漂白粉均可灭活。

（3）丙型肝炎病毒（HCV）　HCV 属于黄病毒科丙型肝炎病毒属。HCV 是多变异的病毒，是肝炎病毒中最易发生变异的。病毒加热 100 ℃ 5 min 或 60 ℃ 10 h 可以灭活，0.2 g/mL 次氯酸和紫外线照射亦可使之灭活。

（4）丁型肝炎病毒（HDV）　HDV 是一种依赖 HBsAg 才能复制的缺损病毒。以 HBsAg 作为病毒外壳，HDV 定位于细胞核内。传播方式与乙型肝炎基本相同，恢复后约 70% 转为慢性。

（5）戊型肝炎病毒（HEV）　HEV 为无包膜球形颗粒。基因组为正链单股 RNA。HEV 在碱性环境中比较稳定、耐热，但在 4 ℃ 时不稳定、易裂解，HEV 主要在肝细胞内复制，通过胆道排出。

2. 发病机制　各型病毒性肝炎的发病机制目前尚未完全明了。

（1）甲型肝炎　HAV 经口感染后可能先侵入肠道黏膜繁殖，发病前有一较短的病毒血症期，侵入肝细胞后即在肝细胞内复制并引起病变。HAV 对肝细胞的直接作用及免疫反应在致肝损害中起重要作用。

（2）乙型肝炎　HBV 侵入人体后，迅速通过血液到达肝脏。HBV 除在肝细胞内复制外，尚可感染肝外的一些组织（如胰、脾、肾、淋巴结等）。肝外组织对 HBV 的易感性明显低于肝细胞，复制的程度也较低。HBV 虽能在肝细胞内复制并引起肝细胞损伤，但目前认为乙型肝炎的组织损伤并非 HBV 复制的直接结果，而是机体一系列免疫病理引起，即机体的免疫反应在清除 HBV 的过程中造成肝细胞的损伤。慢性化可能与机体免疫机能低下、免疫耐受或病毒发生变异时，HBV 难以及时清除有关。

（3）丙型肝炎　HCV 引起肝细胞损伤的机制与 HCV 的直接致病作用及免疫损伤有关。HCV 的直接致病作用可能是急性丙型肝炎中肝细胞损伤的主要原因，而慢性丙型肝炎以免疫损伤为主。

（4）丁型肝炎　HDV 的外壳是 HBsAg 成分，其发病机制类似乙型肝炎，但一般认为 HDV 对肝细胞有直接致病性。

（5）戊型肝炎　细胞免疫是引起肝细胞损伤的主要原因，同时，病毒进入血流也可导致病毒血症。

【流行病学】

1. 传染源　各型肝炎病毒携带者和各型肝炎病人。

2. 传播途径

（1）粪-口途径　主要经粪-口途径传播的有甲型肝炎和戊型肝炎。污染水源或食物可引起暴发流行。

（2）血液途径　主要经血液途径传播的有乙型肝炎、丙型肝炎及丁型肝炎。通常在半年内曾接受输血、血液制品及消毒不严格的药物注射、免疫接种、针刺治疗、手术、血液透析、器官移植或与病人有密切接触史(如性传播、同性恋)等。

（3）母婴传播　母婴传播也是乙型肝炎的重要传播途径,主要经胎盘、产道分娩、哺乳和喂养等方式传播。

3. 易感性与免疫力　人类对各型肝炎病毒普遍易感,病后可获得免疫力,但各型之间无交叉免疫力。甲型肝炎在幼儿、学龄前儿童中发病率最高,其次为青年人,黄疸型常见,病后免疫力持久;乙型肝炎多见于婴幼儿及青少年,无黄疸型多见。

4. 流行特征　全国各地均有发生,但流行程度不同,发病率与当地卫生状况、经济水平密切相关。甲肝多发于秋冬季,乙肝无明显的季节性。

【临床表现】

潜伏期:甲型肝炎 5～45 d,平均 30 d;乙型肝炎 30～180 d,平均 70 d;丙型肝炎 15～150 d,平均 50 d;丁型肝炎 28～140 d;戊型肝炎 10～70 d,平均 40 d。

1. 急性肝炎　分为2型:急性黄疸型肝炎及急性无黄疸型肝炎。

（1）急性黄疸型肝炎　典型的临床表现为3期。

1）黄疸前期　本期平均 5～7 d。表现为食欲减退、厌油、恶心、呕吐、腹胀、腹痛和腹泻等消化系统症状,同时还可有畏寒、发热、疲乏及全身不适等全身表现。甲型及戊型肝炎起病较急,常 38 ℃以上的发热。乙型肝炎起病较缓慢,多无发热或发热不明显。

2）黄疸期　本期可持续 2～6 周。黄疸前期的发热消退,自觉症状稍减轻。但出现尿色加深如浓茶样、巩膜和皮肤黄染,约 2 周达到高峰。有短暂粪便颜色变浅、皮肤瘙痒、心动过缓等肝内阻塞性黄疸的表现。体征:肝大质地软,有轻度压痛及叩击痛,部分病人有轻度脾大。

3）恢复期　本期持续平均 1 个月。黄疸逐渐消退,症状减轻,肝脾回缩。肝功能逐渐恢复正常。

（2）急性无黄疸型肝炎　约占急性肝炎的90%以上。主要表现为消化道症状,多较黄疸型肝炎轻,因不易被发现而成为重要的传染源。

2. 慢性肝炎　病程常超过半年,常见于乙、丙、丁型肝炎。通常无发热,症状类似急性肝炎。体征:面色灰暗、蜘蛛痣、肝掌、肝脾大。肝功能时有异常或持续异常。

3. 重型肝炎　是一种最为严重的临床类型,各型肝炎均可引起,病死率可高达50%～80%。

（1）重型肝炎的分型　①急性重型肝炎:又称暴发性肝炎,起病较急,起病后 10 d 内迅速出现肝性脑病、肝脏明显缩小、肝臭等。②亚急性重型肝炎:又称亚急性肝坏死,指急性黄疸型肝炎起病后 10 d 以上出现上述重型肝炎主要临床表现。肝性脑病多出现在疾病的后期,多数死于消化道出血,肝功能衰竭,严重感染等。此型病程可长达数周或数月,幸存者都易发展成为坏死后性肝硬化。③慢性重型肝炎:又称慢性肝炎亚急性肝坏死,指在慢性肝炎或肝硬化基础上发生的重型肝炎。此型主要以慢性肝病的症状、体征和肝功能损害及重型肝炎的临床表现为特点,预后较差,病死率高。

（2）重型肝炎的诱因　①病后劳累;②感染;③长期大量酗酒或病后酗酒;④服用对肝脏有损害的药物;⑤合并妊娠。

（3）重型肝炎的临床表现　主要表现为肝衰竭,其临床症状有以下几点。①黄疸迅速加深,血清胆红素>171 μmol/L。②肝脏进行性缩小,出现肝臭。③出血倾向,凝血酶原活动度（PTA）低于40%。④迅速出现腹水、中毒性鼓肠。⑤精神神经系统症状:早期可出现计算能力下降,定向障碍,精神行为异常,烦躁不安,嗜睡,扑翼样震颤等;晚期可发生昏迷,深反射消失。⑥肝肾综合征:出现少尿甚至无尿,电解质、酸碱平衡紊乱,血尿素氮升高等。

4.淤胆型肝炎　又称毛细胆管炎型肝炎。自觉症状较轻,黄疸较深,伴全身皮肤瘙痒,粪便颜色变浅或灰白色。

5.肝炎后肝硬化　肝炎基础上发展为肝硬化。表现为肝功能异常及门静脉高压症。

【实验室及其他检查】

1.血清酶的检测　丙氨酸转氨酶（ALT）在肝功能检测中最为常用,是判断肝细胞损害的重要指标。急性黄疸型肝炎常明显升高;慢性肝炎可持续或反复升高;重型肝炎时因大量肝细胞坏死,ALT 随黄疸迅速加深反而下降,称为胆-酶分离现象,ALT 升高时,天门冬氨酸转氨酶（AST）也升高。其他血清酶类,如碱性磷酸酶（ALP）、谷氨酰转肽酶（γ-GT）升高。

2.血清蛋白的检测　白蛋白只在肝脏合成,球蛋白则由浆细胞和单核巨噬细胞系统合成。慢性肝炎及肝硬化时常有血清白蛋白减少和球蛋白增加,形成白蛋白/球蛋白（A/G）比值下降或倒置。

3.血清和尿胆红素检测　黄疸型肝炎尿胆原和尿胆红素明显增加,淤胆型肝炎时尿胆红素增加,而尿胆原减少或阴性。血清胆红素检查包括总胆红素、直接和间接胆红素检查。黄疸型肝炎时直接和间接胆红素均升高。淤胆型肝炎则以直接胆红素升高为主。

4.凝血酶原活动度（PTA）检查　PTA 与肝损程度成反比,可用于重型肝炎临床诊断及预后判断。重型肝炎 PTA 常<40%,PTA 愈低,预后愈差。

5.血氨浓度检测　肝性脑病,可有血氨升高。

6.肝炎病毒标记物检测

（1）甲型肝炎　①血清抗-HAV-IgM:是 HAV 近期感染的指标,是确诊甲型肝炎最主要的标记物。②血清抗-HAV-IgG 阳性:表示甲型肝炎疫苗接种后或既往感染 HAV 的病人,为保护性抗体。

（2）乙型肝炎

1）表面抗原（HBsAg）与表面抗体（抗-HBs）　HBsAg 阳性见于乙肝病毒（HBV）感染者。HBV 感染后 3 周血中首先出现 HBsAg。抗-HBs 阳性主要见于预防接种乙型肝炎疫苗后或过去感染 HBV 并产生免疫力的恢复者。

2）e 抗原（HBeAg）与 e 抗体（抗-HBe）　HBeAg 阳性提示 HBV 复制活跃,传染性较强。抗-HBe 在 HBeAg 消失后出现。抗-HBe 阳性临床上有 2 种可能性：一是 HBV 复制的减少或停止，此时病人的病情趋于稳定，ALT 多正常且传染性较弱；二是 HBV 的前 C 区基因发生变异，此时 HBV 仍然复制活跃，有较强的传染性，甚至病情加重。

3）核心抗原（HBcAg）与其抗体（抗-HBc）　HBcAg 主要存在于受感染的肝细胞核内，也存在于血液中 Dane 颗粒的核心部分。如检测到 HBcAg，表明 HBV 有复制，因检测难度较大，故较少用于临床常规检测。抗-HBc 出现于 HBsAg 出现后的 3～5 周。当 HBsAg 已消失，抗-HBs 尚未出现，只检出抗-HBc，此阶段称为窗口期。抗-HBcIgM 阳性表示近期感染或慢性感染急性发作，抗-HBcIgG 是过去感染的标志，可保持多年。

4）乙型肝炎病毒脱氧核糖核酸（HBV DNA）和 DNAP（DNA 聚合酶）　均位于 HBV 的核心部分，是反映 HBV 感染最直接、最特异和最灵敏的指标。两者阳性提示 HBV 的存在、复制，传染性强。HBV DNA 定量检测有助于抗病毒治疗病例选择及判断疗效。

（3）丙型肝炎　①丙型肝炎病毒核糖核酸（HCV RNA）：在病程早期即可出现，而于治愈后很快消失。因此可作为抗病毒治疗病例选择及判断疗效的重要指标。②丙型肝炎病毒抗体（抗-HCV）：是丙肝病毒（HCV）感染的标志物而不是保护性抗体。抗-HCV-IgM 见于丙型肝炎急性期，病愈后可消失。高效价的抗-HCV-IgG 常提示 HCV 的现症感染，而低效价的抗-HCV-IgG 可见于丙型肝炎恢复期，甚至治愈后仍可持续存在。

（4）丁型肝炎　血清或肝组织中的 HDAg 和（或）HDV RNA 阳性有确诊意义。急性 HDV 感染时，可检测出 HDAg，但消失很快。抗-HDV-IgM 阳性可诊断为急性感染。而在慢性期抗-HDV-IgG 可持续增高。抗-HDV-IgG 并非保护性抗体。

（5）戊型肝炎　常检测抗-HEV-IgM 及抗-HEV-IgG。由于抗-HEV-IgG 持续时间不超过 1 年，两者均可作为近期感染的指标。但因检测方法仍不理想，须结合临床进行判断。

【诊断要点】

有甲、戊型肝炎病人的接触史。有食入未煮熟的海产品史，如贝壳类食物等有助于甲、戊型肝炎诊断。有不洁注射史、输血和血制品史、肝炎密切接触史等有助于乙、丙、丁型肝炎诊断。临床出现明显的食欲减退、恶心、呕吐、腹胀、肝大、肝功能损害者应考虑本病。确诊依赖于肝炎病原学检查。

【治疗要点】

病毒性肝炎目前仍无特效治疗。治疗原则为综合性治疗，以休息、营养为主；辅以适当药物治疗；避免使用损害肝脏的药物。

1. 急性肝炎

（1）一般及支持疗法　急性肝炎的早期，应住院或卧床休息，病情好转后应注意动静结合，恢复期逐渐增加活动，但要避免过劳，以利康复。应进易消化、维生素含量丰富的清淡食物。

（2）护肝药物　病情轻者口服维生素 C、B 族维生素药物、葡醛内酯（肝泰乐）等。重者进食少或厌食者，可静脉补充葡萄糖及维生素 C 等。

（3）抗病毒治疗　急性甲、戊型肝炎为自限性疾病，不需要抗病毒治疗。成人急性乙型肝炎多数可以恢复，故不需要抗病毒治疗。急性丙型肝炎应早期应用干扰素，其近期疗效可达70%。用法：干扰素300万U，皮下注射，隔日1次，疗程3～6个月。也可口服利巴韦林等抗RNA病毒药治疗。

（4）中医中药治疗　中医认为黄疸肝炎由湿热引起，可用清热利湿辨证施治。

2. 慢性肝炎

（1）一般护肝药物和支持疗法　包括补充维生素；促进解毒功能药物如还原型谷胱甘肽（TAD）、葡醛内酯等；促进能量代谢药物如肌苷、ATP、辅酶A等；促进蛋白代谢药物如复方氨基酸（肝安）注射液、水解蛋白等；改善微循环药物可起退黄作用，应选用山莨菪碱、低分子右旋糖酐以及输注血清白蛋白或血浆。

（2）降转氨酶药物　非特异性降转氨酶药物可选用五味子类药物、联苯双脂滴丸、齐墩果酸、垂盆草冲剂等。

（3）免疫调节药物　特异性免疫增强剂可试用抗-HBV免疫RNA；非特异性免疫增强剂可选用胸腺肽、猪苓多糖等。

（4）抗病毒药物　主要有干扰素和核苷类药物。

（5）中医中药　根据症状辨证施治。

3. 重型肝炎

（1）一般支持疗法　强调卧床休息；减少饮食中的蛋白，以减少肠道内氨的来源；静脉输注白蛋白、血浆；保持水、电解质平衡，防止和纠正低血钾。静脉滴注葡萄糖，补充B族维生素、维生素C、维生素K。

（2）减轻肝脏炎症、促进肝细胞再生　可选用肝细胞生长因子或胰高血糖素-胰岛素（G-I）疗法等。

（3）并发症防治

1）出血的防治　可使用止血药物及输入新鲜血液或凝血因子复合物补充凝血因子；也可用H_2受体拮抗剂如雷尼替丁、法莫替丁等防治消化道出血；必要时，使用环状十四氨基酸或八肽合成类似物的生长抑素。

2）肝性脑病的防治　①防治血氨升高：限制蛋白质摄入，以植物蛋白为主；口服乳果糖每天服用30～60 mL酸化肠道和保持大便通畅；口服诺氟沙星抑制肠道细菌；静脉滴注谷氨酸钾或谷氨酸钠降低血氨。②恢复正常神经递质：左旋多巴静脉滴注或保留灌肠，促进肝性脑病病人苏醒。③维持氨基酸代谢及比例平衡：如静脉滴注肝安、支链氨基酸等。④防治脑水肿：用甘露醇快速静脉滴注，必要时加用呋塞米，以提高脱水效果。

3）继发感染、肝肾综合征的防治　严重黄疸、肝功能衰竭、继发感染、肾血流量不足及电解质、酸碱平衡紊乱等均可引起肾功能不全，应排除引起肾功能不全的诱因。继发感染时应用对肝、肾无毒性的抗菌药物。少尿或无尿时扩充血容量，增加肾血流量，可选用低分子右旋糖酐、血浆或人血白蛋白、小剂量多巴胺，必要时应用利尿药物如使用呋塞米等。

（4）人工肝支持系统和肝移植　目前国内外已开展人工肝支持系统治疗肝衰竭，可部分替代肝脏的功能，延长病人的生存时间，为肝移植赢得时机。

（5）中药治疗 昏迷病人可经鼻饲管注入安宫牛黄丸、紫雪丹等药物治疗,起到苏醒作用。

【护理评估】

1. 健康史 询问既往健康状况,了解本次发病情况,如有无乏力、食欲缺乏、恶心、呕吐、腹胀等。询问近期是否与肝炎病人有密切接触,个人饮食及饮水卫生情况,是否有注射、输血及使用血制品史,是否进行肝炎疫苗接种等。

2. 身体评估 观察生命体征、精神、神志状态、营养状况,皮肤黏膜有无黄疸、皮肤瘙痒、抓痕及破损。体检肝脾大小、质地、有无压痛及叩痛等。

3. 实验室及其他检查 评估血肝功能检查、尿胆红素检测结果以判断肝损害程度,评估肝炎病毒标记物检测结果以确定病毒性肝炎的类型。

4. 心理及社会评估 评估病人对肝炎一般知识的了解情况,对预后的认识,对出现各种症状的心理反应。评估病人家庭经济状况、是否参加医保、了解社会支持系统对肝炎疾病的认识及对病人的关心程度等。

【常见护理诊断/问题】

1. 活动无耐力 与肝功能受损、能量代谢障碍有关。
2. 体温过高 与肝炎病毒感染有关。
3. 营养失调:低于机体需要量 与食欲减退、呕吐、消化和吸收功能障碍有关。
4. 焦虑 与病情严重或不了解预后有关。
5. 潜在并发症 出血、肝肾综合征、肝性脑病等。

【护理目标】

病人活动耐力增加、生活能自理;体温恢复至正常范围;能够遵循饮食计划,增加食欲,体重维持在正常范围内;腹胀减轻,焦虑减轻,情绪稳定;避免或减少了并发症发生,一旦发生能及时发现并配合医师处理。

【护理措施】

1. 病情观察 密切观察生命体征、意识、瞳孔、消化道症状及黄疸的程度,防止并发症发生。若局部穿刺后出血难止,皮肤瘀点、瘀斑、牙龈出血、鼻出血、呕血、便血等,应立即采取有效止血措施。对重症肝炎、肝衰竭病人应严格记录 24 h 尿量,观察有无精神或神志的改变,若出现情绪异常、性格改变、行为反常、定向力障碍、昼睡夜醒等,提示肝性脑病早期,应及时报告医师。监测肝功,重症病人应注意有无胆酶分离。

2. 生活护理

（1）休息与活动 急性肝炎、慢性肝炎活动期、重型肝炎应卧床休息,以降低人体代谢率,增加肝脏的血流量,有利于肝细胞修复;待症状好转、黄疸减轻、肝功能改善后,逐渐增加活动量,以不感疲劳为度;肝功能正常 1~3 个月后可恢复日常活动及工作,但仍应避免过度劳累和重体力劳动。

（2）饮食护理 ①肝炎急性期：宜进食清淡、易消化、富含维生素的流质饮食。如进食太少，不能满足生理需要，可遵医嘱静脉补充葡萄糖、脂肪乳和维生素。②黄疸消退期：可逐渐增加饮食，避免暴饮暴食，少食多餐。注意调节饮食的色、香、味，保证营养摄入。补充蛋白质，以优质蛋白为主，如牛奶、瘦猪肉、鱼等；补充糖类，以保证足够热量；脂肪以耐受为限，多选用植物油；多食水果、蔬菜等含维生素丰富的食物。③肝炎后肝硬化、重型肝炎：血氨偏高时的饮食要求参照"肝性脑病"的饮食要求；④要避免长期摄入高糖高热量饮食，尤其有糖尿病倾向和肥胖者，以防诱发糖尿病和脂肪肝。腹胀者可减少产气食品如牛奶、豆制品的摄入。禁饮酒。

3.用药护理 急性肝炎遵医嘱应用保肝药，不滥用药物，以免加重肝脏损害。慢性肝炎应用干扰素治疗，注意观察药物疗效及不良反应，如注射后 2～3 h 病人出现发热反应，体温随着剂量增大而增高，可伴有面色潮红、呼吸急促、脉搏增快，应嘱病人多饮水，反应可随治疗次数增加逐渐减轻。定时进行血常规检查，出现粒细胞减少、血小板下降时，不宜长期大剂量使用干扰素治疗。

4.对症护理 肝炎病人消化道症状较明显，加强口腔护理，早晚及餐后协助病人漱口，去除口臭，减少恶心感。发热病人应采取物理降温，必要时遵医嘱给少量降温药，注意禁用损害肝脏药物。淤胆型肝炎病人，皮肤瘙痒不适时，避免搔抓，勤用温水擦洗，及时更换衣裤，保持皮肤清洁和舒适。

5.心理护理 急性肝炎病人由于起病急、病情重，慢性肝炎病人因久治不愈，均易产生紧张、焦虑、悲观等不良情绪，进一步加重乏力等不适，对肝脏恢复极为不利，故应多与病人沟通交往，指导病人正确对待疾病，保持豁达、乐观稳定的情绪，增强战胜疾病信心。

【健康教育】

1.生活指导 向病人及家属宣传病毒性肝炎的家庭护理和自我保健知识。慢性病人和无症状携带者应做到：①正确对待疾病，保持乐观情绪。②生活规律，劳逸结合，恢复期病人可参加散步、体操等轻体力活动，待体力完全恢复后参加正常工作。③加强营养，适当增加蛋白摄入，但要避免长期摄入高脂肪、高热量饮食，戒烟酒。④不滥用药物，以免加重肝损害。⑤实施适当的家庭隔离，如病人的餐具、用具及洗漱用品应专用，病人的分泌物、排泄物可用 0.03 g/mL 的漂白粉消毒后弃去。病人应自觉注意卫生，养成良好的卫生习惯，防止血液、唾液及其他排泄物污染环境。家中密切接触者，可预防接种。⑥定期复查肝功能及病毒的血清学指标，以指导调整治疗方案。

2.进行预防疾病指导 甲型和戊型肝炎应预防消化道传播，重点在于加强粪便管理，保护水源，严格饮用水的消毒，加强食品卫生和食具消毒。乙、丙、丁型肝炎预防重点则在于防止通过血液和体液传播。对供血者进行严格筛查，做好血源监测。凡接受输血、大手术及应用血制品的病人，定期检测肝功能及肝炎病毒标记物。

3.预防接种 甲型肝炎，易感者可接种甲型肝炎疫苗，对接触者可接种人血清免疫球蛋白，以防止发病。乙型肝炎疫苗按 0、1、6 个月的程序全程注射 3 针，新生儿第 1 针在出生后 24 h 内注射，1 个月及 6 个月后注射第 2、3 针。母亲为 HBsAg 阳性者，新生儿应在出生后立即注射高效价抗-HBV-IgG（HBIG），剂量应≥100 IU，同时在不同部位注射乙肝疫苗,在 1 个月及 6 个月时分别注射第 2、3 针,可显著提高阻断母婴传播的效果。

4.意外暴露后乙型肝炎的预防　在意外接触 HBV 感染者的血液和体液后,应立即检测 HBV DNA、HBsAg、抗 HBs、HBeAg、抗 HBc 及肝功能,并在 3 个月和 6 个月后复查。如已接种过乙肝疫苗或虽接种过乙肝疫苗,但抗 HBs 抗体<10 IU/mL 或抗 HBs 抗体水平不详,应立即注射 HBIG 200～400 IU,并同时在不同部位注射 1 针乙肝疫苗(20 μg),于 1 个月及 6 个月时分别注射第 2、3 针(各 20 μg)。

(殷晓玲)

第六节　艾滋病病人的护理

艾滋病是获得性免疫缺陷综合征(acquired immune deficiency syndrome,AIDS)的简称,由人免疫缺陷病毒(human immunodeficiency virus,HIV)所引起的慢性致命性传染病。主要通过性接触和血液传播。HIV 特异性侵犯并破坏辅助性 T 淋巴细胞($CD4^+$ T 淋巴细胞),并使人体多种免疫细胞受损,最终并发各种严重的机会性感染和恶性肿瘤。

【病因及发病机制】

1.病原学　目前已知人免疫缺陷病毒有 2 个型,即 HIV-1 和 HIV-2。两者均可引起艾滋病,均为单链 RNA 病毒。成熟的 HIV 形状为圆形或椭圆形,直径为 90～140nm,核心为圆柱状中央位。本病毒既有嗜淋巴细胞性又有嗜神经性,主要感染 $CD4^+$ T 淋巴细胞,也能感染单核巨噬细胞等。

HIV 抵抗力不强,对热敏感,56 ℃ 30 min 可使其灭活。丙酮、乙醚、0.2 g/mL 乙醛、2 g/L 次氯酸钠及 0.01 g/mL 戊二醛等均可使其灭活,对紫外线抵抗力较强。

HIV 侵入人体后虽然能刺激人体产生抗体。但中和抗体很少,且作用极弱。在血清中同时有抗体和病毒存在的情况下,此血清有传染性。

2.发病机制　HIV 侵入人体后,病毒表面的糖蛋白 gp120 与 $CD4^+$ 细胞(包括淋巴细胞、单核细胞及吞噬细胞)的特殊受体 CD4 分子结合,病毒表面的跨膜蛋白 gp41 促进病毒的膜与 $CD4^+$ T 细胞的细胞膜相融合,病毒进入细胞质。两条病毒 RNA 链在反转录酶作用下,反转录成单链 DNA,然后以此 DNA 为模板在 DNA 多聚酶作用下复制 DNA。经 2～10 年的潜伏性感染阶段后,前病毒可被某种因素所激活,DNA 转录为新的病毒 RNA 和蛋白,然后装配成新病毒,并以芽生形成释出,再侵入其他细胞,导致细胞免疫功能受损,引起机会性感染及肿瘤。

艾滋病的病理改变表现出多样性和非特异性,主要见于淋巴结和胸腺等免疫组织。淋巴结病变有 2 类即反应性病变及肿瘤性病变。胸腺可有萎缩和退行性变或炎性病变。

【流行病学】

1981 年在美国发现首例病人后,本病在全球迅速蔓延。近年来,艾滋病在我国传播速度也明显加快。由于本病严重危害人类健康,因此加强预防和控制工作是十分必要的。

1.传染源　病人及无症状病毒携带者是本病传染源,特别是后者更具危险性。HIV存在于感染者的血液、精液、子宫和阴道分泌物中,其他体液如唾液、泪液、乳汁也有传染性。

2.传染途径　主要传播途径如下。

(1)性接触传播　为本病的主要传播途径,占成人 3/4。同性恋、异性恋均可传播。

(2)血液传播　输血和血液制品为重要传播途径。药瘾者多为共用污染的注射器和针头而感染,应用 HIV 感染者的器官移植或人工授精,被 HIV 污染的针头或破损皮肤意外受感染等。

(3)母婴传播　感染 HIV 的孕妇可通过胎盘、分泌过程及产后血性分泌物和哺乳传给婴儿。

3.高危人群　男性同性恋者、多个性伴侣者、静脉药瘾者和血制品使用者为本病的高危人群。

【临床表现】

本病潜伏期较长,感染病毒后需 2～10 年才发生以机会性感染及肿瘤为特征的艾滋病。

1.艾滋病分期

(1)急性感染期(Ⅰ期)　感染 HIV 后,部分病人出现血清病样症状,包括发热、全身不适、头痛、厌食、恶心、肌肉关节痛及颈、枕部淋巴结肿大。血小板可减少,$CD8^+T$ 淋巴细胞升高。在被感染 2～6 周后,血清抗-HIV 阳性,症状持续 3～14 d 后自然消失,进入无症状期。

(2)无症状感染期(Ⅱ期)　临床上无任何症状,但血清中能检出 HIV RNA 以及 HIV 抗体,具有传染性,此期可持续 2～10 年或更长。HIV 感染初期,血清中虽有病毒和核心蛋白 p24 抗原存在,但 HIV 抗体尚未产生,此时抗-HIV 呈阴性,称为窗口期。

(3)持续性全身淋巴结肿大期(Ⅲ期)　表现为除腹股沟淋巴结以外,全身其他部位 2 处或 2 处以上淋巴结肿大。其特点是淋巴结肿大直径在 1 cm 以上,质地柔韧,无压痛,无粘连,能自由活动,活检为淋巴结反应性增生。一般持续肿大 3 个月以上,部分病人淋巴结肿大 1 年多后逐步消散,亦有再次肿大者。淋巴结进行性肿大的病人有发生卡波西肉瘤的可能。此期病人除淋巴结肿大外,常伴有发热、疲乏、全身不适和体重减轻等症状。

(4)艾滋病期(Ⅳ期)　是艾滋病病毒感染的最终阶段。此期临床表现复杂,易发生机会性感染及恶性肿瘤,可累及全身各个系统及器官,常有多种感染和肿瘤并存,出现各种严重的综合病症,主要表现如下。①艾滋病相关综合征:原因不明、持续 1 个月以上的发热、乏力、不适、盗汗、厌食、腹泻、体重下降超过 10%,伴全身淋巴结和肝脾大等。②神经系统症状如头痛、癫痫、下肢瘫痪、进行性痴呆。③感染:原虫、真菌、结核杆菌和病毒感染。④肿瘤:常见卡波西肉瘤和非霍奇金淋巴瘤。⑤继发其他疾病,如慢性淋巴性间质性肺炎等。

2.艾滋病常见的各系统表现

(1)呼吸系统 肺孢子菌肺炎最为常见,是本病机会性感染死亡的主要原因。表现为间质性肺炎。念珠菌、疱疹和巨细胞病毒、结核杆菌、卡波西肉瘤均可侵犯肺部。

(2)消化系统 念珠菌、疱疹和巨细胞病毒引起口腔和食管炎症或溃疡最为常见,表现为吞咽疼痛和胸骨后烧灼感。胃肠黏膜常受到疱疹病毒、隐孢子虫、鸟分枝杆菌和卡波西肉瘤的侵犯,引起腹泻、体重减轻。

(3)中枢神经系统 ①HIV 直接感染中枢神经系统引起艾滋病痴呆综合征、无菌性脑炎。临床表现为头晕、头痛、癫痫、进行性痴呆、脑神经炎等。②机会性肿瘤:如原发性脑淋巴瘤和转移性淋巴瘤。③机会性感染:如脑弓形虫病、隐球菌脑膜炎、巨细胞病毒脑炎等。

(4)皮肤黏膜 卡波西肉瘤可引起紫红色或深蓝色浸润或结节。白色念珠菌或疱疹病毒所致口腔溃疡等。外阴疱疹病毒感染、尖锐湿疣均较常见。

(5)眼部 巨细胞病毒、弓形虫引起视网膜炎,眼部卡波西肉瘤等。

【实验室及其他检查】

1.血常规检查 不同程度的贫血,血小板减少,血沉增快,白细胞计数减少,淋巴细胞计数$<1.0\times10^9$/L。

2.免疫学检查 T 细胞绝对值下降,CD4$^+$T 淋巴细胞计数下降,CD4/CD8 比值<1.0,此检查有助于判断治疗效果及预后。

3.血清学检查 ①HIV-1 抗体检查:p24 和 gp120 抗体,用 ELISA 法连续 2 次阳性,经免疫印迹法或固相放射免疫沉淀法证实阳性可确诊。②HIV 抗原检查:可用 ELISA 法检测 p24 抗原。

4.HIV RNA 的定量检测 既有助于诊断,又可判断治疗效果及预后。

【诊断要点】

在高危人群中,出现原因不明的长期发热、全身不适、消瘦、乏力、腹泻伴有原因不明的多处或全身淋巴结肿大,原因不明的机会感染或机会性肿瘤,血象改变及血清抗-HIV 阳性即可确诊。

【治疗要点】

在明确 HIV 感染后和诊断艾滋病后应强调综合治疗,包括抗病毒、控制机会性感染和抗肿瘤等治疗。目前认为早期抗病毒是治疗的关键。

1.抗病毒治疗 至今无特效药,现有药物只能抑制病毒复制,停药后病毒可恢复复制。HIV 载量达到 1 000 ~ 10 000 copy/mL 以上、无症状但 CD4$^+$T 淋巴细胞$<0.5\times10^9$/L 或有症状者均应开始抗病毒治疗。目前抗 HIV 的药物可分为 3 类。①核苷类似物反转录酶抑制剂:齐多夫定(AZT)、脱氧胞苷(DDC)、双脱氧肌苷(DDI)、拉米夫定(LAM);

②非核苷类似物反转录酶抑制剂:尼维拉平(NVP);③蛋白酶抑制剂:沙奎那韦(SQV)、利托那韦(RNV)等。

2.机会性感染和肿瘤的治疗

(1)肺孢子菌肺炎　可选用复方磺胺甲噁唑或喷他脒。

(2)弓形虫病　首选乙胺嘧啶加磺胺嘧啶;次选乙胺嘧啶加克林霉素。

(3)隐球菌脑膜炎　应用氟康唑或两性霉素 B。

(4)巨细胞病毒、单纯疱疹病毒和水痘带状疱疹病毒感染　可选用更昔洛韦或阿昔洛韦等。

(5)卡波西肉瘤　可用 ZDV 与 α-干扰素联合治疗,或应用博来霉素、长春新碱、多柔比星联合化疗。也可配合放射治疗。

3.支持及对症治疗　输血、补充维生素及营养物质,明显消瘦者可给予乙酸甲地孕酮改善食欲。

【护理评估】

1.健康史　询问病人有无同性恋或多性伴;有无共用污染的注射器和针头;有无输血或血制品史;有无官移植等。

2.身体评估　有无发热、关节痛和淋巴结肿大,淋巴结肿大的程度、质地、有无压痛,有无粘连等;有无间质性肺炎的表现;有无出现卡波西肉瘤及淋巴瘤,注意其部位、颜色、有无向淋巴结和内脏转移;有无健忘、性格改变等亚急性脑炎的改变。

3.实验室及其他检查　白细胞计数是否减少,CD4$^+$T 淋巴细胞计数有无下降,血红蛋白、血小板、血沉变化。抗-HIV 抗体是否阳性。

4.心理及社会评估　病人患本病后,往往因道德上受谴责而羞于启齿,且自认为是不治之症而出现恐惧、愤怒、复仇、绝望等不同的心理反应。病人的家属大多疏远、蔑视病人,给病人造成很大的心理压力。

【常见护理诊断/问题】

1.组织完整性受损　与艾滋病感染后期并发机会性感染、肿瘤有关。

2.体温过高　与 HIV 或机会感染有关。

3.恐惧　与艾滋病预后不良、被人蔑视有关。

4.活动无耐力　与营养不良、长期发热、腹泻等有关。

5.腹泻　与胃肠道机会感染有关。

6.社交孤立　与艾滋病实施强制性管理,采取严格血液、体液隔离及他人歧视有关。

【护理目标】

机会性感染症状减轻,全身不适有所缓解;活动能力增强;情绪稳定,了解本病的传染性与隔离措施;学会自我护理,寿命延长。

【护理措施】

1. 病情观察 注意观察病人的体重,评估病人的营养状况;并结合实验室检查,观察有无机会性感染,部位及其性质如何;局部或全身有无结节和表面溃疡等。

2. 生活护理 艾滋病病人发生条件致病菌感染时应绝对卧床休息。症状减轻后可逐渐起床活动。病室应安静、舒适、空气清新。给予高热量、高蛋白、高维生素、易消化饮食。注意食物色、香、味,设法增进病人食欲。不能进食者给予静脉输液,注意维持水、电解质平衡。

3. 用药护理 本病的主要治疗是抗病毒治疗,这些药物均有较严重不良反应,常见有骨髓抑制,亦可出现恶心、头痛和肌炎等症状。应密切观察药物不良反应,定期检查血象,并查血型,做好输血准备。

4. 对症护理 针对病人临床出现的各种症状如发热、咳嗽、呼吸困难、呕吐、腹泻等进行对症护理。特别应加强口腔及皮肤护理,预防继发性感染。长期卧床病人应定时翻身,预防褥疮。

5. 心理护理 因对本病预后不良,病人常出现焦虑、抑郁、恐惧等心理障碍,还可出现报复、自杀等行为。首先,护士不应对病人采取歧视和惩罚性态度,也不应表现出怕传染的畏惧心理,应针对病人的心理障碍进行疏导,经常与病人进行沟通,了解其需要,满足其合理要求,解除病人孤独、恐惧感。还应做好家属及周围人的工作,不要对病人采取鄙弃态度,应尊重病人人格,给以关怀、温暖和同情,使其得到家庭及社会的最大支持,面对现实,树立战胜疾病的信心及决心。

【健康教育】

1. 广泛宣传艾滋病的预防知识,使群众了解其传播途径,本病对个人、家庭及社会造成的危害,以及采取自我防护措施进行预防的方法。特别是应加强性道德教育,洁身自爱。严禁吸毒。在日常生活中,防止共用可能被血液污染的物品,如牙刷、牙签、剃须刀片、注射针头等。病人用过的床单、住过的房间和地面应用 2 g/L 次氯酸钠定期消毒,病人的痰液、呕吐物、排泄物用 0.1 g/mL 含氯石灰液以 1:2 的比例混匀,消毒 4 h 后进行处理。痰杯、便器每天用 5 g/L 漂白粉液浸泡消毒。护理和治疗中应使用一次性针头、注射器、输液器,用过的针头、注射器等医疗器械要高压消毒或用 5 g/L 过氧乙酸溶液浸泡 20~60 min 消毒处理。医务人员也应加强自身防护,在诊疗工作中应穿工作服,必须戴手套,在接触病人、污染物品、处理标本及脱手套后,均应用 2 g/L 过氧乙酸浸泡双手,并以流动水彻底清洗双手,同时要防止被已污染的针头、器械刺破皮肤、黏膜,如不慎被已污染的针头、器械刺破皮肤、黏膜应立即挤压伤口,并用 2 g/L 过氧乙酸清洗,再服用上述抗病毒药物,以防感染。

2. 对无症状的病毒携带者,应嘱其每 3~6 个月做一次临床及免疫学检查,如出现症状随时就诊,及早治疗。

3. 向病人及家属进行有关本病的知识教育。由于免疫功能低下,病人常死于机会性感染,应教给病人及家属预防或减少继发感染的措施。本病预后较差,但许多疗法及药物正在积极研制中,应使病人及家属树立战胜疾病的信心,配合医护人员进行治疗。

（殷晓玲）

第七节　流行性乙型脑炎病人的护理

流行性乙型脑炎简称乙脑,是由乙型脑炎病毒引起,以脑实质炎症为主要病变的中枢神经系统急性传染病。本病通过蚊虫叮咬吸血传播,流行于夏秋季,儿童多见。临床特征为高热、意识障碍、抽搐、出现病理反射及脑膜刺激征,严重者出现呼吸衰竭,病死率高达20%～50%,重症病人可留有后遗症。

【病因及发病机制】

1. 病原学　乙型脑炎病毒(简称乙脑病毒)属虫媒病毒乙组,黄病毒科黄病毒属。呈球形,直径40～50 nm,核心为单股正链 RNA,外层为脂蛋白包膜,表面含有刺突,能在乳鼠脑组织中传代,亦能在鸡胚、猴肾等细胞内生长增殖。病毒的抵抗力不强,不耐热,加热56 ℃ 30 min 即可灭活。亦对常用消毒剂敏感,但耐低温和干燥。

2. 发病机制　蚊虫被感染后在叮咬人和动物时,病毒即侵入机体,在单核巨噬细胞内繁殖,继而进入血液循环引起病毒血症,若不侵入中枢神经系统则呈隐性或轻型感染。仅在少数情况下,当机体免疫力低下、病毒量多、毒力强时,则病毒通过血–脑脊液屏障进入中枢神经系统,引起脑炎。此外注射百日咳菌苗、原有脑囊虫病或癫痫病均可降低血–脑脊液屏障功能,促使乙脑发生。

乙脑的病变范围较广,可累及整个中枢神经系统,从大脑到脊髓均可受累,一般以大脑皮质、丘脑和中脑最为严重。肉眼观察可发现大脑和脑膜有充血、水肿和点状出血,严重者脑实质有坏死软化灶。镜检可见小血管内皮细胞和神经细胞变性肿胀、坏死脱落;胶质细胞增生及血管周围淋巴细胞和大单核细胞浸润,形成所谓“血管套”。小胶质细胞、中性粒细胞侵入神经细胞内,形成“噬神经细胞现象”。

【流行病学】

1. 传染源　乙脑是人畜共患的自然疫源性传染病,受感染的动物和人均为本病的传染源。在乙脑流行区,家禽、家畜的感染率很高,其中猪的感染率高达100%,猪是本病最主要的传染源及中间宿主。人感染后因血中病毒数量少,病毒血症期短,故不是主要的传染源。

2. 传播途径　本病通过蚊虫叮咬而传播。在温带地区三带喙库蚊是主要传播媒介,蚊虫感染后并不发病,但可带毒越冬或经卵传代,成为乙脑病毒的长期储存宿主。

3. 易感人群　人对乙脑病毒普遍易感,以隐性感染为主。感染后可获较持久免疫力。

4. 流行特征　本病流行于亚洲东部的热带、亚热带及温带地区。我国多数地区有本病流行。有严格季节性,多集中在7、8、9 三个月(占80% ～90% 病例)。10 岁以下儿童发病率最高,但近些年由于儿童广泛接种疫苗,成人和老年人的发病率相对增高。

【临床表现】

潜伏期4 ～21 d,一般为10 ～14 d,典型的临床经过分为3 个期,部分病人可有后遗症及并发症。

1. 初期　起病急,体温在1 ～2 d 内升高至39 ～40 ℃,出现头痛、恶心和呕吐,伴有不同程度的精神倦怠或嗜睡。可有颈部强直及抽搐,此期为1 ～3 d。

2. 极期　病程4 ～10 d,主要表现为脑实质受损症状。

(1)持续高热　体温高达40 ℃以上,多呈稽留热型,通常持续7 ～10 d,发热越高,热程越长,病情越重。

(2)意识障碍　是本病的主要表现,可有嗜睡、昏睡、谵妄、昏迷或定向力消失等不同程度意识障碍,其中嗜睡具有早期诊断意义。常持续1 周,重者可达1 个月,昏迷程度越深,时间越长,病情越严重。

(3)惊厥或抽搐　是病情严重的表现,可有局部小抽搐、肢体阵挛性抽搐或强直性痉挛,持续数分钟至数十分钟。频繁抽搐可导致发绀,使脑缺氧和脑水肿加重。

(4)颅内高压　表现为剧烈头痛、喷射性呕吐、血压升高和脉搏变慢、视力模糊,婴幼儿常有前囟隆起。重者发展为脑疝,表现肌张力增高、昏迷、抽搐及中枢性呼吸衰竭,瞳孔忽大忽小、对光反应消失,病人常出现呼吸突然停止。

(5)呼吸衰竭　最严重的表现,也是致死的主要原因,以中枢性呼吸衰竭为主,常因脑实质炎症、脑水肿、脑疝、颅内高压所致。表现为呼吸节律不规则、呼吸表浅、双吸气、叹息样呼吸或潮式呼吸,最后呼吸停止。此外,可因肺部感染或呼吸肌麻痹而出现周围性呼吸衰竭。

(6)其他神经系统症状和体征　常有浅反射减弱或消失,深反射先亢进后消失;病理性锥体束征如巴宾斯基征等可呈阳性,成人及年长的儿童有脑膜刺激征,出现相应的神经症状,如失语、听觉障碍、大小便失禁或尿潴留等。

3. 恢复期　此期体温逐渐下降,上述精神神经症状逐日好转,一般于2 周左右可完全恢复。但少数重症病人可有恢复期症状如神志迟钝、痴呆、四肢强直性瘫痪等,多于半年内恢复。

4. 后遗症期　重症病人半年后仍有精神神经症状,称为后遗症。如失语、肢体瘫痪、精神失常和扭转痉挛等。

5. 并发症　发生率约10%,以支气管肺炎最常见,其次为肺不张、败血症、尿路感染、褥疮、消化道出血。

临床上根据发热、意识障碍、抽搐程度、病程长短、有无后遗症等病情轻重不同,把乙脑分为轻型、普通型、重型及极重型。

【实验室及其他检查】

1. 血常规检查　白细胞总数增高,常在$(10 \sim 20) \times 10^9/L$,中性粒细胞达80%以上,嗜酸性粒细胞减少。

2. 脑脊液检查　为无菌性脑膜炎改变。压力增高,外观无色透明或微浊,白细胞计数多轻度增加,多在$(50 \sim 500) \times 10^9/L$之间,分类早期以中性粒细胞为主,后期以淋巴细胞为主,氯化物正常,糖正常或偏高。

3. 血清学检查　①特异性IgM抗体测定试验:多在病后$3 \sim 4$ d可出现,2周达高峰,3周内阳性率达70% ~ 80%,有早期诊断价值。②补体结合试验:补体结合抗体属特异性IgG抗体,此抗体出现时间较晚,一般在病程的第$3 \sim 4$周出现,无早期诊断价值,故多用作回顾性诊断或流行病学调查。

4. 病毒分离　病程第1周内死亡病例的脑组织中可分离出乙脑病毒。但脑脊液和血中不易分离到病毒。

【诊断要点】

根据夏秋季节发病,病人为10岁以下儿童等流行病学资料;临床表现急起高热、头痛、呕吐、意识障碍、惊厥、抽搐、呼吸衰竭;病理反射、脑膜刺激征阳性;实验室检查,白细胞数和中性粒细胞均增高;无菌性脑膜炎改变等可做出诊断。

【治疗要点】

目前尚无特效疗法,一般采用中西医结合治疗,对症处理,重点把好三关:高热关、惊厥关和呼吸衰竭关。预防并发症,降低死亡率。

1. 对症治疗

(1)高热　持续性高热可诱发惊厥,加重脑缺氧、脑水肿和神经细胞坏死,应积极采取综合降温措施。以物理降温为主,可使用小剂量的阿司匹林或吲哚美辛(消炎痛),持续高热伴反复抽搐者可加用亚冬眠疗法,以氯丙嗪和异丙嗪各$0.5 \sim 1$ mg/kg肌内注射。

(2)惊厥或抽搐　及早祛除病因,采取镇静止痉措施。①高热惊厥者以降温为主。②脑水肿所致者以脱水治疗为主,常选用甘露醇。③呼吸道痰液阻塞病人,应及时吸痰、吸氧,必要时气管切开。④脑实质炎症应及时给予镇静剂,可选用地西泮,成人每次$10 \sim 20$ mg,小儿每次$0.1 \sim 0.3$ mg/kg(每次不超过10 mg),肌内注射或缓慢静脉注射。水合氯醛$1.5 \sim 2.0$ g,保留灌肠,儿童酌减。预防抽搐可用苯巴比妥钠,每次$0.1 \sim 0.2$ g,肌内注射。

(3)呼吸衰竭　保持呼吸道通畅,定时翻身、拍背,及时吸痰,合理给氧。根据病情及早使用人工呼吸器维持呼吸功能,减少后遗症与死亡率。当自主呼吸停止或微弱者,可联合使用呼吸中枢兴奋剂如洛贝林、尼可刹米及东莨菪碱兴奋呼吸中枢。

(4)颅内压增高　应用脱水剂,常用0.2 g/mL甘露醇或0.25 g/mL山梨醇,$1 \sim 2$ g/kg,重者$2 \sim 4$ g/kg或更大量,每$4 \sim 6$ h 1次,快速静脉滴注。还可用呋塞米、糖皮质激素。

2. 中医中药治疗 急性期通常用白虎汤加板蓝根或金银花随症加减,清瘟败毒饮等。也可选中成药如安宫牛黄丸。

3. 恢复期及后遗症处理 要注意进行功能训练(包括吞咽、语言和肢体功能),可行理疗、针灸、体疗、高压氧治疗等。

【护理评估】

1. 健康史 询问病人起病的急缓情况,有无高热、其程度和热型,有无剧烈头痛及频繁呕吐,有无精神及神经系统的症状。

2. 身体评估 评估生命体征、意识及瞳孔,评估病理反射及脑膜刺激征是否阳性。

3. 实验室及其他检查 白细胞及中性粒细胞是否增高,脑脊液是否改变。血清学检查 IgM 抗体是否阳性。

4. 心理及社会评估 由于起病急,病情危重,病人易产生焦虑、烦躁心理。评估病人及家属对疾病的认识程度,对治疗和护理的需求,社会支持系统对病人的关心程度等。

【常见护理诊断/问题】

1. 体温过高 与病毒血症及脑部炎症有关。
2. 急性意识障碍 与中枢神经系统损害有关。
3. 潜在并发症 惊厥、呼吸衰竭。
4. 焦虑(家长) 与预后差有关。

【护理目标】

体温恢复正常范围;意识清楚;无并发症发生或并发症能及时发现并配合医师处理;焦虑减轻。

【护理措施】

1. 病情观察 注意观察生命体征,体温高低。观察呼吸频率、面色及意识状态、瞳孔大小、对光反应、血压改变。若有呼吸困难、发绀、叹息样呼吸则为呼吸衰竭的表现。若同时有烦躁、喷射性呕吐、双侧瞳孔大小不等、血压升高多为合并脑疝,应立即报告医师。备好急救药品及抢救器械,以便随时投入抢救。

2. 生活护理 病人应绝对卧床休息,隔离病室内要求安静、清洁、舒适,防止声音和强光刺激。高热能进食的病人,应多给清淡流质饮食,有吞咽困难、昏迷不能进食者,可行鼻饲或静脉补充足够水分和营养。协助长期卧床病人定时洗擦身体、更换衣服、勤翻身、拍背、皮肤按摩,防止褥疮形成,及时清理大小便,做好眼、鼻、口腔的清洁护理。

3. 用药护理 遵医嘱给药,注意观察药物疗效和不良反应。应用速效抗惊厥药物,如地西泮、苯巴比妥钠时,要注意给药途径、作用时间及不良反应,特别应注意观察抗惊厥药对呼吸的抑制作用;应用脱水剂治疗时,注意给药速度;应用血管扩张剂时如东莨菪碱,可有口干、腹胀、尿潴留和心动过速等,停药后可消失,应向病人做必要解释。

4. 对症护理

（1）降低体温　密切观察和记录体温，及时采取有效降温措施，高热病人头部放置冰帽、冰枕，腋下、腹股沟等大血管处放置冰袋或乙醇擦浴、冷盐水灌肠。遵医嘱给予药物降温或采用亚冬眠疗法。降温过程中注意观察生命体征。

（2）保持呼吸道通畅　鼓励并协助病人翻身、拍背；痰液黏稠者给予超声雾化吸入，必要时吸痰；给氧，减轻脑损伤。

（3）控制惊厥　及时发现烦躁不安、口角或指（趾）抽动、两眼凝视、肌张力增高等惊厥先兆。一旦出现，让病人取仰卧位，头偏向一侧，松解衣服和领口，清除口鼻分泌物；用牙垫或开口器置于病人上下臼齿之间。遵医嘱使用止惊药物。

5. 心理护理　让病人保持安静，避免不良刺激。对于恢复期遗留肢体活动受限及语言障碍的病人，给予生活上的关心和照顾，及时做好家属的心理安慰，减轻焦虑，配合治疗。

【健康教育】

1. 宣传乙脑预防知识，积极开展防蚊、灭蚊工作。提倡乙脑疫苗预防接种，降低发病率。

2. 在流行季节如发现有高热、头痛、意识障碍者，应立即送往医院诊治。

3. 对乙脑恢复期有精神神经症状者，应向病人和病人家属讲述坚持康复训练和治疗的重要意义，尽可能使功能障碍于 6 个月内恢复，以免遗留后遗症。教会家属切实可行的护理措施及康复疗法，如针灸、按摩、语言训练等，坚持用药，定期复诊，以助病人早日康复。

（殷晓玲）

第八节　猩红热病人的护理

猩红热是 A 组乙型溶血性链球菌引起的急性呼吸道传染病。临床以发热、咽峡炎、全身弥漫性红斑疹、草莓舌和后期疹退后皮肤脱屑为特征。少数病人在病后出现变态反应性心、肾并发症。

【病因及发病机制】

1. 病原学　猩红热致病菌是 A 组乙型溶血型链球菌。革兰氏染色阳性，有 70 多种血清型。凡能产生红疹病毒素者均可引起猩红热。近年来发现 C 组链球菌也可引起猩红热，A 组链球菌致病力强，与其能产生红疹毒素、溶血素和细胞外酶有关。该菌外界生命力较强，但对热及一般消毒剂敏感。

2.发病机制 病原体主要通过 M 蛋白、红疹素、透明质酸酶、溶血素"O""S"黏肽等致病因子作用于易感机体,引起 3 种病变。

(1)化脓性病变 病原菌从咽部和扁桃体侵入后,借助磷壁酸黏附于黏膜上皮细胞,进入组织引起炎症,通过 M 蛋白的保护细菌不被吞噬,在透明质酸酶、链激酶及溶血素的作用下,引起炎症扩散,引起咽峡炎、化脓性扁桃体炎,偶可侵入血流而致败血症。

(2)中毒性病变 病原菌产生的红疹毒素及其产物由局部吸收进入血循环引起毒血症,出现高热、头痛等全身中毒症状。红疹毒素使皮肤和黏膜血管弥漫性充血、水肿、上皮细胞增生和白细胞浸润,以毛囊周围明显,形成典型的猩红热皮疹。严重时可发生出血性皮疹。恢复期表皮细胞死亡而形成脱屑。肝、脾、淋巴结等器官有不同程度充血及脂肪变性。心肌有浑浊肿胀而变性,严重者有坏死。肾有间质性炎症。

(3)变态反应性病变 个别病人发病后第 2~3 周可在心、肾、关节滑膜等组织出现变态反应性病变。

【流行病学】

1.传染源 主要是猩红热病人和带菌者。自发病前 24 h 至疾病高峰期传染性最强。

2.传播途径 主要借空气飞沫传播。偶可经污染用具、玩具、书、饮料等间接传染,个别情况下可由皮肤伤口或产道侵入,引起"外科猩红热""产科猩红热"。

3.人群易感性 人群普通易感,感染后人体可产生抗菌免疫和抗毒免疫。抗菌免疫有型特异性,型间无交叉免疫。它对不同型链球菌无保护作用。红疹毒素现已知有 5 种血清型,彼此无交叉免疫。

4.流行特征 猩红热以冬春季发病率高,主要见于 3~7 岁儿童,常流行于温带,在我国北方多于南方。但近年来南方有增加趋势,轻型病例多,病死率及发病率明显下降。

【临床表现】

1.潜伏期 1~12 d,一般 2~5 d。

2.前驱期 起病急,畏寒,高热伴头痛、头晕、恶心、呕吐、全身不适等。咽部和扁桃体充血、肿胀,表面有点状黄白色渗出物,易拭去。软腭黏膜充血,可见红色小点或出血点,称为猩红热黏膜内疹。

3.出疹期 皮疹多在发热后第 2 天出现。始于耳后、颈部,很快扩展至胸、背、腹及上肢,24 h 左右迅速波及全身。皮疹特点:在全身皮肤弥漫性充血潮红基础上,散布着与毛囊一致的"鸡皮样"粟粒状皮疹,暗红色,压之褪色,疹间无正常皮肤。在腋下、肘窝、腹股沟等皮肤皱褶处,皮疹密集,因压迫摩擦而呈紫红色线状出血,称"帕氏线"。面部潮红,多无皮疹。口鼻周围充血较轻而形成"口周苍白圈"。病初舌被覆白苔,红肿的舌乳头仍然突起称"杨梅舌"。病程中常伴颈及颌下淋巴结肿大、压痛。皮疹约 48 h 达高峰,然后体温下降,皮疹按出疹顺序于 2~4 d 内消失。

4.脱屑期 多数病人于病后第 1 周结束开始脱屑,脱屑程度与皮疹轻重一致,皮疹少而轻者脱皮呈糠屑状;皮疹重者呈大片状脱皮,可呈"手套""袜套"状。脱皮持续 1~2 周,无色素沉着。

近年来轻型多见,皮疹轻,脱屑轻,症状不典型。其他如中毒型、脓毒型、外科型、产科型少见。

5. 并发症

(1)化脓性并发症 是本菌与其他化脓菌直接侵袭附近组织及器官引起,如鼻窦炎、中耳炎、乳突炎及颈部淋巴结炎和蜂窝织炎等。

(2)变态反应并发症 主要有急性肾小球肾炎、风湿病等。

【实验室及其他检查】

1. 血常规 白细胞总数增高,中性粒细胞占80%以上。
2. 咽拭子或其他病灶分泌物培养 可检测到溶血性链球菌。

【诊断要点】

根据有与猩红热或咽峡炎病人的接触史等流行病学资料,有高热、咽峡炎、口周苍白圈、草莓舌、帕氏线及典型皮疹及脱皮等,结合白细胞总数增高,中性粒细胞占80%以上,咽拭子及病灶分泌物培养获溶血性链球菌可明确诊断。

【治疗要点】

1. 一般治疗 急性期应卧床休息,呼吸道隔离。高热、进食少、中毒症状严重者,可给予补液等对症治疗。加强护理,保持皮肤及口腔卫生。
2. 病原治疗 青霉素为首选药物,对青霉素耐药或过敏者可改用红霉素或第一代头孢菌素治疗。
3. 并发症治疗 中毒性及脓毒性的治疗应加大青霉素剂量,并采用静脉滴注。风湿病给予抗风湿治疗。

【护理评估】

1. 健康史 评估有无与猩红热病人接触史,有无发热、皮疹出现的时间及特点等。
2. 身体评估 评估生命体征、皮疹的分布、特点,有无淋巴结肿大,有无关节肿胀等。
3. 实验室及其他检查 评估血常规白细胞总数是否增高、咽拭子或其他病灶分泌物培养结果。
4. 心理及社会评估 评估病人的心理状况、有无焦虑、孤独等心理反应。

【常见护理诊断/问题】

1. 体温过高 与感染、毒血症有关。
2. 皮肤黏膜完整性受损 与皮疹、脱皮有关。
3. 潜在并发症 急性肾小球肾炎、风湿病。

【护理目标】

体温恢复正常;维持皮肤完整;无并发症发生或一旦发生能及时发现并得到处理。

【护理措施】

1.病情观察　密切观察生命体征及出疹的情况,观察尿量、尿色变化,警惕急性肾炎的发生,观察有无关节肿痛等风湿性疾病的征象,发现异常及时通知医生给予相应治疗。

2.生活护理　急性期绝对卧床休息2~3周以减少并发症。给予营养丰富的含大量维生素且易消化的半流质饮食,恢复期给予软食,鼓励并帮助病人进食。供给充足的水分,以利散热及排泄毒素。保持皮肤清洁,注意口腔卫生,用温生理盐水或稀释2~5倍的朵贝尔溶液漱口,每天4~6次。衣被勤洗换。可用温水清洗皮肤(禁用肥皂水)。皮疹瘙痒时,将患儿指甲剪短,劝告不要抓伤皮肤。脱皮不完全时,可用消毒剪刀修剪,不可用手撕,以免撕破出血,引起感染。

3.对症护理　高热给予适当物理降温及药物降温,忌用冷水或乙醇擦浴。皮疹瘙痒较重者,用炉甘石洗剂涂擦局部。

4.用药护理　遵医嘱及早使用青霉素治疗,使用前询问过敏史,做过敏试验,使用过程中密切观察有无不良反应的发生,一旦发生立即通知医生给予抢救治疗。

5.预防感染的传播

(1)隔离病人　隔离至症状消失后1周,连续咽拭子培养3次阴性。有化脓性并发症者应隔离至治愈为止。

(2)切断传播途径　室内通风换气或用紫外线照射进行消毒,被患儿分泌物污染的餐具、玩具、衣被等采用消毒液浸泡、擦拭、蒸煮或日光暴晒等措施。

(3)保护易感人群　密切接触者须观察7 d。

【健康教育】

向家长讲解猩红热的治疗及护理知识,指导家长做好隔离、饮食、皮肤护理等,学会观察病情。本病流行时避免带儿童去公共场所。

(殷晓玲)

第九节　细菌性痢疾病人的护理

细菌性痢疾简称菌痢,是指由志贺菌属(痢疾杆菌)所致的肠道传染病。以发热、腹痛、腹泻、黏液脓血便、里急后重为临床特征。

【病因及发病机制】

1.病原学　病原菌为痢疾杆菌,属志贺菌属,革兰氏染色阴性,无鞭毛,不能运动,有菌毛,能黏附于结肠黏膜。目前将本菌分为 4 群(志贺氏痢疾、福氏、鲍氏、宋内氏)47 个血清型。我国以福氏菌感染为主。痢疾杆菌对外界环境抵抗力较强,最适生长的温度为 37 ℃,在水果、蔬菜中能存活 10 d 左右,在牛奶中存活 20 d,在阴暗潮湿或冰冻的条件下,可存活数周。痢疾杆菌对理化因素敏感,日光照射 30 min 或加热 60 ℃,15 min 均可将其杀灭。常用的各种消毒剂也能迅速将其杀灭。

2. 发病机制　痢疾杆菌致病性很强,可释放内毒素和外毒素,外毒素具有细胞毒性(可使肠黏膜细胞坏死)、神经毒性(吸收后产生神经系统表现)和肠毒性(使肠内分泌物增加)。痢疾杆菌经口进入结肠,侵入肠黏膜上皮细胞和黏膜固有层,在局部迅速繁殖并裂解,产生大量内毒素,形成内毒素血症,引起周身和(或)脑的急性微循环障碍,产生休克和(或)脑病。抽搐的发生与神经毒素有关。中毒性痢疾病人全身毒血症症状重而肠道炎症反应轻,可能与儿童的神经系统发育不完善、特异性体质对细菌毒素的反应过于强烈有关。血中儿茶酚胺等血管活性物质的增加致使全身小血管痉挛,引起急性循环障碍、弥散性血管内凝血、重要脏器衰竭、脑水肿和脑疝。

【流行病学】

1. 传染源　病人和带菌者,其中慢性病人和轻型病人是重要的传染源。

2. 传播途径　经粪-口途径传播,被粪便中病菌污染的食物、水或手,经口感染。苍蝇是其重要的传播媒介。水源污染可致爆发流行。

3. 易感人群　普遍易感,儿童及青壮年多见。由于人感染后所产生的免疫力短暂且不稳定,因此易重复感染或复发。

4. 流行特点　本病遍布世界各地,发病率高低取决于当地经济情况、生活水平、环境卫生和个人卫生。全年均可发病,以夏、秋季为高峰。

【临床表现】

潜伏期短的数小时,长的 7 d,一般为 1~2 d,不同菌群感染其表现略有不同,志贺菌较重,宋内氏较轻,福氏介于二者之间,但易转为慢性。根据病程长短及病情轻重分为以下临床类型。

1. 急性菌痢　根据毒血症状及肠道症状轻重分为 3 型。

(1)普通型(典型)　起病急,常畏寒、发热、腹痛、腹泻伴里急后重。大便次数增多,每日十余次至数十次,开始为稀便,后为黏液脓血便,量少,体格检查可见左下腹压痛及肠鸣音亢进。多在 1~2 周痊愈,少数转为慢性。

(2)轻型(非典型)　大便次数较少,每日 3~5 次,全身毒血症状及消化道症状轻,病程短,3~7 d 可痊愈,亦可转为慢性。

(3)中毒型　2~7 岁儿童多见,患儿起病急骤,高热甚至超高热,反复惊厥,迅速出现呼吸衰竭和循环衰竭。肠道症状轻微甚至缺如,须通过直肠拭子或生理盐水灌肠采集大便,镜下发现大量脓细胞和红细胞。临床按其主要表现分为 3 型。

1)休克型　又称周围循环衰竭型。以周围循环衰竭为主要表现。面色苍白、四肢厥冷、脉搏细速、血压下降、皮肤花纹,可伴有心功能不全、少尿或无尿及不同程度的意识障碍。肺循环障碍时,突然呼吸加深加快,呈进行性呼吸困难,直至呼吸衰竭。

2)脑型 又称呼吸衰竭型。以缺氧、脑水肿、颅压增高、脑疝为主。此型患儿无肠道症状而突然起病,早期即出现嗜睡、面色苍白、反复惊厥、血压正常或稍高,很快昏迷,继之呼吸节律不整、双侧瞳孔不等大、对光反射迟钝或消失,常因呼吸骤停而死亡。

3)混合型 兼有上述2型的表现。是最凶险的类型,死亡率很高。

2.慢性菌痢 菌痢病程超过2个月以上者即为慢性菌痢。常与下列因素有关:急性期治疗不及时、不彻底,病人抵抗力低下或耐药菌株感染。

(1)急性发作型 有急性菌痢病史,因受凉、饮食不当诱发,有腹痛、腹泻、脓血便与急性相似。

(2)慢性迁延型 急性菌痢迁延不愈,间断腹痛、腹泻、黏液便或脓血便,进而可导致营养不良、乏力、贫血等。

(3)慢性隐匿型 无临床表现。大便培养阳性,乙状结肠镜检有慢性菌痢改变。

【实验室及其他检查】

1.血常规 急性期白细胞总数和中性粒细胞增加。慢性期可见贫血。

2.大便检查

(1)一般检查 外观多为黏液便或黏液脓血便,量少而无粪质,镜检可见大量红细胞、白细胞或脓细胞。如有巨噬细胞则更有助于诊断。

(2)培养 从粪便培养出痢疾杆菌是确诊的最直接证据。送检标本应注意做到尽早、新鲜、选取黏液脓血部分多次送检,以提高检出率。在夏秋季,2～7岁小儿突然高热、伴脑病或中毒性休克者应疑本病。立即做粪便检查,如当时病人尚无腹泻,可用冷盐水灌肠取便,必要时重复进行。

【诊断要点】

根据流行病学资料、临床表现,大便外观、性状,镜检如发现巨噬细胞临床诊断则可以确立,病原学诊断有赖于大便培养阳性。

【治疗要点】

1.急性菌痢

(1)病原治疗 目前耐药菌株不断增加,用药时应参考当前菌株药敏情况选择用药。

1)喹诺酮类 抗菌作用强,对耐药菌株亦有效,是目前较理想的首选药物。常用诺氟沙星,成人每次0.2～0.4 g,每日4次口服,疗程5～7 d。亦可选用环丙沙星、氧氟沙星等,因影响骨骺发育,故孕妇、儿童及哺乳期妇女慎用。

2)复方磺胺甲噁唑(TMP-SMZ) 本药耐药菌株有所增加,但疗效仍好。

(2)对症治疗 高热者可降温治疗及物理降温;腹痛明显者可解痉治疗如阿托品;毒血症严重者,可酌情用小剂量糖皮质激素。

2.慢性菌痢

(1)病原治疗 最好根据细菌培养及药物敏感试验,选用抗生素,或联合应用不同类型的2种以上抗生素,延长疗程,常须重复治疗1~3疗程或药物保留灌肠治疗。

(2)对症治疗 腹痛可解痉治疗,用微生态制剂如乳酸杆菌或双歧杆菌制剂预防肠道菌群失调。如并存其他慢性病,应做相应治疗。

3.中毒性菌痢 本病来势凶猛,预后极差,应早期诊断,及时采取综合抢救措施。

(1)病原治疗 选用对痢疾杆菌敏感的抗生素(如阿米卡星、氨苄西林、第三代头孢菌素等)静脉用药,病情好转后改口服,疗程不短于5~7 d,以减少恢复期带菌。

(2)肾上腺皮质激素 具有抗炎、抗毒、抗休克和减轻脑水肿作用,选用地塞米松短疗程大剂量静脉滴注。

(3)防治脑水肿及呼吸衰竭 综合使用降温措施:静脉注射0.2 g/mL甘露醇脱水治疗;反复惊厥者可用地西泮、水合氯醛止痉或亚冬眠疗法,使用呼吸兴奋剂或辅以机械通气等。

(4)防治循环衰竭 扩充血容量,维持水、电解质平衡,可用2:1等张含钠液或0.05 g/mL低分子右旋糖酐扩容和疏通微循环,用0.05 g/mL碳酸氢钠溶液纠正酸中毒,用莨菪碱类药物或多巴胺解除微循环痉挛,根据心功能情况使用毛花苷C。

【护理评估】

1.健康史 评估病人有无不洁饮食史,起病情况,有无发热、腹痛、腹泻及里急后重,有无惊厥史等。

2.身体评估 评估生命体征、瞳孔、意识变化,注意有无休克及呼吸衰竭,评估腹部有无压痛及肠鸣音亢进。

3.实验室及其他检查 评估血常规,注意白细胞及中性粒细胞有无增高,大便常规有无红细胞、白细胞及巨噬细胞,大便培养有无痢疾杆菌。

4.心理及社会评估 评估病人及家属对本病的认识程度,对于重症病人尤其注意有无焦虑、紧张不安、恐惧等。

【常见护理诊断/问题】

1.体温过高 与痢疾杆菌毒素作用激活细胞释放内源性致热原有关。
2.腹泻 与胃肠道炎症,肠蠕动增强有关。
3.组织灌注无效 与微循环障碍有关。
4.潜在并发症 颅内压增高、中枢性呼吸衰弱。

【护理目标】

体温逐渐恢复正常;腹泻、腹痛、里急后重等不适症状减轻或消失;血压稳定;不发生并发症或并发症得到及时发现与处理。

【护理措施】

1.病情观察 注意观察病情变化,注意体温、血压、脉搏,记录大便次数、性质及量,粪便培养应予服药前取送。

2.生活护理　卧床休息,以减少体力消耗。恶心、呕吐不严重时,应鼓励多饮水。饮食以清淡少渣、易消化流质为主,如米汤、藕粉等,宜少食多餐,忌进食易引起胀气和刺激性食物。粪便镜检正常后可恢复正常饮食。

3.用药护理　使用诺氟沙星、复方磺胺甲噁唑及血管活性药物如东莨菪碱、多巴胺时,应注意给药剂量、间隔时间、浓度、滴速,观察药物不良反应如皮疹、胃肠道反应、肝肾功能损害、造血系统损害及血压变化等。

4.对症护理　①高热的护理:卧床休息,监测体温,综合使用物理降温、药物降温,必要时给予亚冬眠疗法。使体温在短时间内降至37℃左右,防高热惊厥致脑缺氧、脑水肿加重。②腹泻的护理:记录大便次数、性状及量。供给易消化流质饮食,多饮水,不能进食者静脉补充营养。勤换尿布,便后及时清洗,防臀红发生。及时采集大便标本送检,必要时用取便器或肛门拭子采取标本。

5.中毒性菌痢的护理

(1)高热、惊厥　必须进行监护,注意呼吸频率、节律、深度,及时发现呼吸衰竭征象。惊厥病人应取平卧位,头部偏向一侧,及时清除呼吸道分泌物。上下齿垫以牙垫,以防舌咬伤。

(2)休克的护理

1)体位　休克病人应采取头部与下肢均抬高30°的体位。因抬高头部有利于膈肌活动,增加肺活量。抬高下肢有利于增加从静脉回心的血量,从而相应增加循环血量。也可采取平卧位与此种体位交替的方式。

2)氧疗　给予吸氧,持续监测血氧饱和度,并监测动脉血气分析,观察氧疗效果。可经鼻导管给氧,氧流量 2~4 L/min,必要时 4~6 L/min。

3)扩充血容量及纠正酸中毒　迅速建立静脉通道。按医嘱给予输注 2:1 等张含钠液或低分子右旋糖酐,同时给予 0.05 g/mL 碳酸氢钠纠正酸中毒,在扩充血容量的基础上应用血管活性药物。调节好输液速度。注意保暖,严密监测病人生命体征,密切监测病情。观察尿量并严格记录出入量。

抗休克治疗有效的指征:病人面色转红、发绀消失、肢端温暖、血压渐上升,提示组织灌注良好;收缩压维持在 10.6 kPa(80 mmHg)以上、脉压>4.0 kPa(30 mmHg)、脉搏<100 次/min且充盈有力;尿量>30 mL/h,表示肾血液灌注良好。

【健康教育】

1.养成良好的卫生习惯,注意餐前、便后洗手,不饮不洁之水,不食不洁之物。消灭苍蝇、蟑螂,舍弃腐败食物。疾病流行期间,可服痢疾减毒活疫苗以提高人体免疫力。

2.菌痢病人采取肠道隔离至临床症状消失后1周或3次大便培养阴性为止。接触者接受医学观察。从事饮食及加工业者应定期体格检查,必要时应调换工种。

3.慢性病人应注意避免急性发作的诱因,如进食生冷食物、劳累、受凉等。作息生活规律,加强锻炼。

(殷晓玲)

第十节　流行性脑脊髓膜炎病人的护理

流行性脑脊髓膜炎简称流脑,是由脑膜炎奈瑟菌(又称脑膜炎球菌)引起的急性化脓性脑膜炎。临床表现以高热、剧烈头痛、频繁呕吐、皮肤黏膜瘀点、瘀斑和脑膜刺激征为特征。

【病因及发病机制】

1. 病原学　脑膜炎奈瑟菌为革兰氏染色阴性双球菌,菌体呈肾形或豆形,多呈凹面相对成双排列。可从带菌者及病人的鼻咽部和病人的血液、脑脊液、皮肤瘀点中检出。本菌按其表面特异性多糖抗原不同可分为 13 个群。其中以 A、B、C 三群为常见,占 90% 以上。但大流行多由 A 群引起,B 群和 C 群仅引起散发和小流行。根据我国资料,引起发病及流行者仍以 A 群为主。

本菌裂解时可释放出内毒素,是重要的致病因子。本菌可产生自溶酶,在体外易自溶而死亡。本菌对外界环境抵抗力弱,对干燥、寒热及一般消毒剂和常用抗生素均敏感,当温度低于 30 ℃或高于 50 ℃时容易死亡。

2. 发病机制　病原体自鼻咽部侵入人体后,是否引起发病及病情轻重,一方面与细菌数量和毒力强弱有关,更重要的是取决于人体防御能力。如人体免疫力强,则入侵的细菌迅速被消灭;如免疫力较弱,细菌在鼻咽部繁殖易成为无症状带菌者,或仅有轻微上呼吸道感染症状。少数情况下,因人体免疫力低下或细菌毒力较强,细菌进入血循环,形成短暂菌血症,可无明显症状或轻微症状如皮肤出血点。仅少数发展为败血症,在败血症期,细菌常侵袭皮肤血管内壁引起栓塞、坏死、出血及细胞浸润,从而出现瘀点或瘀斑。细菌通过血-脑脊液屏障侵犯脑脊髓膜,引起化脓性脑膜炎。

【流行病学】

1. 传染源　带菌者和病人是本病的传染源。本病流行期间,50% 以上的正常人鼻腔内可检出脑膜炎球菌,但无任何临床症状,不易被人发现。因此带菌者是造成本病流行的重要传染源。病人从潜伏期末到急性期均有传染性,但传染期一般不超过发病后 10 d。

2. 传播途径　经呼吸道传播,病原菌主要是通过咳嗽、喷嚏等形式的飞沫直接从空气中传播。由于本菌在外界生活力极弱,故很少间接传播。但密切接触,如同睡、怀抱、喂奶、接吻等,对 2 岁以下婴幼儿传染有重要意义。

3. 易感人群　人对本病普遍易感,6 个月以内的婴儿可从母体获得免疫而很少发病。成人因已在多次流行过程经隐性感染而获得免疫力。儿童发病率高。病后免疫力持久。

4. 流行特征　本病全年均可发生,但有明显季节性,多发生在冬春季,3 ~ 4 月份为高峰。

【临床表现】

潜伏期1~10 d,一般为2~3 d。根据病情和病程可分为下列各型。

1. 普通型 最常见,占全部病例的90%以上。按其发展过程可分为以下各期。

(1)上呼吸道感染期 为1~2 d,可表现为低热、咽痛、咳嗽或鼻炎、全身不适等非特异性上呼吸道感染症状。

(2)败血症期 起病急,突发高热、寒战,体温39~40 ℃左右,伴明显毒血症症状,如头痛、全身不适、精神萎靡、食欲缺乏、呕吐等。70%~90%病人有皮肤黏膜瘀点或瘀斑是此期重要体征,直径为1~2 mm至1~2 cm,开始为鲜红色,以后为紫红色,病情严重者瘀斑迅速扩大,中央可呈紫黑色坏死或大疱。少数病人脾大。持续1~2 d后进入脑膜炎期。

(3)脑膜炎期 此期症状多与败血症期症状同时出现。除高热及毒血症症状外,主要是中枢神经系统症状:剧烈头痛,频繁呕吐,烦躁不安,脑膜刺激征阳性,重者可有谵妄、意识障碍及抽搐。多于2~5 d内进入恢复期。

(4)恢复期 经治疗后,病人体温逐渐下降至正常。皮肤瘀点、瘀斑逐渐消失。其他症状逐渐好转,神经系统检查逐渐恢复正常。病程中约10%病人可出现口周单纯疱疹。病人一般在1~3周内痊愈。

2. 暴发型 多见于儿童。起病急骤,病势凶险,病死率高。可分为3型。

(1)休克型 多见于儿童,以寒战、高热、头痛、呕吐开始,中毒症状严重,精神极度萎靡,可伴有惊厥。常于12 h内出现遍及全身的广泛瘀点、瘀斑,且迅速扩大融合成大片瘀斑伴皮下坏死。循环衰竭是本型的主要表现,面色苍白、四肢厥冷、唇及指(趾)端发绀、脉搏细速、血压明显下降、脉压缩小、尿量减少或无尿。脑膜刺激征大都缺如,脑脊液大多澄清,仅细胞数轻度增加。血及瘀点培养多为阳性。

(2)脑膜脑炎型 主要表现为脑膜及脑实质损害,常于1~2 d出现严重中枢神经系统症状。病人除高热、头痛、呕吐外,意识障碍加深,并迅速进入昏迷状态。反复惊厥,锥体束征阳性。血压升高,心率减慢,严重者发生脑疝,并迅速出现中枢性呼吸衰竭。

(3)混合型 以上两型临床表现同时或先后出现,病情极重,病死率高。

3. 轻型 多见于流脑流行后期。临床表现为低热、轻微头痛及咽痛等上呼吸道感染症状,皮肤黏膜可有少数细小出血点及轻度脑膜刺激征。脑脊液多无明显变化,咽拭子培养可有病原菌。

4. 慢性败血症型 罕见,多发生于成人,表现为间歇性发热,皮肤皮疹或瘀点,关节痛,少数病人脾大,病程可持续数周至数月,但一般状况良好。

婴幼儿流脑的特点:婴幼儿颅骨骨缝及囟门未闭合,中枢神经系统发育未成熟,故临床表现不典型。可有咳嗽等呼吸道症状及拒食、呕吐、腹泻等消化道症状;有烦躁不安、尖声哭叫、惊厥及囟门隆起。脑膜刺激征可不明显。

【实验室及其他检查】

1. 血常规 白细胞计数显著增加,多在 $20×10^9/L$ 以上,中性粒细胞在 80% 以上,并发 DIC 者血小板减少。

2. 脑脊液检查 脑脊液压力升高,外观浑浊,白细胞数明显升高,达 $1\,000×10^6/L$ 以上,以中性粒细胞增高为主。蛋白质含量增高,糖及氯化物明显减低。

3. 细菌学检查 是确诊的重要方法。

(1)涂片 在皮肤瘀点处刺破,挤出少量组织液做涂片及染色,细菌阳性率 60% ~ 80%。取脑脊液离心后取沉淀做涂片、染色,有脑膜刺激征症状病人检测的阳性率约为 50%。

(2)细菌培养 可取血液、皮肤瘀点刺出液或脑脊液做细菌培养,但阳性率较低。在使用抗生素治疗之前,采集标本并及时送检可提高阳性率。

4. 免疫学检查 用酶联免疫或放射免疫等方法测定流脑病人脑脊液中脑膜炎球菌特异多糖抗原和血清特异抗体,是近年来开展的快速诊断方法。敏感性高,特异性强,使用于已用抗生素治疗而细菌学检查阴性者。

【诊断要点】

冬春两季,出现高热、头痛、呕吐、皮肤黏膜瘀点及脑膜刺激征阳性,严重病人出现感染性休克、意识障碍、惊厥及呼吸衰竭,血白细胞及中性粒细胞增高,脑脊液呈化脓性脑膜炎改变,临床上可诊断为流脑。确诊主要靠皮肤瘀点和脑脊液涂片发现脑膜炎双球菌,或血和脑脊液培养阳性。

【治疗要点】

1. 普通型

(1)一般治疗 执行呼吸道隔离措施,维持足够液体量及电解质平衡。

(2)病原治疗 及早、足量应用细菌敏感并能透过血-脑脊液屏障的抗生素是病原治疗的原则。常选用以下抗菌药物。

1)青霉素 G:脑膜炎球菌对青霉素仍高度敏感,国内尚未发现明显的耐药菌株。缺点为不易透过血-脑脊液屏障,炎症情况下脑脊液药物浓度仅为血液浓度的 10% ~ 30%,故须大剂量使用才能达到有效治疗浓度。一般成人 20 万 $U/(kg·d)$,儿童 20 万 ~ 40 万 $U/(kg·d)$,静脉滴注,疗程 5 ~ 7 d。

2)头孢菌素:第三代头孢菌素如头孢曲松等,对上述耐青霉素菌株有效。此类药物对脑膜炎球菌抗菌活性强,易透过血-脑脊液屏障,且不良反应小。

3)氯霉素:氯霉素易透过血-脑脊液屏障,脑脊液浓度为血清浓度的 30% ~ 50%。首剂为 50 mg/kg,继而每日给予 50 ~ 100 mg/kg,分次静脉滴注或口服。应密切注意氯霉素对骨髓的抑制作用。

4)磺胺类:磺胺嘧啶的吸收、排泄均较缓慢,脑脊液中的药物浓度为血浓度的 40% ~ 80%。我国所流行的 A 群菌株大多对磺胺药敏感,曾经是首选药。但目前耐药菌株在增多。

（3）对症治疗 高热时可用物理降温及应用退热药物，颅内压升高，可用 0.2 g/mL 甘露醇脱水降低颅内压，每间隔 4～6 h 1 次，快速静脉滴注，其间可与高渗葡萄糖注射液交替应用。

2. 暴发型

（1）休克型 治疗原则为抗感染、抗休克。

1）抗感染：尽早应用有效抗生素，可用青霉素或第三代头孢菌素。

2）抗休克：①补充血容量：快速静脉滴注低分子右旋糖酐、平衡盐液、生理盐水或葡萄糖液，改善微循环。②纠正酸中毒：根据血气分析结果，应用 0.05 g/mL 碳酸氢钠纠正酸中毒。③应用血管活性药物：经扩容、纠酸后休克仍未纠正时，应用血管活性药物，常用山莨菪碱，解除微血管痉挛，改善微循环障碍。也可选用多巴胺、间羟胺等药物。④糖皮质激素：有减轻毒血症状、稳定细胞膜、解除小血管痉挛和增强心肌收缩力的作用，有利于纠正休克。常用氢化可的松，疗程一般 2～3 d。⑤抗 DIC 治疗：皮肤瘀点、瘀斑迅速增多、扩大并有融合成大片瘀斑的倾向，有血小板明显减少者，是应用肝素治疗的指征。高凝状态纠正的同时，应输入新鲜血或血浆及维生素 K，以补充被消耗的凝血因子。⑥保护重要脏器功能：如心率明显增快可用强心剂。

（2）脑膜脑炎型 治疗原则为抗感染、降低颅内压、防止脑疝形成、防止呼吸衰竭。

1）尽早应用有效抗生素，用法同休克型。

2）减轻脑水肿及防止脑疝，可用 0.2 g/mL 甘露醇，也可交替加用 0.5 g/mL 葡萄糖静脉注射。

3）糖皮质激素：有减轻脑水肿降低颅内压作用，常用地塞米松静脉滴注。

4）呼吸衰竭治疗：注意病人体位及吸痰，保持呼吸道通畅，吸氧，出现脑水肿时应用脱水治疗，选用洛贝林、尼可刹米等呼吸兴奋剂。经治疗呼吸衰竭症状仍不见好转或加重，甚至可能发生呼吸停止者，应尽早行气管切开术及应用人工呼吸器给予机械通气。

5）高热及惊厥处理：及时采用物理及药物降温，并及早应用镇静剂。必要时行亚冬眠疗法。

【护理评估】

1. 健康史 发病的季节，如何起病、起病时间及主要表现，有无与流脑病人的接触史等。

2. 身体评估 评估体温、脉搏、呼吸、血压、意识、瞳孔，皮肤黏膜有无瘀点、瘀斑，脑膜刺激征是否阳性等。

3. 实验室及其他检查 评估血白细胞总数及分类计数、脑脊液检查、病原学检查等结果。

4. 心理及社会评估 评估病人心理压力及程度，对疾病的认识，对治疗、护理的要求等。

【常见护理诊断/问题】

1. 体温过高 与脑膜炎奈瑟菌感染引起毒血症有关。

2.疼痛　与颅内压增高有关。

3.组织灌注无效　与内毒素导致循环障碍有关。

4.有皮肤完整性受损的危险　与内毒素致毛细血管通透性增高、渗出性出血及局部受压或皮肤不清洁有关。

5.潜在并发症　脑疝、呼吸衰竭。

【护理目标】

体温逐步下降,恢复正常;疼痛减轻或缓解;血压回升,稳定;皮肤不发生破溃和感染;不发生并发症,一旦发生能及时发现和配合抢救处理。

【护理措施】

1.普通型

(1)病情观察　密切观察病情变化,包括生命体征,意识状态,面色是否变苍白或灰暗,出血点是否增加、融合,瞳孔变化,有无抽搐先兆等,并记录出入液体量。

(2)生活护理　病室应保持舒适、空气流通、安静,卧床休息。应给予高热量、高蛋白、高维生素易消化的流食和半流食。鼓励病人少量、多次饮水,频繁呕吐不能进食者应静脉输液。

(3)用药护理　遵医嘱给药,用青霉素时注意观察有无过敏反应;应用磺胺类药物时应注意对肾脏的损害;应用氯霉素者应注意观察皮疹、胃肠道反应及定期查血象。

(4)对症护理　高热时采取物理降温或遵医嘱给予药物降温。头痛不严重者无须处理,头痛较严重者可按医嘱给予止痛剂或脱水剂。病人呕吐时应取侧卧位;呕吐后及时清洗口腔,并更换脏污的衣服、被褥,创造清洁环境;呕吐频繁者可给以镇静剂或止吐剂,并应注意有无水、电解质紊乱表现。

2.暴发型

(1)循环衰竭的护理　①专人监护,注意生命体征变化,如有面色苍白、四肢厥冷、血压下降、脉搏细速、尿少、烦躁等休克征象,应及时通知医师。②病人绝对卧床休息,置平卧位或休克体位。注意保暖。③有计划集中安排各种治疗、护理操作,避免过多搬动病人。④保持呼吸道通畅,吸氧。⑤迅速建立并维护好静脉通道,必要时开放两条通路。记录24 h出入水量。⑥备齐各种抢救药品,遵医嘱并配合医师抢救休克。⑦补液并密切观察休克症状的改善情况。监测心功能并及时调整补液速度。⑧及时送检标本,做好抢救记录。

(2)皮肤护理　暴发型流脑病人皮肤常出现大片瘀斑,因此应注意皮肤护理。①保持皮肤清洁,可用温水擦洗。②对大片瘀斑的坏死皮肤,应注意保护,翻身时避免拖、拉、拽等动作,防止皮肤擦伤。③皮疹发生破溃后应及时处理,小面积者涂以抗生素软膏,大面积者给予消毒纱布外敷,防止继发感染。④床褥应保持干燥、清洁、松软、平整。

(3)用药护理　①抗生素种类同普通型流脑,但应用剂量较大,且均须静脉给药,故更须注意观察药物不良反应。用第三代头孢类抗生素时,除防止过敏性休克外,应注意观察皮疹、哮喘、药物热等不良反应。②应用甘露醇等脱水剂治疗时,注意观察出入量。③应用血管活性药物多巴胺治疗时,应注意用药浓度与速度,以免引起不良反应。④在抗休克治疗中常应用强心剂,如毛花苷 C 等,应注意药物剂量、间隔时间和观察心率及心律。⑤发生 DIC 时常应用肝素进行抗凝治疗,应注意用法、剂量、间隔时间,并注意过敏反应及观察有无自发性出血,如皮肤及黏膜出血、注射部位渗血、血尿及便血等,发现异常,应立即报告医师。

(4)高热、惊厥、呼吸衰竭的护理 同本章第七节。

(5)心理护理 病情危重,病死率高,病人及家属均可产生紧张、焦虑及恐惧等心理。耐心做好安慰、解释工作,增强治疗信心,与医护人员合作,争取抢救获得成功。

3. 预防感染的传播

(1)管理传染源 及早发现病人,就地隔离治疗。隔离至症状消失后 3 d,一般不少于病后 7 d,以防止疫情扩散。密切接触者应进行医学观察 7 d。

(2)切断传播途径 保持室内通风。儿童应尽量避免接触病人或到人多拥挤的公共场所。托幼机构及集体单位如有本病发生及流行,应及早隔离病人。

(3)提高人群免疫力 ①菌苗预防注射:15 岁以下儿童为主要接种对象,国内多年来应用脑膜炎球菌 A 群多糖体菌苗,保护率达 90% 以上,使我国流脑发病率大大下降。②药物预防:对密切接触者可用复方磺胺甲噁唑。

【健康教育】

1. 做好卫生宣传工作,介绍流脑的流行过程,在流行季节前进行预防接种。密切接触者可用药物预防。尽量避免到人多拥挤的公共场所,并做好室内通风等,减少流脑传播。

2. 让大家了解发病过程及预后,在冬春季节,如有高热、抽搐、意识障碍及皮肤瘀点病人,及早进行隔离及治疗。

3. 少数病人可留有神经系统后遗症,如耳聋、失明或肢体瘫痪等,应指导进行功能锻炼,以便早日康复。

(殷晓玲)

第十一节 结核病病人的护理

一、肺结核

肺结核(pulmonary tuberculosis)是结核分枝杆菌引起的肺部慢性传染性疾病。结核分枝杆菌可侵及全身几乎所有脏器,但以肺部最为常见。结核病是全球流行的严重危害人类健康的主要传染性疾病之一,其为全球成年人传染性疾病的首要死因。据世界卫生组织报告,全球约 20 亿人曾受到结核分枝杆菌感染,现有肺结核病人约 2000 万,每年新发病例 800 万～1 000 万,每年死于结核病的约 300 万,其中 90% 的结核病病人来自发展中国家。

据卫生部公布的数字,我国是世界上结核病最严重的 22 个国家之一,结核分枝杆菌年感染率为 0.72%,全国约有 5.5 亿人受结核分枝杆菌感染,估计有活动性肺结核的人数 500 多万,每年约有 13 万人死于结核病,是我国十大死因之一。由此可见,结核病的防治是我国当前重要的公共卫生问题之一,应引起我们的高度重视。

【病因及发病机制】

1. 结核分枝杆菌分为人型、牛型、非洲型和鼠型 4 类,其中引起人类结核病的主要为人型结核分枝杆菌,少数为牛型结核分枝杆菌。结核分枝杆菌的生物学特性如下。

(1)有抗酸性　结核分枝杆菌耐酸染色呈红色,可抵抗盐酸乙醇的脱色作用,故又称抗酸杆菌。

(2)生长缓慢　结核分枝杆菌为需氧菌,12～24 h 分裂 1 次,一般须培养 4 周才能形成 1 mm 左右的菌落。

(3)抵抗力强　对干燥、酸、碱、冷等抵抗力较强。在干燥环境可存活数月或数年,阴湿环境下能生存 5 个月以上。结核分枝杆菌对紫外线比较敏感,阳光下暴晒 2～7 h、病房紫外线灯消毒 30 min 均有明显杀菌作用。湿热对结核分枝杆菌杀伤力强,煮沸(100 ℃)5 min 即可杀死结核分枝杆菌。常用杀菌剂中,70% 乙醇最佳,接触 2 min 即可杀菌;0.05 g/mL 苯酚(石炭酸)或 0.015 g/mL 煤酚皂(来苏儿液)可以杀菌但需时较长,如0.05 g/mL 苯酚(石炭酸)须 24 h 才能杀死痰中结核分枝杆菌。将痰吐在纸上直接焚烧为最简易的灭菌方法。除污剂或合成洗涤剂对结核分枝杆菌完全不起作用。

(4)菌体结构复杂　结核分枝杆菌菌体成分复杂,主要是类脂质、蛋白质及多糖类。类脂质占 50%～60%,与结核病的组织坏死、干酪液化、空洞发生以及结核变态反应有关;菌体蛋白质是结核菌素的主要成分,诱发皮肤变态反应;多糖类参与血清反应等免疫应答。

2. 肺结核的传播　肺结核最重要的传播途径是飞沫传播,主要传染源是排菌的肺结核病人,尤其是未经治疗者,传染性大小取决于痰内菌量的多少。排菌肺结核病人在咳嗽、打喷嚏、大笑或高声说话时飞沫中附着结核分枝杆菌,接触者吸入飞沫而感染。较为少见的传播途径是尘埃传播,带菌痰液干燥后结核分枝杆菌随尘埃飞扬而吸入感染。其他传播途径如消化道、皮肤、血液等已属罕见。

3. 人体对结核分枝杆菌的反应性　包括免疫反应和变态反应,二者常同时存在。

(1)免疫力　免疫力可防止结核发病或减轻病情,其分非特异性(先天或自然)免疫力和特异性(后天性)免疫力 2 种。后者是通过接种卡介苗或感染结核分枝杆菌获得,其免疫力强于自然免疫,但二者对预防结核病的保护作用都是相对的。

(2)变态反应　变态反应为结核杆菌侵入人体后 4～8 周,身体组织对结核分枝杆菌及其代谢产物所产生的敏感反应,为第 Ⅳ 型(迟发型)变态反应,可通过结核分枝杆菌素试验来测定,此时结核菌素皮肤试验呈阳性反应。未受结核菌感染或未接种卡介苗者,则呈阴性反应。

4.结核的基本病理改变 入侵结核分枝杆菌的数量、毒力和人体的免疫力和变态反应的高低,决定着结核病的发生、发展和转归。其基本病理变化是炎性渗出、增生和干酪样坏死,以坏死与修复同时进行为特点,3种病理变化同时存在并可相互转化。

【临床表现】

1.症状

(1)全身症状 发热最常见,多为长期午后低热。部分病人有乏力、食欲减退、盗汗和体重减轻等全身毒性症状。若肺部病灶进展播散时,可有不规则高热、畏寒等。育龄女性可有月经失调或闭经。

(2)呼吸系统症状

1)咳嗽、咳痰:是肺结核最常见症状。多为干咳或有少量白色黏液痰。有空洞形成时,痰量增多;合并细菌感染时,痰呈脓性且量增多;合并厌氧菌感染时有大量脓臭痰;合并支气管结核时表现为刺激性咳嗽。

2)咯血:1/3~1/2病人有不同程度咯血,咯血量不等,多为小量咯血,少数严重者可大量咯血,甚至发生失血性休克。咯血与病情的严重程度不一定成正比,咯血后出现持续高热多提示病灶播散。

3)胸痛:病变累及壁层胸膜时有胸壁刺痛,并随呼吸和咳嗽而加重。

4)呼吸困难:多见于干酪样肺炎和大量胸腔积液病人,也可见于纤维空洞性肺结核的病人。

2.体征 取决于病变的性质和范围。病变范围小或位置深者多无异常体征。渗出性病变范围较大或干酪样坏死时可有肺实变体征,如触诊语颤增强、叩诊浊音、听诊闻及支气管呼吸音和细湿啰音;肺有广泛纤维化或胸膜粘连增厚者,对侧可有代偿性肺气肿体征,如触诊语颤减弱、叩诊过清音、听诊呼吸音减弱;结核性胸膜炎有胸腔积液体征,如气管健侧移位、患侧胸廓饱满、触诊语颤减弱、听诊呼吸音消失;支气管结核可有局限性哮鸣音。

3.并发症 可并发自发性气胸、支气管扩张、脓气胸、肺心病。结核菌随血行播散可并发淋巴结、脑膜、骨及泌尿生殖器官等肺外结核。

4.临床分型 2004年我国实施新的结核病分类标准,突出了对结核分枝杆菌检查和化学治疗史的描述,使分类法更符合现代结核病控制的概念和实用性。

(1)原发型肺结核 多见于儿童及从边远山区、农村初到城市的成人。多有结核病家庭接触史,症状多轻微而短暂,原发病灶、引流淋巴管炎和肿大的肺门淋巴结形成典型的原发复合征。结核分枝杆菌素试验多为强阳性,X射线表现为哑铃型阴影,如图4-1所示。原发病灶一般吸收较快,不留任何痕迹。

(2)血行播散型肺结核 根据结核分枝杆菌侵入的数量和毒力、人体免疫力及临床表现的不同,分为急性血行播散型肺结核(急性粟粒型肺结核)及亚急性、慢性血行播散型肺结核。

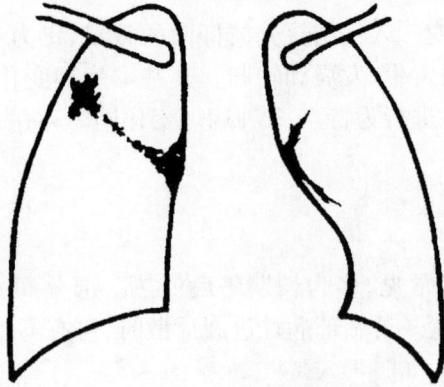

图 4-1　原发型肺结核(原发复合征)

急性粟粒型肺结核常见于婴幼儿和青少年,近年老年人发病有增长趋势,特别是营养不良、患传染病或长期应用免疫抑制剂导致免疫功能低下时,大量结核杆菌在短时间内、多次侵入血循环,血管通透性增加,结核分枝杆菌进入肺间质,并侵犯肺实质形成典型的粟粒大小的结节。起病急,全身毒血症状重,持续高热,常伴发结核性脑膜炎,出现头痛、呕吐、脑膜刺激征表现。X 射线显示全肺满布粟粒状阴影,其大小、密度和分布均匀,结节直径 2 mm 左右,如图 4-2 所示。

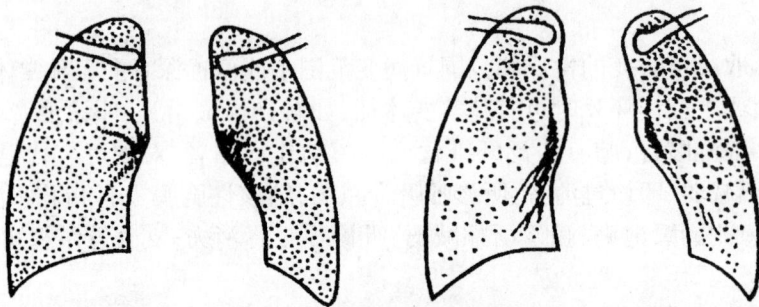

图 4-2　急性粟粒型肺结核

人体抵抗力较强时,少量结核分枝杆菌分批经血液循环进入肺部,形成大小不均、新旧不同的病灶,对称性分布于上、中肺野,则为亚急性或慢性血行播散型肺结核,其以成人多见,病情进展缓慢,可无明显的全身毒性症状或中毒症状轻,X 射线检查双肺上、中野有大小不等、分布不均、密度不同的粟粒状或斑点状阴影。

(3)继发型肺结核　是成人中最常见的肺结核类型,病程长,易反复。临床表现视其病变性质、范围及人体反应性而定。X 射线检查呈多态性,好发于上叶尖后段或下叶背段,痰结核分枝杆菌检查常为阳性。

1)浸润型肺结核:浸润渗出性结核病变和纤维干酪增殖病变多发生在肺尖和锁骨下。X 射线显示为小片状、絮状阴影,可融合形成空洞。渗出性病变易吸收,纤维干酪增殖病变吸收很慢,可长期无变化(图4-3)。

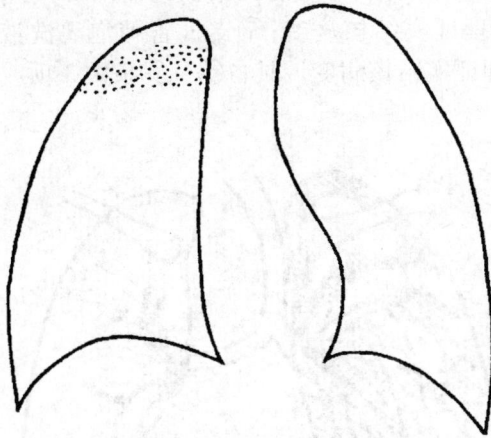

图4-3 浸润性肺结核

2)空洞型肺结核:空洞形态不一,由干酪渗出病变溶解形成,为洞壁不明显、含多个空腔的虫蚀样空洞。空洞型肺结核多有支气管播散,临床表现为发热、咳嗽、咳痰和咯血。空洞型肺结核病人痰中经常排菌。

3)结核球:干酪样坏死灶部分消散后周围形成纤维包膜或空洞的引流支气管阻塞,空洞内干酪物质不易排出,凝成球形病灶,称为"结核球",此为结核病的重要特征之一。

4)干酪样肺炎:发生于免疫力低下、体质衰弱、大量结核分枝杆菌感染的病人,或发生于有淋巴结支气管瘘的病人,其淋巴结内大量干酪样物质经支气管进入肺内。病情呈急性进展,可有高热、剧烈咳嗽、大量咳痰、发绀、呼吸困难等明显毒血症状。大叶性干酪样肺炎X射线呈大叶性密度均匀的磨玻璃状阴影,逐渐出现溶解区,呈虫蚀样空洞,可有播散灶,痰中能查出结核分枝杆菌。小叶性干酪样肺炎的症状和体征比大叶性干酪样肺炎轻,X射线呈小叶斑片播散病灶,多发生在双肺中下部。

5)纤维空洞性肺结核:肺结核未及时发现或治疗不当,使空洞长期不愈,出现空洞增厚和广泛纤维化;随人体免疫力的高低,病灶吸收、修复与恶化交替发生,形成纤维空洞。其特点是病程长、反复进展恶化、肺组织破坏严重、肺功能严重受损,结核分枝杆菌检查阳性且耐药,为结核病控制和临床治疗难题。X射线胸片可见一侧或两侧有单个或多个纤维厚壁空洞,见图4-4,多伴有支气管播散病灶和明显胸膜肥厚。由于肺组织广泛纤维增生,造成肺门抬高,肺纹理呈垂柳样,纵隔向患侧移位,健侧呈代偿性肺气肿。

(4)结核性胸膜炎 包括结核性干性胸膜炎、结核性渗出性胸膜炎、结核性脓胸等。结核性胸膜炎多见于青年人,常有胸部刺痛、发热、干咳、呼吸困难等表现。结核性渗出性胸膜炎X射线检查少量积液可见肋膈角变钝,中量积液可见中、下肺野大片均匀致密阴影、上缘呈外高内低凹面向上的弧线,大量积液见大量浓密阴影,纵隔推向健侧。

(5)其他肺外结核 按部位和脏器命名,如骨关节结核、肾结核、肠结核等。

(6)菌阴肺结核 菌阴肺结核为3次痰涂片及1次培养阴性的肺结核。其诊断标准为:①典型肺结核临床症状和胸部 X 射线表现;②抗结核治疗有效;③临床可排除其他非结核性肺部疾病;④PPD(5IU)强阳性,血清抗结核抗体阳性;⑤痰结核菌 PCR 和探针检测呈阳性;⑥肺外组织病理证实结核病变;⑦支气管肺泡灌洗液中检出抗酸分枝杆菌;⑧支气管或肺部组织病理证实结核病变。具备①~⑥条中 3 项或⑦~⑧条中任何 1 项可确诊。

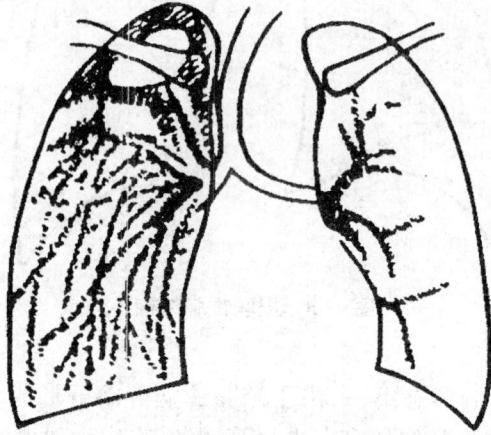

图 4-4   纤维空洞性肺结核

【实验室及其他检查】

1.痰结核分枝杆菌检查   是确诊肺结核、制定化学治疗方案和考核治疗效果的主要依据。检查方法有涂片法、集菌法、培养法等,应连续多次送检。近年来采用的聚合酶链反应(PCR)、核酸探针检测特异性 DNA 片段等检查技术,使结核病的诊断更为快捷简单,但还须进一步改善和发展。

2.影像学检查   胸部 X 射线检查可以早期发现肺结核,判断病变的部位、范围、性质、有无空洞及空洞大小、洞壁厚薄等。胸部 CT 检查能发现微小或隐蔽的病变,了解病变范围和性质。

3.结核菌素试验   目前世界卫生组织与国际防痨和肺病联合会推荐使用纯蛋白衍化物(PPD),以便于国际间结核感染率的比较。取 PPD 0.1 mL(5IU)在左前臂屈侧中部(中上部 1/3 处)皮内注射,48~72 h 后测量皮肤硬结的横径和纵径,得出平均直径=(横径+纵径)/2。硬结直径≤4 mm 为阴性(-);5~9 mm 为弱阳性(+);10~19 mm 为阳性(++);≥20 mm 或虽<20 mm 但局部出现水疱、淋巴管炎和坏死为强阳性(+++)。

(1)阴性的意义   结核菌素试验阴性一般表示未受结核分枝杆菌感染,但应排除以下情况:结核感染后 4~8 周以内,处于变态反应前期;患急性传染病(麻疹、百日咳)、发热、重症结核病;免疫功能低下者,如慢性消耗性疾病、艾滋病、重度营养不良、恶性肿瘤、免疫抑制剂和糖皮质激素使用者、危重病人等,个别老年人因人体变态反应功能低下也常呈阴性反应。婴幼儿 PPD 试验阴性应该及时接种卡介苗。

（2）阳性的意义 结核菌素试验常作为结核感染的流行病学指标,也是卡介苗接种后效果的检验指标,但对成人结核病的诊断意义不大。5IU 结核菌素进行试验,其阳性结果只表示曾有结核分枝杆菌感染或接种过卡介苗,但不一定现在患病。结核菌素试验对婴幼儿结核病的诊断价值比成人大,3 岁以下婴幼儿结核菌素试验强阳性反应者应视为新近感染的活动性结核病。

4.其他检查 纤维支气管镜检查对支气管结核的诊断有重要价值,活动性肺结核血沉可增快,部分病例有红细胞、血红蛋白降低。

【诊断要点】

根据病史,临床表现咳嗽、发热、盗汗、体重减轻,结合 X 射线典型征象,痰结核菌检查,肺结核的诊断一般不困难。但也有部分病人无明显症状,在 X 射线健康检查时发现肺结核,病人咳痰呈间歇排菌,故需要连续多次查痰方能确诊。

确诊肺结核后还要判断有无活动性,活动性病变必须给予治疗。有无活动性病变可依据胸片病变表现判别。胸片表现为钙化、硬结或纤维化,痰检查不排菌,无任何症状,为无活动性肺结核。确定活动后还要明确是否排菌,是确定传染源的唯一方法。痰菌检查记录格式分别以"涂(+)、涂(-)、培(+)、培(-)"表示痰菌阳性或阴性。病人无痰或未查痰者,注明"无痰"或"未查"。

肺结核的记录方式:按结核病分类、病变部位、范围、痰菌情况、化学治疗史、并发症、并存病、手术等顺序书写。血行播散型肺结核可注明"急性"或"慢性";继发型肺结核可注明"浸润型""纤维空洞型"等。并发症如支气管扩张症等,并存病如糖尿病、手术如肺切除术后。

记录举例:纤维空洞型肺结核,双上,涂(+),复治,肺不张,糖尿病,肺切除术后。

【治疗要点】

合理的化学治疗可使病灶内细菌消失,最终达到痊愈,传统的休息和营养疗法起辅助作用。

1.化学治疗 化学治疗的主要作用在于迅速杀死病灶中大量繁殖的结核分枝杆菌,使病人由传染性转为非传染性,防止获得性耐药变异菌的产生;彻底杀灭病灶中静止或代谢缓慢的结核分枝杆菌,使病人达到临床治愈和生物学治愈的目的。

（1）化学治疗原则 早期、联合、适量、规律和全程治疗是化学治疗的原则。

（2）化学治疗疗程 目前国际组织推广的短程化疗,分 2 个阶段:强化期 2 个月,用 4 ~ 5 种杀菌药;巩固期 4 ~ 6 个月,用 2 ~ 3 种药物。每日用药方案为每日用药,间歇用药方案为隔日 1 次或每周 3 次用药。

（3）常用抗结核药物 常用抗结核药物的成人用药剂量、不良反应和注意事项如表 4-1 所示。

2.对症治疗 ①高热、大量胸腔积液:可在使用有效抗结核药物同时,加用糖皮质激素如泼尼松,可减轻炎症变态反应引起的症状,通常使用中小剂量,疗程在 1 个月以内。②咯血:咯血窒息是咯血致死的主要原因。小量咯血须卧床休息、患侧卧位、止血、止咳、镇静。咯血较多时须患侧卧位,给予垂体后叶素 5U 加入 0.5 g/mL 葡萄糖 40 mL 中,缓慢静脉注射。此药同时可引起冠状动脉和子宫平滑肌收缩,故高血压、冠心病及孕妇禁用此药。

表 4-1 常用抗结核药物的成人剂量、不良反应和注意事项

药名 (缩写)	每天剂量 (g)	间歇疗法 一日量(g)	主要不 良反应	注意事项
异烟肼 (H, INH)	0.3	0.6~0.8	周围神经炎、偶有肝损害	避免与抗酸药同时服用,注意消化道反应、肢体远端感觉及精神状态
利福平 (R, RFP)	0.45~0.6	0.6~0.9	肝损害、变态反应	体液及分泌物呈橘黄色,使接触镜(隐形眼镜)永久变色;监测肝脏毒性及变态反应;加速口服避孕药、降糖药、茶碱、抗凝血剂等药物的排泄,使药效降低或失败
链霉素 (S, SM)	0.75~1.0	0.75~1.0	听力障碍、眩晕、肾损害、口周麻木、过敏性皮疹等	注意听力变化及有无平衡失调,用药前和用药后 1~2 个月进行听力检查,了解尿常规及肾功能的变化
吡嗪酰胺 (Z, PZA)	1.5~2.0	2~3	胃肠道不适、肝损害、高尿酸血症、关节痛	警惕肝脏毒性反应,监测肝功能,定期监测 ALT
乙胺丁醇 (E, EMB)	0.75~1.0	1.5~2.0	视神经炎	注意关节疼痛、皮疹等反应,监测血清尿酸,检查视觉灵敏度和颜色的鉴别力(用药前、用药后每 1~2 个月 1 次)
对氨基水杨酸钠 (P,PAS)	8~12	10~12	胃肠道反应、变态反应、肝损害	监测不良反应的症状、体征,定期复查肝功能

3. 手术治疗 适用于经合理化学治疗无效、多重耐药的厚壁空洞、大块干酪灶、大咯血保守治疗无效者。但如病人全身情况差,或有明显心、肺、肝、肾功能不全,则不能手术。

【护理评估】

1. 健康史 询问病人有无接种卡介苗,有无服用糖皮质激素、免疫抑制剂等药物,有无接触开放性肺结核病人,既往有无营养不良、麻疹、糖尿病、艾滋病等免疫低下疾病。了解病人的生活环境。询问患病后有无午后发热、面颊部发红、盗汗、咳嗽、咳痰,尤其要注

意有无咯血情况。

2. 身体评估 评估病人的生命体征,营养状况,有无肺实变、代偿性肺气肿、胸腔积液等体征。

3. 实验室及其他检查 X 射线胸片有无肺结核特征性改变,痰结核菌检查有无找到结核杆菌,有无有血沉增快、继发贫血等。

4. 心理及社会评估 病人对结核病往往缺乏正确认识,担心影响生活和工作,常出现自卑、多虑、悲观。同时由于住院隔离治疗,病人不能与家人和朋友密切接触,常感到孤独,易产生悲观情绪等。当出现咯血甚至大咯血时,病人又会因此而感到恐惧、紧张等。

【常见护理诊断/问题】

1. 活动无耐力 与活动性肺结核有关。
2. 知识缺乏 缺乏有关肺结核传播及化疗方面的知识。
3. 体温过高 与急性血行播散型肺结核、干酪型肺炎等有关。
4. 有传染的危险 与开放性肺结核有关。
5. 营养失调:低于机体需要量 与机体消耗增加、食欲减退有关。
6. 有窒息的危险 与大咯血有关。

【护理目标】

活动耐力增加,能保持最佳活动水平;能说出肺结核有关防治知识;病人体温恢复正常;体重增加或不下降;不发生咯血,一旦发生能及时发现并配合医师处理。

【护理措施】

1. 生活护理

(1)休息、活动与体位 肺结核病人症状明显,有咯血、高热等严重结核病毒性症状,或结核性胸膜炎伴大量胸腔积液者,应卧床休息。恢复期可适当增加户外活动,如散步、打太极拳、做保健操等,加强体质锻炼,充分调动人体内在的自身康复能力,增进人体免疫功能,提高人体的抗病能力。轻症病人在坚持化学治疗的同时,可进行正常工作,但应避免劳累和重体力劳动,保证充足的睡眠和休息,做到劳逸结合。病人卧床休息时宜取患侧卧位,以利于健侧的通气,同时减少患侧胸廓的活动度,降低病灶向健侧扩散的危险。

(2)饮食 ①制订全面的饮食营养计划,为肺结核病人提供高热量、高蛋白、富含维生素的饮食,其中优质蛋白应占一半以上。维生素 C 有减轻血管渗透性的作用,可以促进渗出病灶的吸收;B 族维生素对神经系统及胃肠神经有调节作用,可促进食欲,病人每天摄入一定量的新鲜蔬菜和水果,可以补充维生素。鼓励病人多饮水,以补充因发热、盗汗等而丢失的水分,保证人体代谢所需;有心、肾功能障碍者,液体入量应严格遵医嘱执行。②增进食欲:增加饮食的品种,保证食物的色、香、味;提供安静、清洁、舒适的就餐环境,增加进食的兴趣;病人进食时心情愉快、细嚼慢咽,促进食物的消化吸收。

2. 病情观察 肺结核活动期应观察咳嗽、咳痰性质,有无胸痛,咯血后有无继续发热;重症病人应监测血压、脉搏、呼吸、心率、瞳孔、意识状态等变化并详细记录;对烦躁不安应用镇静剂的病人更须严密观察;及时发现有咯血先兆的病人,并观察大咯血病人有无咯血不畅、烦躁不安、心情紧张、挣扎坐起、胸闷气促、发绀、大汗等窒息的先兆及表现,并做好抢救准备,备好吸引器、鼻导管、气管插管和气管切开包等急救物品。

3. 用药护理　有计划、有目的向病人及家属逐步介绍抗结核药物治疗的知识,使病人掌握药物治疗的原则、方法,指导病人养成遵医嘱按时、按量、按疗程用药的习惯,防止漏服、减量、停药、不按时服药等,督导全程化疗。告知药物的不良反应,如利福平的不良反应有黄疸、转氨酶一过性升高及变态反应,链霉素的不良反应有耳聋和肾功能损害,对氨基水杨酸的不良反应有胃肠道刺激、变态反应,异烟肼的不良反应有周围神经炎、中毒性反应,乙胺丁醇的不良反应为出现球后视神经炎等。

4. 对症护理

(1)发热的护理　嘱病人卧床休息,多饮水,必要时给予物理降温(冰袋、乙醇擦浴、温水擦浴等)或小剂量解热镇痛药,重症结核病人伴高热时可遵医嘱在抗结核治疗的同时加用糖皮质激素。

(2)盗汗的护理　室内温、湿度适宜,定期通风换气,棉被厚薄合适,大量出汗时及时用干毛巾擦干并更换汗湿的衣服、被单。

(3)胸痛护理　胸痛时嘱病人卧床休息,取患侧卧位。

(4)咯血护理

1)一般护理　安排专人护理,保持环境安静,避免不必要的交谈;关心体贴病人,以消除其紧张情绪;及时清理病人咯出的血块及污染的衣被,以减轻对病人的视觉刺激,稳定病人情绪,增加安全感;咯血以后及时为病人漱口、擦净血迹,以保持口腔清洁舒适,以防口咽部异味刺激致剧烈咳嗽而诱发再度咯血;如果病人精神高度紧张或剧烈咳嗽,可遵医嘱给予小量镇静剂、止咳剂,但禁用吗啡、哌替啶,以免引起呼吸抑制。年老体弱、肺功能不全者应用镇静剂和镇咳药后,注意观察呼吸中枢和咳嗽反射受抑制的情况。

2)休息与卧位　小量咯血者以静卧休息为主,尽量避免搬动病人,以减少肺的活动度。大量咯血病人绝对卧床休息,取患侧卧位,以减少患侧活动度,既防止病灶向健侧扩散,同时有利于健侧肺的通气功能。

3)饮食护理　大量咯血者应禁食;小量咯血者宜进少量温、凉流质饮食,防过冷或过热食物诱发或加重咯血;多饮水,多食富含纤维素食物,以保持大便通畅,避免排便时腹压增加而引起再度咯血。

4)保持呼吸道通畅　鼓励病人轻轻咳出气管内痰液和积血,在病人咯血时轻拍健侧背部,以利血块咳出;嘱病人不要屏气,以免诱发喉头痉挛,引起血液引流不畅而诱发或加重窒息;痰液黏稠无力咳出者,可经鼻腔吸痰,重症病人吸痰前后应适当提高吸氧浓度,以防吸痰引起低氧血症。

5)监测病情　密切观察病人咯血的量、颜色、性质及出血的速度,观察生命体征及意识状态的变化;观察有无咯血突然停止(或咯血不畅)、呼吸急促、面色苍白、唇指(趾)发绀、烦躁不安、大汗淋漓等窒息征象;观察有无阻塞性肺不张、肺部感染及休克等并发症表现。

6)窒息的抢救　对大咯血及意识不清的病人,应在病床旁备好急救药品和器械。一旦病人出现窒息征象,立即取头低脚高45°俯卧位,头侧向一边,轻拍背部,迅速排出在气道和口咽部的血块,或直接刺激咽喉以咳出血块,必要时用吸痰管进行机械吸引,并给予高浓度吸氧,有条件者协助进行气管插管或气管切开,以迅速解除呼吸道阻塞。

7)遵医嘱止血 少量咯血遵医嘱给予氨基己酸、氨甲苯酸(止血芳酸)、酚磺乙胺(止血敏)、卡络柳钠(安络血)等药物止血,大量咯血时遵医嘱给予垂体后叶素止血。若咯血量多可酌情适量输血。垂体后叶素主要通过收缩小动脉、减少肺循环血量而止血,但能引起冠状动脉、肠道平滑肌和子宫收缩,故冠心病、高血压病人及孕妇忌用,静脉滴注时速度切勿过快,以免引起恶心、便意、心悸、面色苍白等不良反应。

5.心理护理

加强对病人及家属的卫生宣教,介绍有关结核病的知识,解释呼吸道隔离的必要性,给予心理安慰。帮助病人尽快适应环境,以消除孤独感。树立治疗信心,坚持合理、全程化疗,争取完全康复。

6.预防疾病的传播

(1)消毒隔离 痰菌(+)进行呼吸道隔离、室内通风、外出戴口罩。

(2)控制传染源 注意打喷嚏,防飞沫传染,嘱病人不随地吐痰,将痰吐在纸上用火焚烧,消毒餐具。

(3)保护易感人群 ①接种卡介苗,减少肺结核的发生。②药物预防:在开放性肺结核(即排菌者)的家庭内,对结核菌素试验阳性且与病人密切接触的成员、结核菌素试验新近转为阳性的儿童可服用异烟肼预防。

【健康教育】

1.有饮酒、吸烟嗜好的病人应戒酒、戒烟。康复期注意保证营养的补充,避免过劳,合理安排休息,增强抵抗疾病能力。

2.向病人说明用药过程中可能出现的不良反应,一旦出现严重不良反应须随时就医。

3.督导病人坚持规则、合理化疗,并指导病人定期随诊。

4.做好结核病的预防工作。①早期发现病人并登记管理,及时给予合理化疗和良好护理,以控制传染源。②加强预防结核病的宣传,注意个人卫生,不随地吐痰。餐具煮沸消毒或用消毒液浸泡消毒,同桌共餐时使用公筷,以预防传染。被褥、书籍在烈日下暴晒6 h以上。病人外出时戴口罩。教育病人家属要给新生儿、儿童及青少年接种卡介苗。密切接触者要定期到医院进行相关检查。

二、骨与关节结核

骨与关节结核(tuberculosis of bone and joint)属继发性病变,绝大多数继发于呼吸系统结核,少数继发于消化道或淋巴结结核。近年来发病率有上升趋势,好发于儿童与青少年,大多数(约80%)病人年龄在30岁以下。骨关节结核可发生于任何骨和关节,以脊柱结核最多见(约占50%),其次为膝关节、髋关节和肘关节等。

【病因及发病机制】

骨与关节结核的病因有 2 个方面:①结核杆菌,可由原发病灶经血循环或淋巴管到达骨与关节;②人体抵抗力降低,如过于疲劳、营养不良,患有其他慢性疾病等使全身抵抗力降低,容易感染结核;慢性劳损和外伤等使局部抵抗力降低,容易诱发结核。

骨与关节结核可分 3 种类型:①单纯滑膜结核;②单纯骨结核;③全关节结核。骨与关节结核的最初病变仅局限于滑膜组织或骨组织,形成单纯滑膜结核或单纯骨结核,以后者多见。此期关节面完好,若此时病变能得到有效控制,病愈后关节功能不受影响。进一步发展,结核病灶可穿入关节腔,使关节软骨面受到不同程度的损害,形成全关节结核。全关节结核若未得到控制,可发生继发感染,甚至脓肿破溃形成窦道,关节完全毁损,将遗留功能障碍。

【临床表现】

1. 全身症状　多数起病缓慢,可有低热、乏力、盗汗、食欲减退、消瘦、贫血等慢性中毒症状。极少数(多为小儿)起病急骤,可表现出高热等症状。

2. 局部症状

(1)脊柱结核　脊柱结核的发病率在全身骨与关节结核中最高,约占 50% 以上,其中椎体结核占 99%。在整个脊柱结核中,以腰椎最多见,胸椎次之,胸腰段居第 3 位,颈椎和骶尾椎少见。

1)疼痛:脊柱结核疼痛出现较早,多为局部隐痛或钝痛。劳累、咳嗽、打喷嚏或持重物时疼痛加重,小儿可表现为夜啼。病变椎体棘突处有压痛和叩击痛。

2)活动受限和姿势异常:①颈椎结核时病人常用双手托扶下颌、头前倾,以稳住头颈,减轻疼痛;②胸椎结核时可出现脊柱后凸或侧凸畸形;③腰椎结核时弯腰活动受限,站立或行走时双手托住腰部,头及躯干后倾,使重心后移,以减轻对病变椎体的压力;若要拾起地面的东西,须挺腰、屈膝、屈髋、下蹲才能完成,称为拾物试验阳性。

3)寒性脓肿和窦道:①颈椎结核,常发生咽后壁或食管后脓肿,影响呼吸和吞咽,睡眠时鼾声增大或有呼吸困难,脓肿也可流注到锁骨上窝;②胸椎结核,多表现为椎旁脓肿,可经肋骨横突间隙或肋间神经流注到背部;③胸腰段结核,可同时有椎旁和腰大肌脓肿;④腰椎结核,脓液汇集在腰大肌内,可沿髂腰肌流注到腹股沟、股骨小转子、甚至大腿外侧等;⑤腰骶段结核,可同时有腰大肌脓肿和骶前脓肿。脓肿向体表破溃可形成窦道;若与肺、肠等粘连,破溃后可形成内瘘。

4)截瘫或四肢瘫:是脊柱结核最严重的并发症。主要由于脓液、死骨和坏死的椎间盘以及脊柱畸形等压迫、损伤脊髓所致。表现为躯干和肢体的感觉、运动及括约肌功能部分或完全障碍。

(2)髋关节结核　髋关节结核的发病率居全身骨与关节结核的第 3 位,单侧病变多见。

1)疼痛:早期为髋部疼痛,劳累后加重,休息后减轻;疼痛可放射至膝部,故病人常诉同侧膝部疼痛,小儿可表现为夜啼。部分病人可因病灶突破关节腔而产生剧烈疼痛,因疼痛病人可表现为跛行。

2) 活动受限和畸形：晚期可有髋关节的屈曲、内收、内旋畸形和患肢缩短等。检查可见。①"4"字试验阳性，病人仰卧，患侧下肢屈曲、外旋，并使外踝搭在对侧髌骨上方，检查者下压患侧膝部，若因疼痛使膝部不能接触床面即为阳性（图4-5）；②托马斯征（Thomas sign）阳性，病人仰卧，检查者将其健侧髋、膝关节屈曲，使膝部尽可能贴近胸前，患侧下肢不能伸直为阳性（图4-6）。

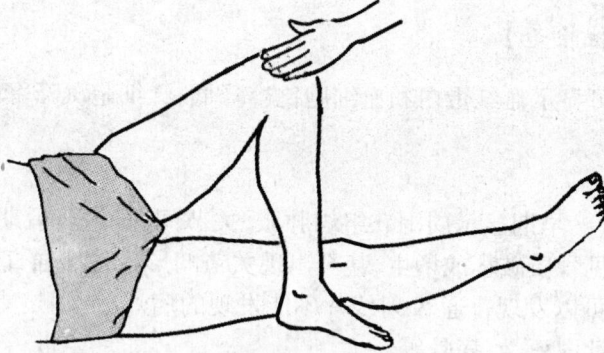

图4-5　"4"字试验阳性

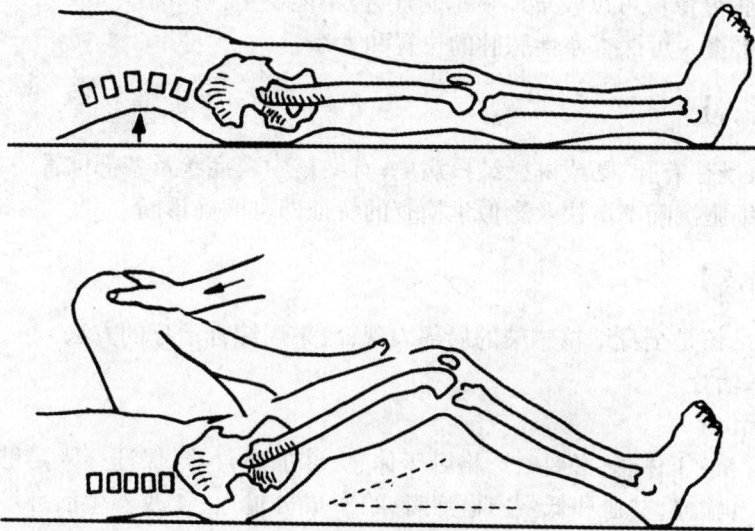

图4-6　托马斯征阳性

3) 寒性脓肿和窦道：脓肿可出现在腹股沟和臀部，破溃后形成窦道，内有干酪样分泌物。

4) 关节脱位：结核病变造成全髋关节破坏时，可发生病理性脱位。

(3) 膝关节结核　膝关节结核发病率仅次于脊柱结核，居全身骨与关节结核的第2位。

1) 疼痛、肿胀、活动受限：膝关节疼痛，小儿可表现为夜啼。关节因上下方肌肉萎缩而呈梭形肿胀(俗称"鹤膝"),局部皮温升高、有压痛,功能受限。关节积液时,可出现浮髌征阳性。

2)寒性脓肿和窦道:寒性脓肿常见于腘窝和膝关节两侧,破溃后形成慢性窦道,经久不愈。

3)畸形:关节可有屈曲畸形、半脱位、膝外翻畸形等;骨骺破坏者可表现为患肢短缩畸形。

【实验室及其他检查】

1. 血液检查　可显示血红蛋白和血细胞比容降低;红细胞沉降率增快;存在混合感染时白细胞计数升高。

2. 影像学检查

(1)X射线摄片　早期显示周围软组织肿胀,关节间隙增宽;后期关节间隙变窄或消失,关节面毛糙,可见骨质破坏或增生,甚至出现关节畸形或骨性强直。

(2)CT检查　可以发现普通X射线片不能发现的病灶,特别是能较好地显示病灶周围的寒性脓肿及病灶内死骨、病骨等。

(3)MRI检查　具有早期诊断价值,脊柱MRI检查还可观察脊髓受损情况。

(4)核素骨显像　可以较早地显示病灶,但不能做定性诊断。

(5)B超检查　可探查寒性脓肿的位置和大小。

【诊断要点】

根据病人既往有肺、肠或淋巴结核病史;有结核中毒症状及各部位骨关节典型的局部症状;结合红细胞沉降率增快及影像学检查的特征即可明确诊断。

【治疗要点】

骨、关节结核是全身结核感染的局部表现,故采用综合治疗的方法。

1. 非手术治疗

(1)全身治疗

1)支持疗法:①休息,必要时严格卧床休息;②加强营养,保证摄入足够的蛋白质、糖类和维生素;③输血,贫血和低蛋白血症者,给予成分输血;④改善生活环境,保证阳光充足、空气清新、环境整洁卫生。

2)抗结核治疗:常用的抗结核药物有异烟肼、利福平、乙胺丁醇、链霉素、对氨基水杨酸钠和阿米卡星(丁氨卡那霉素),一般主张2~3种药物联合应用。用药满2年,达到以下标准时可停药:①全身情况良好,体温正常;②局部症状消失,无疼痛,窦道闭合;③X射线显示脓肿消失或已钙化;无死骨,病灶边缘轮廓清晰;④测3次红细胞沉降率,结果均正常;⑤起床活动已1年,仍能保持上述4项指标。

3)控制混合感染:有混合感染者,应给予敏感抗生素治疗。

(2)局部治疗

1)局部制动:①石膏、支架固定,一般小关节结核固定1个月,大关节结核固定3个月,以保证病变部位得到充分休息,减轻疼痛;②牵引固定,主要用于解除肌痉挛、减轻疼痛,防止病理性骨折和脱位,并可预防和纠正关节畸形。

2)局部注射抗结核药物:常用药物为异烟肼。适用于单纯性滑膜结核,其优点是用药量小、局部药物浓度高、不良反应低。

2. 手术治疗

(1)切开排脓 适用于寒性脓肿有混合感染、中毒症状明显或全身情况差,不能实行病灶清除术者。切开排脓后可形成慢性窦道,为以后的病灶清除术带来不便。

(2)病灶清除术 通过手术将病灶内的脓液、死骨、肉芽组织和干酪样坏死物质等彻底清除,并在局部施用抗结核药物。病灶清除术有可能造成结核杆菌的血源性播散,故术前应使用抗结核药物2~4周。

1)适应证:①骨与关节结核有明显的死骨及大脓肿形成;②窦道流脓经久不愈;③单纯性骨结核,髓腔内积脓;④单纯性滑膜结核,药物治疗效果不佳,有可能发展为全关节结核;⑤脊柱结核有脊髓压迫症状。

2)禁忌证:①同时患有其他脏器结核性病变,且处于活动期;②有混合性感染,全身中毒症状明显;③合并其他重要疾病,不能耐受手术。

(3)矫形手术 包括:①关节融合术,用于关节不稳定;②截骨术,用于矫正畸形;③关节成形术,用于改善关节功能。

【护理评估】

1. 健康史 询问病人的年龄、饮食、活动和居住环境等;有无身体其他部位如肺、肠或淋巴结核病史;有无过于疲劳、营养不良、其他慢性疾病、慢性劳损或外伤等易感或诱发因素。询问有无低热、乏力、盗汗、食欲减退、消瘦、贫血等症状,有无局部肿胀、疼痛等,小儿还应了解有无烦躁或夜啼现象。

2. 身体评估 评估病变局部有无肿胀、压痛、功能障碍、姿势异常、畸形改变及其严重程度;局部或相应远隔部位有无寒性脓肿或窦道,窦道有无脓液、死骨或干酪样物排出;是否存在红肿、皮温升高等合并化脓性细菌感染征象;拾物试验、"4"字试验、托马斯征、浮髌征等是否阳性;脊柱有无畸形,有无跛行、肢体缩短、关节僵硬或脱位、瘫痪等并发症体征。

3. 实验室及其他检查 了解血常规、红细胞沉降率、X射线摄片、CT扫描、关节镜检查及滑膜活检等各项检查的结果,以估计病变的部位、范围及其严重程度等。

4. 心理及社会评估 了解病人和家属对结核病的知晓程度、心理承受能力和心理反应等。因骨与关节结核是慢性疾病,治疗持续时间较长,常有明显局部症状,病情严重者可遗留残疾,故病人和家属多表现为焦虑、恐惧,甚至悲观情绪;其治疗过程有时会影响正常学习、工作和生活,也能给病人造成较大的心理压力。还应了解家庭经济状况及有无可利用的社会资源等。

【常见护理诊断/问题】

1. 营养失调:低于机体需要量 与疾病的长期慢性消耗有关。

2. 疼痛　与局部肿胀、炎症反应等有关。

3. 自理缺陷　与疼痛、关节功能障碍、治疗限制等有关。

4. 皮肤完整性受损　与脓肿破溃、窦道排脓等有关。

5. 潜在并发症　截瘫、关节脱位、畸形。

6. 知识缺乏　缺乏治疗与康复的有关知识。

【护理目标】

病人营养状况得到改善;疼痛减轻或消失;对提供的生活照顾表示满意;受损的皮肤逐渐愈合;潜在并发症能被及时发现并得到有效处理;能述说骨与关节结核治疗和康复的有关知识。

【护理措施】

1. 心理护理　根据病人的心理状态,采取适当的护理措施。给病人和家属讲解骨与关节结核的有关知识,使其对疾病有充分的了解,正确地面对现实,减轻焦虑和恐惧,保持稳定的情绪和平和的心态,积极配合治疗和护理。

2. 非手术治疗病人的护理

(1)生活护理

1)环境、休息与制动　保持病房整洁、安静、空气流通、阳光充足,叮嘱病人注意休息,必要时要求病人卧床休息。采取合适的体位,确保制动效果,以减轻疼痛,预防脱位和病理性骨折。对使用牵引、石膏托固定和制动的病人提供部分或全部的生活照顾,如个人卫生、饮食、大小便等,满足病人的基本生理需要。

2)加强营养　给予高热量、高蛋白、高维生素饮食,并注意膳食结构和营养搭配,适当增加牛奶、豆制品、鸡蛋、鱼、瘦肉等摄入量,多食新鲜蔬菜及水果等。对食欲差、经口摄入不足者,应遵医嘱提供肠内或肠外营养支持。对严重贫血或低蛋白血症的病人,应遵医嘱补充铁剂、输注新鲜血液或白蛋白等。

(2)用药护理　遵医嘱给予抗结核药物,并指导病人按时、按量、按疗程用药。用药期间,要警惕药物的不良反应(详见肺结核的护理),如出现不良反应应及早采取相应的防治措施,必要时更换其他药物。告知病人不可随意停药、更换药物或增减剂量,一般需要坚持用药至少2年。对存在化脓菌混合感染者,遵医嘱给予抗生素,并送脓液做细菌培养和药物敏感试验,以指导抗生素的应用。

(3)皮肤护理　对卧床的病人应做好皮肤护理,以防褥疮;对窦道应定时换药,并注意保护周围皮肤,防止脓液浸渍造成损害。

(4)病情观察　观察用药后发热、乏力、食欲减退有无好转;体重有无增加;局部疼痛、肿胀、功能障碍等有无好转;红细胞沉降率是否正常或接近正常。有无眩晕、口周麻木、耳鸣、听力异常、肢端麻木或感觉异常、胃部不适、恶心、肝区疼痛、黄疸、肝酶谱和尿常规改变等不良反应表现,一旦发现,应通知医生并配合处理。还应观察有无截瘫、关节脱位等并发症表现。若药物治疗后,病情无好转甚至加重,应做好手术治疗准备。

3. 手术治疗病人的护理

（1）手术前护理　实施非手术治疗病人的护理措施。对于未用抗结核药物治疗的病人，术前应抗结核治疗至少2周。此外，还应做好皮肤准备、药物过敏试验、交叉配血等。

（2）手术后护理

1）体位：手术后安置病人卧硬板床，取平卧位，待麻醉作用消失、血压平稳后，再根据手术的部位和术式调整适当体位。脊柱结核手术后，可改侧卧位或俯卧位，但必须保持脊柱伸直，避免扭曲；髋关节结核手术后，置患肢外展15°、伸直中立位；膝关节结核手术后，置下肢抬高、膝关节屈曲10°～15°位。

2）病情观察：测量生命体征，必要时进行连续心电监护。胸椎结核术后，若病人出现胸闷、术侧呼吸音减低且叩诊呈鼓音，应考虑气胸，立即报告医师，必要时行胸腔闭式引流术。若病人出现意识改变、尿量减少、肢体发凉、皮肤苍白、毛细血管充盈时间延长等，应考虑循环血量不足，及时通知医生并协助处理。

3）用药护理：术后应遵医嘱继续给予抗结核药物3～6个月，有化脓菌混合感染者，继续使用抗生素治疗。告知病人继续抗结核治疗的重要性，并指导病人坚持用药，注意药物的不良反应，一旦发现异常，及时就诊。

4）切口护理：观察敷料固定是否牢靠，有无渗血、渗液，切口有无红、肿、热、痛等感染征象。一旦发现异常，报告医生并协助处理。

5）功能锻炼：若病情允许，应根据具体情况，指导病人进行功能锻炼。如腰椎结核手术后，第2天可进行直腿抬高练习，活动下肢各关节，以防止肌肉萎缩、关节粘连。功能锻炼的强度应视病情而定，并遵循"循序渐进、持之以恒"的原则。锻炼过程中若病人出现不良反应，应暂停锻炼，并进行相应处理。

6）其他：如休息与制动、加强营养、皮肤护理、生活照料等，参见"手术前护理"。

【健康教育】

1.康复指导　指导病人出院后继续加强营养，适当锻炼，以提高人体的免疫力。

2.治疗指导　说明骨关节结核有可能复发，必须坚持长期用药，没有医嘱不可随意停药。说明抗结核药物的不良反应及其表现特点，教会病人及家属自我观察，一旦发现不良反应及时与医院取得联系。告知用药期间应每3个月来医院复查1次，一般用药满2年达到痊愈标准后，方可在医生的指导下停止用药。

三、泌尿、生殖系统结核

泌尿、男性生殖系统结核是全身结核病的一部分，原发病灶大多在肺，其次是骨关节和消化道。结核杆菌自原发病灶经血液循环进入肾脏，形成肾的结核病灶。如不及时治疗，结核杆菌将由肾脏播散至泌尿系统和男性生殖系统，造成结核感染。

【病因及发病机制】

结核杆菌由血行进入肾，在双肾皮质形成多发性微结核病灶，若病人免疫状况好，病灶可全部自愈而不出现临床症状，也无影像学改变，称为病理型肾结核。若病人免疫能力低下,肾皮质结核病灶不愈合并逐渐扩大,发展为肾髓质结核,病变在髓质继续发展,穿破肾乳头到达肾盏、肾盂,发生结核性肾盂肾炎,出现临床症状及影像学改变,称为临床型肾结核,多为单侧病变。肾排出结核性脓尿,向下引起输尿管、膀胱、尿道的继发性结核病变。含结核杆菌的尿液可通过前列腺导管、射精管进入生殖系统,引起前列腺、精囊、输精管、附睾、睾丸结核。

【临床表现】

1. 肾结核 肾结核多发生在 20~40 岁,男性多于女性,男女发病比例约 2:1。病灶在肾,症状在膀胱。早期临床型肾结核,仅尿中有少量白细胞和结核杆菌;病变进一步发展,可有明显症状。

(1)尿频、尿急、尿痛 是肾结核的典型症状之一。尿频往往出现最早,也是较突出的表现。最初是因含结核杆菌的脓尿刺激膀胱黏膜所致,以后结核病变侵及膀胱壁,发生结核性膀胱炎及溃疡,尿频加重,并伴尿急、尿痛。晚期膀胱挛缩,容量显著缩小,尿频更加严重,排尿次数达数十次,甚至出现尿失禁现象。

(2)血尿、脓尿 是肾结核的重要症状和常见症状。血尿常为终末血尿,因结核性膀胱炎及结核性溃疡,在排尿终末膀胱收缩时出血引起;少数肾结核因病变侵犯血管,也引起全程肉眼血尿。脓尿,多数为镜下脓尿,少数严重者尿液浑浊呈洗米水样,并含有碎屑或絮状物,或为脓血尿或脓尿中混有血丝。

(3)腰痛、肿块 少数病人,因肾结核病变严重,继发梗阻或感染而表现为腰痛。较大肾积脓或对侧较大肾积水时,腰部可触及肿块。

(4)全身症状 常不明显。晚期肾结核或合并其他器官结核者,可有发热、盗汗、贫血、虚弱、消瘦、食欲减退和红细胞沉降率增快等典型结核表现。双侧肾结核或肾结核对侧肾积水时,可出现恶心、呕吐、水肿、贫血、少尿或无尿等慢性肾功能衰竭表现。

2. 男性泌尿生殖系统结核 男性泌尿生殖系统结核主要继发于肾结核,但也可因血行播散直接引起。

(1)前列腺、精囊结核 多症状不明显,偶有直肠内和会阴部不适,严重者可出现血精、精液减少、性功能障碍和不育等。直肠指检可扪及前列腺、精囊硬结,一般无压痛。

(2)附睾结核 附睾结核发展缓慢,表现为阴囊部肿胀不适或下坠感,附睾尾或整个附睾为无痛性硬结,严重者可有寒性脓肿、窦道形成。病变侧输精管变粗,有串珠状小结节。

【实验室及其他检查】

1. 尿液检查 尿呈酸性,有脓细胞、少量蛋白及红细胞;尿沉渣涂片查结核杆菌,应连续检查 3 d 晨尿,若检查结果为阳性,对诊断具有重要意义。

2. 影像学检查 X 射线平片、排泄性尿路造影及逆行性肾盂造影、B 超、CT、MRI 检查,可判断病变的位置及肾损害程度,是确定肾结核治疗方案的主要手段。

3. 膀胱镜检查 可见黏膜充血水肿、结核结节、溃疡形成等改变,必要时可取活组织检查。

【诊断要点】

根据有肺、骨关节或肠结核病史;出现肾结核或男性泌尿统生殖系结核的临床表现;结合尿液检查、影像学检查或膀胱镜检查的结果可确定临床诊断。

【治疗要点】

泌尿系统结核治疗原则是:合理、按时抗结核药物治疗,全身营养支持疗法,必要的手术治疗,积极防治并发症发生。

1. 全身支持疗法　加强营养,给予高蛋白、高营养食物。

2. 抗结核药物治疗　适用于早期肾、膀胱结核或有手术禁忌证的病人,采用联合用药和彻底治疗的原则。常用药物有异烟肼、利福平、链霉素、吡嗪酰胺、乙胺丁醇等。

3. 手术治疗　肾结核破坏严重,而对侧肾正常,全身情况良好,能耐受手术者,应切除患肾。对少数病变局限,经药物治疗后病变基本得到控制者,可行肾部分切除或肾结核病灶清除术。由于去除了泌尿系统主要结核病灶,可加速膀胱结核的愈合。手术前后仍应配合药物治疗。

【护理评估】

1. 健康史　询问有无营养不良、免疫力低下、居住环境恶劣等与结核病发病有关的因素;有无肺结核、骨关节结核或肠结核等病史。询问有无尿频、尿急、尿痛、血尿、脓尿、腰痛等症状;有无低热、贫血、乏力、消瘦等全身中毒症状。

2. 身体评估　评估有无发热,评估病人的营养状态,检查有无肾区肿块、附睾结节、脓肿、溃疡或窦道,有无输精管结节等。

3. 实验室及其他检查　了解尿液细菌学检查、影像学检查及膀胱镜检查等结果。

4. 心理及社会评估　了解病人和家属对该病的治疗方法及其对预后的认知程度,家庭经济状况及社会支持系统等。

【常见护理诊断/问题】

1. 焦虑、恐惧　与病程长、病肾切除、晚期并发症等有关。
2. 排尿形态异常　与肾结核、结核性膀胱炎、膀胱挛缩等有关。
3. 有感染的危险　与机体抵抗力降低、肾积水、置管引流等有关。
4. 潜在并发症　肾功能衰竭。

【护理目标】

病人焦虑、恐惧减轻;能维持正常的排尿形态;感染的危险性下降,未发生或仅发生轻微感染;肾功能衰竭得到预防或能被及时发现,并得到有效处理。

【护理措施】

1. 非手术治疗病人的护理

（1）休息与营养　指导病人保证充足的睡眠与休息，摄取高蛋白、高维生素、高热量、易消化饮食，以改善全身营养状况。此外，还应多饮水，以减轻结核性脓尿对膀胱的刺激。

（2）用药护理　遵医嘱给予抗结核药物，密切观察药物的不良反应，一旦发现及时通知医生，并协助处理。

（3）心理护理　关心和体贴病人，采用安慰、鼓励、解释等语言，帮助病人减轻焦虑，使其在平静的心态下接受治疗。

2. 手术治疗病人的护理

（1）手术前护理　除非手术治疗的护理措施外，还应注意：①进行全面的身体检查，尤应注意有无其他部位的结核病灶；②抗结核药物必须使用 2 周以上；③做好皮肤、交叉配血、药物过敏试验、麻醉前用药等准备。

（2）手术后护理

1）卧位与休息：肾切除手术后，血压平稳后可取半卧位，指导病人早期活动，以减轻腹胀，促进引流，增强体质。保留肾组织手术后，应卧床 1～2 周，告知病人减少活动，以避免继发性出血或肾下垂。

2）病情观察：观察生命体征、意识、面色、尿量和尿色、引流液的量和颜色等。若病人出现大量血尿或引流管引出血液每小时超过 100 mL，持续 3 h 以上，应警惕术后出血；若术后 1～2 周，在咳嗽或用力排便时，突然出现虚脱、血压下降、脉搏加快等症状，也提示有内出血可能，应尽快协助处理。术后 3 d 内，应观察和记录 24 h 尿量，若术后 6 h 仍无排尿或 24 h 尿量明显较少，表明可能有健肾功能障碍，应协助医师处理。

3）饮食与营养：因手术刺激后腹膜，病人多有腹胀，一般禁饮食 2～3 d，待肛门排气后，开始进食富含营养的易消化饮食。禁饮食期间行静脉补液，维持水、电解质平衡，必要时行肠外营养支持。

4）引流管护理：参见第一章第六节。

5）预防感染：遵医嘱使用对肾无损害的抗菌药物，预防感染。还应观察体温及血白细胞计数变化，一旦发现异常，及时通知医生。

【健康教育】

1. 康复指导　指导病人加强营养、规律作息、适当锻炼、避免劳累，以增强人体抵抗力，促进恢复。勿用对肾有损害的药物如氨基糖苷类、磺胺类抗菌药物等，尤其双侧肾结核、孤立肾结核、肾结核对侧肾积水者，更应多加小心。

2. 用药指导　①用药要坚持联合、规律、全程，不可随意间断或减量、减药，告知不规则用药可使细菌产生耐药性而影响治疗效果；②用药期间须定期检测肝肾功能、听力、视力等，若出现恶心、呕吐、耳鸣、听力下降等症状，应及时就诊；③单纯抗结核药物治疗者，应遵医嘱定期进行尿液检查和泌尿系统造影检查；手术治疗者，也应每月检查尿常规和尿结核杆菌培养，连续半年尿中无结核杆菌转阴称为稳定，5 年不复发可认为治愈。

（郑州铁路职业技术学院　张向军）

第十二节　性传播疾病病人的护理

性传播疾病(sexually transmitted disease,STD)是指以性行为为主要传播途径的一组传染性疾病,简称性病。传统的性病是指梅毒、淋病、软下疳、性病性淋病肉芽肿4种,又称经典性病。由于许多病原体如病毒、衣原体、支原体、真菌、原虫、寄生虫等均可通过性接触传染,医学界对性病的认识有所改变,并更新了性病的概念和范围,1975年世界卫生组织确定凡是以性行为为主要传播途径的传染病均称为性传播疾病,如尖锐湿疣、非淋菌性尿道炎、生殖器官念珠菌病、滴虫病、阴虱病、疥疮、乙型肝炎和股癣等也列入其中,总数已有20多种。我国传染病防治相关法规规定的性病包括淋病、梅毒、尖锐湿疣、非淋菌性尿道炎(宫颈炎)、生殖器疱疹、软下疳、性病性淋巴肉芽肿和艾滋病等8种。

一、梅毒

梅毒(syphilis)是由梅毒螺旋体引起的一种慢性传染病,主要通过性交传染。该病几乎可侵犯全身各器官而造成多器官多系统损害,早期主要侵犯皮肤、黏膜,晚期侵犯心血管和中枢神经系统,引起各种各样的临床症状和体征。该病还可通过胎盘传染给下一代,新生儿期即出现症状和体征。

【病因及发病机制】

1.病原学　病原体是梅毒螺旋体,因其用普通染色时透明不易着色,又称苍白螺旋体,为纤细的螺旋状、厌氧微生物。离开人体不易生存,煮沸、干燥、日光、肥皂水和普通消毒剂均可迅速将其杀灭,最佳生存温度为37 ℃,加热至41 ℃可存活2 h。其耐寒力强,4 ℃可存活3 d,0 ℃可存活48 h,−78 ℃保存数年仍具有传染性。梅毒螺旋体的致病性与其体表面含有黏多糖和黏多糖酶有关,黏多糖能保护病原体本身并有抗吞噬作用,黏多糖酶则可分解宿主含黏多糖的组织,如皮肤、眼、胎盘和脐带等,引起受侵组织的破坏、血管塌陷和血供受阻,造成管腔闭塞性动脉内膜炎、动脉周围炎及组织坏死、溃疡等病变。

2.发病机制　梅毒螺旋体进入人体后,首先侵入附近淋巴结,2~3 d内经血行播散全身;2~4周后在入侵部位形成硬下疳,即一期梅毒。此后,人体产生抗体杀灭大部分螺旋体,硬下疳即自行消失,进入无症状潜伏期。未被杀灭的梅毒螺旋体则在体内继续繁殖,约经6~8周后(即感染后7~10周),大量梅毒螺旋体再次进入血循环而引发二期早期梅毒,此期人体产生大量抗体,螺旋体大部分被杀灭而自然消失,即进入潜伏梅毒。如人体抵抗力下降,可发生二期复发梅毒。2年后进入三期梅毒。

梅毒主要通过性接触传染,早期梅毒病人最具传染性,未经治疗的病人在感染1年内传染性最强;其次是通过母婴传播、间接接触或输血等感染。

【临床表现】

根据传染途径不同,可将梅毒分为获得(后天)性梅毒和胎传(先天)性梅毒;根据感染时间(以2年为界),分为早期(一期、二期)梅毒和晚期(三期)梅毒。

1. 后天梅毒 根据病变发展的不同阶段表现有所不同,早期梅毒表现为硬下疳、梅毒性横痃和梅毒疹。晚期梅毒则以树胶肿及骨、眼、心血管和神经损害表现。

(1)一期梅毒 主要表现为硬下疳和梅毒性横痃,一般无全身症状。

1)硬下疳:一般于梅毒螺旋体侵入人体2~4周出现。男性常发生在龟头、冠状沟、包皮系带、包皮等处;女性则易发生在大小阴唇、阴唇系带、子宫颈及会阴部等处;同性恋者可发生在肛门、直肠。典型的硬下疳初起为单个暗红色斑疹或丘疹,逐渐增大,形成圆形或椭圆形硬结,直径1~2 cm,边缘清楚,周围堤状隆起,硬如软骨,无疼痛及压痛,表面呈肉红色糜烂或浅溃疡,有少量分泌物,内含大量梅毒螺旋体,传染性很强。硬下疳一般在1个月左右自然消失,遗留浅表瘢痕和色素沉着。

2)梅毒性横痃:硬下疳出现后1~2周后,发生腹股沟淋巴结肿大,常为单侧,表面无炎症、无红肿和破溃,一般不痛,质地较硬,称为梅毒性横痃。经治疗后可迅速消退,若未经治疗可在数月后消退。

(2)二期梅毒 主要表现为梅毒疹,也可出现骨骼、感觉器官、神经损害,为一期梅毒未治疗或未彻底治疗,螺旋体经血行播撒至全身所致。皮疹多在硬下疳消退后3~4周出现,其内含有大量螺旋体,传染性强。发疹前有低热、头痛、乏力、肌肉和关节痛等前驱症状及全身淋巴结肿大,随之出现皮肤黏膜损害,皮疹为多形性、泛发性、对称性分布,可为斑疹、斑丘疹、丘疹、丘脓疱疹等,以斑疹、斑丘疹最多,呈玫瑰色、紫色或铜红色,皮疹较小,数目较多,好发于躯干、四肢、掌跖部,多无自觉症状。上述皮疹1~2个月后可自行消退,但在1~2年内可反复出现。在1~2年内有复发者,称二期复发梅毒,多因治疗不彻底或免疫力低下所致,此期皮肤损害主要见于面部、口角、外阴、掌跖等处,还常伴发黏膜损害,如口腔、舌、咽、喉、生殖器等黏膜红肿、糜烂或黏膜斑。

(3)三期梅毒 约40%病人在感染2年(多数在3~4年)后,因早期未治疗或未彻底治疗发展成三期梅毒。此期除皮肤、黏膜、骨骼、眼等组织器官的损害外,还可侵犯内脏,特别是心血管及中枢神经系统。此期一般不具传染性。

1)皮肤损害:主要表现为结节性梅毒疹及树胶肿,其中树胶肿为晚期梅毒的典型表现。结节性梅毒疹好发于头部、肩胛部和四肢伸侧,为一群直径0.3~1.0 cm大小不等的结节,质硬有浸润,呈铜红色;可自行吸收,遗留萎缩性瘢痕,也可破溃形成溃疡。树胶肿好发于小腿上1/3,常单发,初期为皮下结节,逐渐增大并与皮肤粘连,暗红色,中心可破溃形成穿凿性溃疡,呈肾形或马蹄形,边缘清楚,基底紫红,有黏稠状分泌物;无痛,愈合后留有萎缩性瘢痕。

2)黏膜损害:主要累及口腔、鼻腔和舌,表现为结节性树胶肿,可造成树胶肿舌炎、鼻中隔穿孔及马鞍鼻等。

3)骨损害:可引起骨树胶肿、骨膜炎、骨髓炎、关节炎等。

4)眼损害:出现虹膜睫状体炎、脉络膜炎、视网膜炎等。

5)心血管系统损害:最为常见。多发生在感染后10~30年,可出现主动脉炎、主动脉瓣关闭不全、主动脉瘤、冠状动脉狭窄或阻塞等。

6)神经损害:多在感染后3~20年发病,主要表现为骨髓痨、麻痹性痴呆等。

2.先天梅毒 是患有梅毒的母亲体内的梅毒螺旋体经胎盘及脐静脉进入胎儿体内所致。受感染的胎儿可发生死产、流产及早产。活产儿则表现出先天性梅毒的症状和体征。其临床特点:不发生硬下疳,早期病变比后天梅毒重,晚期病变较后天梅毒轻,主要累及骨骼、感官(如眼、耳、鼻),心血管受累较少。

(1)早期先天梅毒 患儿在2岁以内,多为早产儿,产后3周即可出现症状。表现为发育差、营养不良、消瘦、烦躁、皮肤松弛似老人貌、哭声嘶哑等全身症状。皮肤损害有斑疹、丘疹、脓疱疹等,多见于面部、臀部、下肢及掌跖,在口周及肛周部位常形成放射性皲裂及瘢痕,肛周可发生扁平湿疣。黏膜损害主要为鼻炎、鼻黏膜肥大、鼻塞流涕,甚至呼吸及吸乳困难。此外,尚有骨损害、淋巴结及脾肿大等症状。

(2)晚期先天梅毒 患儿为2岁以后发病,至13~14岁相继出现全身各器官系统损害的多种表现。皮肤损害基本与后天梅毒晚期相似,其中以角膜、骨、神经系统损害最为重要,常表现为间质性角膜炎、切牙半月形缺损(哈钦森牙,Hutchinson teeth)、神经性耳聋等。

【实验室及其他检查】

1.梅毒螺旋体检查 为最简便、可靠的检查方法,早期梅毒病人皮损标本中可查见梅毒螺旋体。

2.梅毒血清学检查 为诊断梅毒的必须检查,对潜伏期梅毒更为重要。

3.脑脊液检查 可用于诊断神经性梅毒。

【诊断要点】

必须根据病史、临床症状及实验室检查进行综合分析,慎重做出诊断。

【治疗要点】

梅毒以及时治疗、剂量足够、疗程规则、性伴侣必须同时治疗为原则。

1.常用药物 青霉素类为首选药物。常用的有苄星青霉素G、普鲁卡因水剂青霉素G等。对青霉素过敏者可选用四环素、红霉素或头孢曲松钠等。

2.治疗方案

(1)早期梅毒 青霉素为首选药,苄星青霉素G 240万U,分两侧臀部肌内注射,每周1次,连续2~3周;或普鲁卡因水剂青霉素G 80万U,肌内注射,每日1次,连续10~15 d。青霉素过敏者可选用头孢曲松钠1 g,静脉滴注,每日1次,连续10~14 d。

(2)晚期梅毒 苄星青霉素G 240万U,分两侧臀部肌内注射,每周1次,连续3~4周;或普鲁卡因水剂青霉素G 80万U,肌内注射,每日1次,连续20 d。

3.停药标准 二期梅毒病人直至皮肤黏膜损害全部消失、内脏功能恢复正常、梅毒血清反转为阴性才可停药；而对晚期病人则须待皮肤黏膜和内脏的损害治愈，仅留下马鞍鼻、软腭穿孔、主动脉瘤、癫痫、闪电痛等后遗症，血清反应转为阴性才可停药。若血清反应持续为阳性，应考虑是否为血清固定，须随访3年，以判断疗效。

【护理评估】

1. 健康史　了解既往是否患过性传播疾病；近期有无不洁性交史或间接接触史；性伴侣有无性传播疾病；以往和现在的检查、诊断及用药情况。如为患儿还要了解母亲有无梅毒感染史。

2. 身体评估　检查有无硬下疳、淋巴结肿大、皮肤梅毒疹、树胶肿等；有无黏膜红肿、糜烂或黏膜斑；有无树胶肿舌炎、鼻中隔穿孔、马鞍鼻及虹膜睫状体炎、脉络膜炎、视网膜炎等；有无心血管及中枢神经系统受累的症状和体征。先天梅毒患儿，还应注意有无营养不良、消瘦、烦躁、皮肤松弛似老人貌、哭声嘶哑等；有无间质性角膜炎、切牙半月形缺损、神经性耳聋等。

3. 实验室及其他检查　了解梅毒螺旋体检查、梅毒血清学检查等结果。

4. 心理及社会评估　了解病人和家属对梅毒的发生、发展、传播方式及防治方法的知晓程度。由于梅毒传染的特殊性，加之担心社会舆论及家庭和睦等，成年病人可出现羞愧、自责、自卑、焦虑等心理反应。还应了解家属对病人的态度和支持程度。

【常见护理诊断/问题】

1. 焦虑　与担心愈后，害怕影响工作、生活、家庭等有关。
2. 自我形象紊乱　与病变部位、发病原因、社会歧视等有关。
3. 知识缺乏　缺乏对性病的危害、预防、治疗等知识。

【护理目标】

病人焦虑程度减轻；能正确认识疾病与自尊的关系；熟知梅毒的危害、预防和治疗方法，洁身自好，杜绝性乱。

【护理措施】

1. 心理护理　尊重病人的人格，保护病人的隐私，凡与疾病有关的交谈及患病部位的检查、治疗和护理等，均应安排在能让病人感到安全和感到保护的环境中进行。关心和体贴病人，鼓励其说出最关心的问题，倾诉心理感受，针对具体情况进行劝导、安慰或鼓励，帮助病人丢下思想包袱，克服心理障碍，积极配合治疗。

2. 防治知识教育　①讲解梅毒的传播途径、发病过程、临床特征和防治措施；②说明务必遵医嘱接受正规治疗，并按要求定期到医院复查，还应动员其性伴侣同时进行检查和治疗；③明确说明推迟治疗、药量不足、疗程过短或性伴侣不治疗等，均会影响治疗的彻底性，使病情拖延和加重；④明确说明梅毒的耐药性与再感染、复发有密切关系，只有杜绝性乱，才能防止复发，否则不仅难以治愈，还易出现全身各系统和器官的并发症，严重危害健康，甚至危及生命。

250

3. 预防不良反应 在抗梅毒药物治疗期间,病人可能出现病情恶化现象,称为吉海反应(Jarisch-Herxheimer reaction)。表现为发热、寒战、头痛、肌痛、心动过速、轻度低血压、中性粒细胞增加;皮损或骨膜炎疼痛加重;心血管梅毒病人可发生心绞痛或主动脉瘤破裂,甚至死亡。因此,使用药物治疗过程中,应密切观察病情变化,若在第 1 次使用青霉素时出现上述表现,应考虑吉海反应,及时报告医生,并协助处理。为防止吉海反应,可遵医嘱在治疗前给予泼尼松 5 mg,口服,每日 4 次,连续 4 d;心血管梅毒病人在使用青霉素治疗时,应从小剂量开始。

【健康教育】

1. 向全社会宣传梅毒的传播途径和对人类健康带来的危害,教育人们加强自身修养,自尊、自爱,不参与嫖娼卖淫活动,杜绝性乱,切断梅毒的传播途径,杜绝发病。

2. 若个人有性乱史或怀疑有梅毒接触史,并出现下体不适,应及时到正规医院诊治,不要乱投医。

3. 告知病人治疗结束后,应定期到医院复查。第 1 年每 3 个月复查 1 次,第 2 年每 6 个月复查 1 次,第 3 年末再复查 1 次,若检查结果正常,则视为彻底治愈,停止复查。

二、淋病

淋病(gonorrhea)是由淋病双球菌引起的泌尿生殖系统的传染性化脓性疾病,也可导致眼、咽、直肠感染和播散性淋球菌感染,是最常见的性传播疾病之一。淋病潜伏期短,传染性强,可导致多种并发症和后遗症。

【病因及发病机制】

1. 病原学 病原体为淋病双球菌,又称奈瑟淋球菌,是一种革兰氏染色阴性菌,呈卵圆形或肾形成对排列。淋球菌适宜的生长条件为温度 35 ℃ ~36 ℃,pH 值 7.2~7.5,含 5%~7% CO_2的环境。淋球菌离开人体后不易生存,在 60 ℃环境下 1 min 内死亡,完全干燥环境中 1~2 h 死亡,但在不完全干燥的环境和脓液中,其传染性可保持 10 多个小时甚至数日,对一般消毒剂敏感。

2. 发病机制 淋球菌的唯一天然宿主是人类,主要侵犯泌尿生殖系统。淋球菌对单层柱状上皮细胞及移形上皮细胞敏感,其侵入前尿道或宫颈黏膜后,借助菌毛黏附于上皮表面,上皮细胞将其吞噬,病菌在上皮细胞内大量繁殖,导致细胞崩解后再溢到黏膜下层,通过其产生的内毒素及菌外膜产生的脂多糖与补体的相互作用而引起炎症反应,形成尿道、宫颈脓性分泌物。若治疗不及时,淋球菌可进入后尿道并向上蔓延引起生殖道及附近器官炎症。

淋病病人是主要的传染源,主要通过性交直接传染,极少数可通过被病人分泌物污染的衣裤、被褥、毛巾、浴盆等间接传染,新生儿可通过患淋病产妇的产道而被传染。

【临床表现】

淋病的潜伏期,一般为 2 ~ 10 d,平均 3 ~ 5 d。根据性别、感染部位和病变程度,可分为 4 类。其表现如下。

1.男性淋病　以急性尿道炎为主。初起尿道口红肿、发痒、烧灼感、疼痛,并有稀薄透明黏液排出;约 2 d 后,分泌物变为黏稠的黄白色或黄绿色脓液,大量溢出,并出现排尿困难;2 周后炎症蔓延至后尿道,出现尿频、尿急、尿痛,会阴部坠胀感,偶有终末血尿,还时常侵入附近组织器官,引起前列腺炎、附睾炎、精囊炎、膀胱炎等并发症。感染严重时,可引起腹股沟淋巴结肿大及发热、疼痛、乏力等全身症状。若病情超过 2 个月,即进入慢性期,此时症状缓解,但仍可有尿道口痒感,排尿时烧灼感,尿流变细,排尿无力等症状。大部分病人晨起可见尿道口被少量浆液痂封闭,即"糊口"现象。慢性期可因饮酒或性交等刺激而急性发作。

2.女性淋病　潜伏期不易确定,约 60% 女性感染后无明显症状,仅表现为白带增多、外阴瘙痒等,易漏诊或误诊。急性期主要侵犯宫颈和尿道,出现宫颈炎和淋菌性尿道炎,表现为阴道脓性分泌物增多,宫颈充血、水肿甚至糜烂以及尿频、尿急、尿痛、尿道口红肿及脓性分泌物等症状,常伴外阴刺痒和烧灼感。炎症可累及尿道旁腺和前庭大腺,引起红肿、疼痛,有脓性分泌物排出。严重时可上行感染引起盆腔炎、子宫内膜炎、输卵管炎等造成不育或宫外孕。

幼女淋菌性外阴、阴道炎,多为与患淋病的父母同床睡觉、共用毛巾、浴具等间接感染引起,少数因性虐待所致。表现为外阴红肿、疼痛、阴道有脓性分泌物及尿频、尿急等,外阴有烧灼感。

3.非性器官淋病　①新生儿淋菌性结膜炎,为出生时通过患淋病母亲的产道而感染,表现为结膜充血、水肿,有大量脓性分泌物,严重时角膜溃疡、穿孔、导致失明;②淋菌性咽炎,主要见于口交者,表现为咽部红肿、吞咽疼痛和咽部脓性分泌物;③淋菌性直肠炎,主要见于肛交者,表现为排便疼痛和里急后重感。

4.播散性淋球菌感染　少见。由淋球菌侵入血液循环引起,多发生于月经期女性。病人出现发热、寒战、全身不适等感染中毒症状,并有淋菌性皮炎、关节炎、腱鞘炎、心内膜炎、脑膜炎和肝炎等表现。

【实验室及其他检查】

细菌学检查是最主要的检查方法。尿道或宫颈分泌物涂片,可查到革兰氏染色阴性双球菌;淋球菌培养和药物敏感试验,不但可以提供诊断依据,还可指导抗菌药物的应用。

【诊断要点】

根据病人有不洁性交史、泌尿生殖系统典型的临床表现、尿道或宫颈分泌物涂片及培养证实为淋球菌即可诊断。

【治疗要点】

淋病以早期治疗、剂量足够、疗程规则、性伴侣必须同时治疗为原则,有条件者根据药物敏感试验结果选用抗生素。常用药物有头孢曲松、青霉素、大观霉素、诺氟沙星、四环素、红霉素等。治疗后应随访至少 2 周,于治疗结束后第 4 天及第 8 天,分别做 2 次分泌物涂片和淋球菌培养,若结果均为阴性为治愈。患淋病母亲生下的新生儿,应在出生后 1 h,用 0.01 g/mL 硝酸银眼药水滴眼,以防淋菌性结膜炎。

【护理评估】

1. 健康史　了解既往是否患过性传播疾病;近期有无不洁性交史或间接接触史;性伴侣有无性传播疾病等。

2. 身体评估　男性病人了解有无尿道口红肿和疼痛、尿频、尿急、尿痛等急性尿道炎症状及其严重程度,了解尿道分泌物的性质及有无"糊口"现象等,还应注意有无前列腺炎、精囊炎、输精管炎及附睾炎等表现。女性病人了解有无白带增多、宫颈充血或糜烂、尿频、尿急、尿痛、外阴瘙痒和烧灼感及其严重程度;检查是否合并尿道旁腺和前庭大腺炎;有无盆腔炎、子宫内膜炎、输卵管炎等并发症表现。还应了解有无非性器官淋病、播散性淋球菌感染的表现。

3. 实验室及其他检查　了解分泌物涂片、细菌培养和药物敏感试验结果。

4. 心理及社会评估　参见本章第一节。

【常见护理诊断/问题】

1. 排尿障碍　与淋病奈瑟菌侵犯尿道有关。
2. 焦虑　与对本病缺乏了解,担心预后或传染给他人有关。
3. 急性疼痛　与淋病奈瑟菌侵犯组织器官出现炎症反应有关。

【护理目标】

疼痛及排尿障碍等症状缓解;焦虑减轻。

【护理措施】

1. 心理护理　耐心劝慰,减轻心理负担,增加治疗信心。

2. 防治知识教育　①讲解淋病的传播途径、临床特征和防治措施;②说明务必遵医嘱接受正规治疗,要求性伴侣同时接受治疗;③明确说明只要接受及时、正规治疗,淋病完全能治愈,不可因爱面子而延误治疗,也不可乱投医;④在治疗期间忌酒、浓茶、咖啡及刺激性食物等,多饮水;未确定治愈之前禁止性生活;⑤病人使用过的被褥、衣服、浴具、便器等及时清洗和消毒;患病的家长应与孩子分床就寝;⑥告知育龄女性病人,淋病可能引起生殖器官功能异常,导致宫外孕,若停经后出现突然腹痛,伴面色苍白、脉搏增快等,应及时就医,以防宫外孕破裂出血危及生命。

3. 新生儿淋菌性角膜炎的护理　除全身使用抗菌药物外,眼部用生理盐水冲洗,每小时 1 次,再涂红霉素眼膏。

三、非淋病性尿道炎

非淋菌性尿道炎(non gonococcal urethritis,NGU)指主要经性接触传染的尿道炎,但尿道分泌物中检查不到淋球菌的一组感染性疾病。目前,非淋菌性尿道炎在我国已居于性传播疾病的首位。

【病因及发病机制】

最常见病原体为沙眼衣原体,其次是生殖支原体和解脲支原体。此外,阴道毛滴虫、单纯疱疹病毒、人类乳头状瘤病毒、白念珠菌等也引起本病。当进行性接触时,病原体可通过皮肤黏膜侵入健康人体内而感染发病。另外,健康人接触病人分泌物污染的用具、衣物及共用浴池等也可能发生间接感染。衣原体对热敏感,在 56 ℃ ~60 ℃ 环境下仅存活 5 ~10 min,用消毒剂可将其杀死。支原体是一类没有细胞壁的原核细胞生物,形态多样,基本为球形或丝形,55 ℃环境下 5 ~10 min 可杀死,一般消毒剂可将其杀死。

【临床表现】

多发生在性生活活跃人群中,潜伏期为 1 ~3 周。根据性别、感染部位和病变程度,可分为 3 种类型。其表现如下。

1. 男性非淋菌性尿道炎 临床表现与淋病类似,但程度较轻。常见症状为尿道刺痒、刺痛或烧灼感,少数有尿频、尿痛;尿道口有轻度红肿,尿道分泌物多呈浆液性,量少,部分病人晨起时有尿道口被少量分泌物结成的脓膜封闭现象,或内裤上有污浊分泌物。少数病人可同时合并淋球菌感染。也有的病人无症状或症状轻微、不典型,容易被忽略或误诊。本病可并发附睾炎和前列腺炎,也可并发莱特尔(Reiter)综合征,即尿道炎、结膜炎和多发性关节炎三联症。

2. 女性非淋菌性泌尿生殖道炎 主要累及宫颈和尿道,但部分感染者无临床症状。宫颈炎时,可表现出白带增多、宫颈水肿、糜烂等非特异性症状;尿道炎可出现尿道口充血、尿频,甚至排尿困难等泌尿系统症状。本病可并发输卵管炎、子宫内膜炎等导致不育或宫外孕。

3. 新生儿结膜炎、肺炎 新生儿为经产道感染。结膜炎多在出生后 5 ~14 d 发病,肺炎多在出生后 2 ~3 周发病。

【实验室及其他检查】

1. 细菌学检查 尿道或宫颈分泌物涂片和培养结果为淋球菌阴性。
2. 衣原体检测 细胞培养、酶免疫检查、衣原体聚合酶链反应(PCR)可检测衣原体。
3. 支原体检测 支原体培养和血清学试验,可检测支原体。

【诊断要点】

根据病人有不洁性交史、尿道炎症状较淋病轻、分泌物检查找不到淋球菌,出现白细胞尿即可初步诊断。如要寻找致病微生物须做进一步培养或其他检查。

【治疗要点】

非淋菌性尿道炎以早期诊断、早期治疗、规则用药、性伴侣同时治疗为原则。常用药物为多西环素(强力霉素)、阿奇霉素、红霉素等,妊娠期非淋菌性尿道炎,仅选用红霉素或阿奇霉素,疗程一般为 7 ~ 14 d。新生儿结膜炎,可使用红霉素,疗程为 2 周。治疗结束后,若自觉症状消失,无尿道分泌物,尿沉渣无白细胞,细胞培养也未见衣原体及支原体,可视为治愈。

【常见护理诊断/问题】

排尿障碍与沙眼衣原体侵犯尿道有关。

【护理措施】

1.注意隔离,停止性行为,污染衣物及用具注意消毒。劝说性同伴同时接受检查和治疗。
2.适当休息,避免刺激性食物,如酒、浓茶、咖啡等,鼓励病人多饮水。
3.做好外阴清洁,用 1 g/L 苯扎溴胺溶液清洁会阴和尿道口。
4.分娩后对新生儿立即用 0.01 g/mL 硝酸银液滴眼预防新生儿眼炎。

四、尖锐湿疣

尖锐湿疣(condyloma acuminata,CA)又称生殖器疣或性病疣,是由人类乳头瘤病毒(HPV)感染引起的一种以皮肤黏膜良性增生性病变为特点的性传播性疾病。是我国常见的主要性传播疾病之一。

【病因及发病机制】

引起尖锐湿疣的病原体为人类乳头瘤病毒,人类是该病毒唯一的宿主,此病毒易在温暖、潮湿环境中繁殖,故主要侵犯外生殖器及肛周部位。HPV 侵入人体细胞后,可使细胞迅速分裂增生,同时病毒颗粒播散、繁殖而形成乳头瘤。主要通过性接触感染,少数可间接接触感染,与尖锐湿疣病人性接触后是否发病与人体的细胞免疫功能有关。

【临床表现】

潜伏期 1 ~ 12 个月,平均 3 个月。好发于外生殖器及肛门周围皮肤、黏膜湿润区。男性常见于冠状沟、龟头、包皮系带和尿道口;女性多见于大阴唇、小阴唇、阴蒂、阴道口和宫颈;同性恋者可发生于肛门、直肠。皮损初起时为细小的淡红色丘疹,逐渐增大、增多、融合成乳头状、菜花状或鸡冠状增生物,根部常有蒂。疣体呈白色、粉红色或污灰色;摩擦后有渗出或糜烂,继发感染有脓性分泌物和恶臭。多数病人无明显症状,少数可有瘙痒、灼痛或性交不适等。淋病病人更易诱发本病。若病人无肉眼可见的疣体,但乙酸白试验阳性,称为亚临床感染。

【实验室及其他检查】

1. 乙酸白试验　适用于肉眼检查不能发现明显疣体的病人,在可疑皮损处外涂 0.05 g/mL 乙酸 3 ~ 5 min,肛周皮肤处 15 min,若局部变为白色即为阳性,可诊断本病。

2. 组织学检查　取皮损处组织送病理学检查,可见乳头瘤样增生,颗粒层和基层上部细胞有空泡形成。

【诊断要点】

根据多数病人有不洁性交史及生殖器肛门部位的增生物形态一般不难诊断。必要时进行组织病理或细胞学检查更有助于诊断。

【治疗要点】

尖锐性湿疣以局部治疗,去除疣体为主要措施。

1. 局部治疗　外搽各种药物,如 5% 5-氟尿嘧啶软膏、3% 酞丁胺搽剂、20% 足叶草脂酊、0.5 g/mL 三氯乙酸、5% 咪喹莫特软膏等。也可采用冷冻、CO_2 激光、电灼治疗;疣体巨大者,可采用手术切除。

2. 全身治疗　多用于顽固性、复发性病例。在局部治疗的基础上可选用各种免疫调节剂如聚肌胞、干扰素、转移因子等,也可采用抗病毒药物,如阿昔洛韦或泛昔洛韦等。

【常见护理诊断/问题】

1. 舒适受损　与疣状物侵犯皮肤黏膜有关。
2. 有感染的危险　与局部处理后皮肤破损、溃烂有关。
3. 焦虑　与本病易复发及有传染性有关。

【护理目标】

病人舒适度增加;焦虑缓解;不发生继发感染或一旦发生及时发现并处理。

【护理措施】

1. 除淋病的护理措施外,还应做好皮损的护理。
2. 合理掌握涂药的次数及面积。
3. 激光或冷冻治疗后,应保持创面干燥,避免摩擦或其他刺激。

五、软下疳

软下疳是由杜克雷嗜血杆菌引起的疼痛性溃疡性的性病。

【病因】

杜克雷嗜血杆菌是一种需氧性革兰氏阴性、无芽孢杆菌,对二氧化碳亲和性强。

【临床表现】

本病的最突出特点是溃疡疼痛剧烈。感染后潜伏期平均 2~3 d。大部分病例约在 1 周以内,有时少数病例可在数周以后发病。女性比男性的症状一般较轻,潜伏期也长,症状比较隐秘。初发为外生殖器部位的炎性小丘疹,24~48 h 后,迅速形成脓疱,3~5 d 后脓疱破溃后形成 溃疡,边界清楚。溃疡呈圆形或椭圆形,边缘为锯齿状,其下缘有潜蚀现象,周围呈炎症红晕。溃疡底部有黄色猪油样脓苔,并覆盖很多脓性分泌物,剥去脓苔可见出血,溃疡基底部见丰富的红色肉眼组织增生。疼痛明显。触诊柔软称此为软下疳。伴有单侧腹股沟淋巴结肿大,可形成单腔脓肿,易破溃,破溃后流出黏稠脓汁称"鱼口",愈后遗留瘢痕。病程约 1 个月,也有经年不愈者。常见并发症为继发感染、包皮嵌顿、瘘管或窦道形成,以及生殖器残毁。

【实验室及其他检查】

1.细菌学检查

(1)镜检 从软下疳开放性溃疡取材涂片标本染色,杜克雷嗜血菌易检出,未破溃病灶从脓肿或横痃中穿刺,取其穿刺液涂片标本染色也易检出,更为典型,用亚甲蓝染色或革兰氏染色等镜检用 10×100 倍油浸观察。

(2)培养检查 软下疳菌分离培养较为困难,故在采取标本时应注意取软下疳溃疡边缘下潴留脓汁或穿刺横痃抽吸的脓汁,或再用生理盐水充分洗涤溃疡底面后,再用生理盐水湿棉签涂抹标本送培养。

2.血清学检测 感染杜克雷嗜血杆菌能产生抗体,通过血清学检查,不论是补体结合,还是凝集反应以及荧光抗体间接法等均可证实,但尚未推广,目前认为 IgM 抗体敏感性为 74% ,IgG 抗体敏感性为 94% ,其特异性分别为 84% 和 64% 。这种方法准确率有待提高。

3.PCR 检测杜克雷嗜血杆菌 此方法检测细菌 DNA,科研上应用多,临床诊断未有可用试剂。

4.组织病理改变 病理表现为中央为溃疡,溃疡边缘表皮增生,溃疡下方可见 3 个炎症带,垂直排列,分别为:溃疡基底层以多形核白细胞为主,混有红细胞、纤维素及坏死组织;中层有许多新生的血管,组织水肿明显,有嗜中性白细胞、淋巴细胞及组织细胞浸润,可见较多的成纤维细胞;深层为淋巴细胞、浆细胞弥漫性浸润,血管周围明显。用吉姆萨(Giemsa)及革兰氏染色,有时可在浅层或深层中查见杜克雷嗜血杆菌。

【诊断要点】

根据不洁性交史,外生殖器出现一个或多个痛性溃疡,单侧腹股沟淋巴结肿大,破溃后形成"鱼口";从溃疡分泌物或腹股沟淋巴结抽出物作革兰氏染色涂片检查,可检出革兰氏阴性短棒状杆菌即可诊断。必要时可进行细菌培养。

【治疗要点】

及时、足量、规则选用抗菌药物治疗。在治愈前,应避免性生活。在随诊期间,性生活应使用避孕套。

1. 全身治疗 可选用红霉素、阿奇霉素、头孢曲松钠、环丙沙星、氧氟沙星等治疗。

2. 局部治疗 ①未破溃的丘疹或结节:外用鱼石脂,红霉素软膏。②溃疡:用1:5 000高锰酸钾或过氧化氢冲洗,然后,外用红霉素软膏,因软下疳易于自身接种,应做好局部清洁消毒。③淋巴脓肿:穿刺应在远处正常皮肤刺入脓腔,抽吸脓液或根据病情注射药物。

【护理措施】

参考"梅毒病人的护理"。

六、性病性淋巴肉芽肿

性病淋巴肉芽肿,是一种由衣原体引起的人类的接触性感染的性病。主要发生在热带及近热带地区。最普遍的症状是腹股沟腺炎的病灶,故性病淋巴肉芽肿又称腹股沟淋巴肉芽肿。

【病因及发病机制】

性病淋巴肉芽肿系是由不洁性交引起的一种传染疾病,主要通过性接触传播,偶尔有因污染物(受原发损害如发生在生殖器官皮肤、黏膜的脓疱、溃疡,破溃的淋巴结及直肠溃疡溢液污染)而感染。

【临床表现】

1. 潜伏期 1～4周,一般在1周左右。

2. 早期症状 男性病人30%～50%有原发损害。初为极小的疱疹、水疱或溃疡糜烂。男性多发于阴茎体、龟头、冠状沟、包皮和尿道内。女性则发生于前庭、阴唇系带、小阴唇、阴道口及尿道口周围。皮损常为单个,有时数个,边缘整齐,围有红晕,无明显症状,不痛、不痒,常被忽略,持续1～3周自愈,不留瘢痕。同性恋者或性欲倒错者可表现为出血性直肠炎。在淋巴结病变发生的同时可有全身症状如发热、盗汗、周身不适、体重减轻、头痛、游走性关节痛、多关节炎、肌痛、肝和脾肿大、假性脑膜炎和结膜炎等

3. 晚期症状 从早期到晚期的时间为1～2年,也有若干年者,主要表现为生殖器象

皮肿、肛门直肠狭窄及肛门瘘管。

【诊断要点】

可根据不洁性交史、临床表现、性病淋巴肉芽肿补体结合试验(1∶64 以上有诊断意义),特别是微量免疫荧光试验有特异性诊断价值。

【治疗要点】

性病性淋巴肉芽肿的治疗越早越好,初期病人用药后,全身性症状可迅速消失但局部淋巴结肿的愈合有限。晚期出现严重并发症后治疗困难,往往须行手术治疗。治疗方法包括全身治疗和局部治疗。全身治疗主要是及时应用多西环素、四环素或红霉素等抗菌药治疗。

七、生殖器疱疹

生殖器疱疹是由单纯疱疹病毒(HSV)侵犯生殖器部位皮肤和黏膜引起的炎症性、复发性的性传播疾病。

【病因及发病机制】

生殖器疱疹多通过与疱疹病毒感染者通过性交直接接触感染,HSV 病毒经过皮肤黏膜轻微的擦伤或裂口侵入上皮细胞,并在其中复制、繁殖,引起细胞的气球变性及坏死、炎性细胞的浸润等炎症反应,并刺激人体的免疫反应。

【临床表现】

潜伏期 3 ~ 14 d,平均 6 d 左右。男性好发在龟头、冠状沟、包皮、阴茎;女性好发在外阴、宫颈、肛周及臀部,出现多数粟粒大丘疹、水疱,可彼此融合成片。2 ~ 4 d 后破溃成为糜烂或溃疡,自觉灼痒、疼痛。损害侵及尿道上皮时病人出现尿痛、排尿困难、尿道口有黏液性分泌物。侵及宫颈上皮时,宫颈糜烂、溃疡、白带增多。病人腹股沟淋巴结肿大、压痛,但不会发生化脓及破溃。发病 1 周内不时有新皮疹出现,7 ~ 10 d 时皮损达到高峰,之后逐渐消退结痂,一般需 18 ~ 21 d 皮损完全消退,正常上皮长出。

【诊断要点】

根据生殖器或肛门部位成群水疱、局部刺痒或烧灼感、病程较短等典型特点,诊断不难。必要时做细胞学及病毒学检查。

【治疗要点】

1.抗病毒治疗 阿昔洛韦、伐昔洛韦、泛昔洛韦等治疗生殖器疱疹可以减轻症状,缩短病程,减少排毒。

2.局部治疗 保持患处清洁、干燥。皮损处可外涂 3% 阿昔洛韦霜、1% 喷昔洛韦乳膏和酞丁胺霜等。若有继发细菌感染,应加用抗生素。

(张向军)

思考与练习

一、单选题

1.早期发现肺结核的最主要方法是( )。
   A.询问病史　　　　　　　　　B.胸部 X 射线检查
   C.痰菌检查　　　　　　　　　D.血沉检查
   E.结核菌素试验

2.肺结核最主要的传播途径是( )。
   A.飞沫　　　　　　　　　　　B.尘埃
   C.食物和水　　　　　　　　　D.皮肤接触
   E.毛巾或餐具

3.应用抗结核药物短程治疗的时间是( )。
   A.1~3 个月　　　　　　　　　B.3~6 个月
   C.6~9 个月　　　　　　　　　D.9~12 个月
   E.12~18 个月

4.肺结核诊断最可靠的依据是( )。
   A.结核菌素试验　　　　　　　B.红细胞沉降率
   C.胸部 X 射线片　　　　　　　D.痰结核菌检查
   E.肺部 CT 检查

5.麻疹患儿无并发症者具有传染性的时段为( )。
   A.出疹期　　　　　　　　　　B.出疹前 10 d 至出疹后 5 d
   C.出疹前 5 d 至出疹后 5 d　　D.出疹前 10 d 至出疹后 10 d
   E.出疹前 5 d 至出疹后 10 d

6.下列表现中对麻疹具有早期诊断意义的是( )。
   A.发热　　　　　　　　　　　B.麻疹黏膜斑
   C.典型皮疹　　　　　　　　　D.淋巴结肿大
   E.检测到麻疹 IgG 型抗体

7.猩红热的病原体为( )。
   A.草绿色链球菌　　　　　　　B.金黄色葡萄球菌
   C.表皮葡萄球菌　　　　　　　D.乙型 A 组溶血性链球菌
   E.白色念珠菌

8.治疗猩红热时抗生素首选( )。
   A.头孢曲松　　　　　　　　　B.青霉素
   C.阿米卡星　　　　　　　　　D.万古霉素

E.庆大霉素

9.患儿,3岁,以突然高热、进行性呼吸困难入院,怀疑为中毒型痢疾。为早日检出痢疾杆菌,护士留取大便正确的做法是(　　)。

A.标本多次采集,集中送检　　　　　B.可用开塞露灌肠取便

C.患儿无大便时,口服泻剂留取大便　D.如标本难以采集,可取其隔日大便送检

E.选取大便黏液脓血部分送检

10.某护士在给 HBeAg 阳性的慢性肝炎病人采血时,不慎刺破左手拇指,此时急须采取的重要措施是(　　)。

A.立即注射乙肝疫苗　　　　　　　　B.立即进行乙醇消毒

C.定期复查肝功能和 HBV-IgM

D.立即注射高效价乙肝免疫球蛋白和查血 HBsAg 及 HBsAb

E.立即接种乙肝疫苗,1周内注射高效价乙肝免疫球蛋白

二、病例分析

病人男性,37岁,不规则发热、咳嗽,伴间断腹泻、食欲减退及明显消瘦2个月,既往有静脉吸毒史。体格检查:体温38 ℃,全身淋巴结肿大,质韧、无触痛,能活动。血白细胞 $4.0 \times 10^9 /L$,血清抗-HIV(+)。

思考:

1.此病人最可能的疾病是什么?

2.能反映此病预后和疗效的检查项目是什么?

3.主要的护理诊断是什么?

4.主要的护理措施是什么?

(殷晓玲)

参考文献

[1]   尤黎明,吴瑛.内科护理学[M].5 版.北京:人民卫生出版社,2012.

[2]   陆再英,钟南山.内科学[M].7 版.北京:人民卫生出版社,2008.

[3]   倪居,云琳.内科护理学[M].上海:同济大学出版社,2008.

[4]   王兴华,李平.外科护理学[M].上海:同济大学出版社,2008.

[5]   李乐之,路潜.外科护理学[M].5 版.北京:人民卫生出版社,2012.

[6]   余晓齐.外科护理学[M].郑州:河南科学技术出版社,2010.

[7]   尤黎明.吴瑛.内科护理学[M].4 版.北京:人民卫生出版社,2006.

[8]   曹伟新,李乐之.外科护理学[M].4 版.北京:人民卫生出版社,2006.

[9]   吴在德,吴肇汉.外科学[M].7 版.北京:人民卫生出版社,2010.

[10]   叶志香,倪洪波,王秋颖.外科护理技术[M].武汉:华中科技大学出版社,2010.

[11]   郎淑珍.老年护理[M].北京:人民军医出版社,2010.

[12]   化前珍.老年护理学[M].2 版.北京:人民卫生出版社,2006.

[13]   吴之明.老年护理[M].北京:高等教育出版社,2005.

[14]   于雁.老年护理学[M].郑州:河南科学技术出版社,2012.

[15]   夏晓萍.老年护理学[M].北京:人民卫生出版社,2004.

[16]   叶任高,陆再英.内科学[M].6 版.北京:人民卫生出版社,2004.

[17]   全国卫生专业技术资格考试专家委员会.2013 年全国卫生专业技术资格考试指
       导——护理学(执业护士含护士)[M].北京:人民卫生出版社,2013.